生命樹

Health is the greatest gift, contentment the greatest wealth.
~Gautama Buddha

健康是最大的利益，知足是最好的財富。 ——佛陀

發炎
萬病之源

冒腸科名醫帶你追尋發炎的真相，思索消炎・自癒・食療之道

A SILENT FIRE

The Story of Inflammation, Diet & Disease

SHILPA RAVELLA

席爾帕・拉維拉——著　駱香潔——譯

人類有三大宿敵：發燒、饑荒與戰爭。毋庸置疑，三者之中最嚴重也最可怕的是發燒。

——威廉・奧斯勒爵士（Sir William Osler）

疾病的發生，是因為共生關係的雙方協調失敗，導致其中一方對生理界線產生誤解，跨越了界線。

——劉易斯・托馬斯（Lewis Thomas），
著有《細胞生命的禮讚》（*Lives of a Cell*）

他們只不過是人罷了。即使湊成對，也只是成雙成對的人。但當他們全體一起發揮作用，就成了某種危險、新奇、古怪、逐漸成長的巨大生物的心臟、肌肉和大腦。只要齊心協力，他們足以推動變革。

——柯莉・荷姆（Keri Hulme），《骨人》（*The Bone People*）

推薦序● 對發炎反應多盡心力

張德明教授

受邀看一本尚未印刷出版的書，並徵求序文。

其實一向排斥寫序，也極少推薦，因為總是要壓上自己的名聲；一直猶豫是否該翻開來看，擔心開始了就得有個交代。最好是內容一塌糊塗、穿鑿附會的虛構故事，全是道聽塗說，那就可以輕易的推拒，不必再浪費時間。

但這還真是一本難得的好書，引經據典且引人入勝。在醫學院教過多年的醫學史課程，也仍在大學教風濕學和臨床免疫學，很多內容似曾相識，卻彷彿某些部分比我所了解的更深更廣，甚且鋪陳由一個故事起頭，有了具體案例的臨場感再逐漸由淺入深，居然激起我想仔細閱讀完再開一堂課或寫一本書的念頭。

看得興致盎然卻仍不免有些吃力，因為範圍廣而必須不斷思索分辨，很好奇內容的涵蓋新穎入時且剖切深刻，作者顯然下過苦功，讀者也必心有所嚮的各取所需。

書中主角傑伊的病，正如同我一開始的臆測，當他四、五公斤的頭垂下去時，代表的是頸部肌肉的無力，自然跳出壞死性自體免疫肌肉病變的診斷。這也是我不斷要求年輕醫師的，當病人走進來訴說的剎那，要訓練自己在幾步內找出診斷，並做出正確的處置。因為在未來，要面對人工智能的挑戰，不能再拖泥帶水或猶豫不決。

食物療法與腸道菌叢的改變，對大多數讀者而言是全書最精華實用的部分。就我所涉獵了解的，已涵蓋了至少七、八成的相關食品，而且全都是周遭隨處可遇、隨手可得的，這部分的知識實用性極高。

自體免疫疾病，簡單的說，是免疫系統的錯亂，進而攻擊原應保護的自身細胞、組織、器官，而產生疾病，並造成功能受損。

與自體免疫有關的疾病可能超過百種，包括大家耳熟能詳的類風濕性關節炎、全身性紅斑性狼瘡、第一型糖尿病、甲狀腺炎、溶血性貧血、乾燥症、硬皮症、皮肌炎、多發性肌炎、重症肌無力等等等。

而發炎性疾病的範圍更廣，因為顯而易見，任何組織器官的病變，應該都會有局部或全身的發炎反應進行，這也正是這本書的價值所在。

勿以惡小而為之，勿以善小而不為，對發炎反應而言，在藥石之外，我們總應多盡分心力，自助人助。

利用連續假期，一口氣看完。對醫師、醫學生、乃至關心健康的普羅大眾，都書中自有黃金屋，閱後必有所獲。即使在這個領域臨床、教學、研究，已經數十寒暑，仍然深受鼓舞，故樂於為序推薦。

本文作者為前臺北榮民總醫院、國防醫學院、三軍總醫院院長
美國風濕學院院士、大師

各界讚譽

腸道被譽為人體免疫的第一道防線，我們經常聽人說「病從口入」，這句話絕非無稽之談。體內悶燒的慢性低度發炎經常讓免疫系統不堪重負，最終失控導致疾病爆發。腸胃道做為人體最大的免疫系統之一，卻也是慢性發炎最常發生的地方。這本書透過飲食、環境和生活習慣等多個角度，告訴我們如何採取消炎和抗炎的措施，以實現長壽而健康的生活。對於關心免疫健康的讀者來說，這是一本非常有價值的書籍。

——歐瀚文醫師，功能醫學科權威醫師

發炎是所有疾病的源頭。發炎這個機制本身在演化上是有益身體健康的，但僅限於短暫的發炎，就像本書作者所說，生物還沒有演化出能夠應付長期發炎的機制。我在門診處理最多的疾病就是糖尿病，大家可能以為糖尿病只是甜食吃太多，但其實和發炎脫不了關係，發炎也是導致胰島素阻抗的重要因子之一。所以我們只要改善發炎就有可能逆轉胰島素阻抗，糖尿病就有可能改善，甚至治癒。

作者在書中提出非常多的新穎觀念，像是脂肪是一種免疫細胞，過多的脂肪會產生發炎激素，刺激免疫反應。癌細胞、脂肪、發炎，是引發癌症侵襲的三劍客，作者詳細解說了三者的關係，癌症的患者應該要清楚的了解。正確的對抗發炎，不只是毫無節制的抑制它，而是應該作用在正確的位置，完全關閉發炎的途徑，造成的風險可能更大。在看完本書之後，或許也能夠成為自己的預防醫學醫師，降低發炎反應，就可以預防很多疾病的發生，延緩老化。發炎指數不只是疾病指標，更是長壽指標。要活得健康有活力，沒有精準打擊發炎的「神奇子彈」，只有靠每日的身體力行，才能打開自身的「抗炎」開關。

——李思賢醫師，家庭醫學科主治醫師．思思醫師陪你健康的好朋友

控制發炎是身體健康的關鍵，這本不論研究還是文筆都極佳的書，是理解發炎的最好方法。

——提姆．斯派克特教授（Porf Tim Spector），英國遺傳流行病學家

拉維拉的文字即使是最複雜的段落也讓人著迷，生物運作在她的筆下都鮮活了起來……這本書對那些有興趣了解免疫力、飲食和疾病的人而言，真是太完美了。

——《新科學人》（*New Scientist*）

對尖端醫學有興趣的讀者絕對不能錯過的好書。低度發炎是許多老化疾病的兇手，絕對不是危言聳聽。席爾帕．拉維拉是文筆極佳的胃腸科醫生，她將複雜的科學作用轉化成俐落優美的文字，是訴說這個精彩故事的不二人選。

——凱瑟琳．麥考利夫（Kathleen McAuliffe），
著有《寄生大腦》（*This Is Your Brain on Parasites*）

本書以深刻詳實的調查為基礎，為讀者說明發炎與現代疾病之間的關聯。更重要的是，作者從胃腸科醫生的角度闡述飲食扮演的重要角色，以及如何阻止或甚至逆轉「老化發炎」。這是一本扭轉固有思維與飲食習慣的必備好書。

——阿米特．瑪穆達醫生（Amit Majmudar, MD），
著有詩集《獨囚》（*What He Did in Solitary*，暫譯）

發炎是一把雙面刃，可療癒，亦可破壞。發炎救過你的命，但很有可能，從未停止的發炎也將結束你的命……席爾帕．拉維拉帶領讀者回顧醫療史與重要的病例，幫助讀者了解發炎作用的原因與形態。

——馬丁．布萊澤醫生（Martin J. Blaser, MD），
著有《消失的微生物》（*Missing Microbes*，暫譯）

讓人一讀就會深陷其中的故事，從古代希臘醫生到新冠肺炎疫情……作者提供的見解為我們指引方向，包括如何維持個人身心健康，以及如何保護我們留給後代子孫的地球。

——華特．威列特醫生（Walter C. Willett, MD, DrPH），哈佛陳曾熙公共衛生學院流行病學與營養學教授

發炎疾病的預防與治療，是維持健康的關鍵……席爾帕．拉維拉用深入淺出的方式解釋這個複雜的主題，巧妙地將歷史觀點與尖端科學融合為一。

——賈斯汀．索能伯格（Justin Sonnenburg），《健康腸道》（*The Good Gut*，暫譯）共同作者

引人入勝、富有思考性且經過嚴謹研究……拉維拉將科學歷史與自癒指南的內容融合在一起……如果你的其中一個新年新希望是想要好好照顧自己，這本書也許能夠幫助你實現。

——《泰晤士報》（*The Times*）

拉維拉的文章清晰、細膩而嚴謹。喜歡科學的讀者會很滿意，而那些更關心實際收穫的人也可以輕鬆獲得……她將具體與抽象聯繫起來的能力，使得這個複雜的過程更值得一讀。

——《柯克斯書評》（*Kirkus Reviews*）

重要提醒

本書提供常識性的資訊，無法取代專業醫療建議。如果你出現書中描述的症狀，請盡速就醫。書中的病患均使用假名，相關身分細節也經過更改或刪除。有些病患是混合多個病例設計的人物。出版社不為自身以外的網站與網站內容負責，也不應被視為支持或推薦其他網站與網站內容。作者亦不擔負任何第三方材料真偽之責。

發炎，萬病之源

目錄

前言

我們還在讀醫學院的時候，我最好的朋友（姑且叫他傑伊）送我一本柯莉・荷姆（Keri Hulme）的小說《骨人》（*The Bone People*，編按：一九八四年出版）。這是一個充滿孤獨、恐懼、暴力的故事。故事說的是愛，只不過是扭曲的愛，遊走在正統規範的邊緣。故事中的角色被剖析到深可見骨，赤裸裸的情感如血液般流淌於字裡行間，呈現人性的美好與殘酷。那一年，以學習之名，我們用外科器械解剖大體，手術刀劃開淺層與深層組織，分開黃色的脂肪與堅韌的肌肉束。儘管如此，解剖檯上的軀體對我們來說仍是未解之謎。

時間快轉九年，來到二〇一二年夏天，我和傑伊住在芝加哥。那年七月，北美洲熱浪從洛磯山脈一路往東蔓延、肆虐全美，是一九三〇年代以降最凶猛的一波熱浪。伊利諾州的公路熱到扭曲變形，芝加哥的格蘭特公園（Grant Park）有一大段人行道因為高溫龜裂而隆起了差不多有三英尺高

（約九十一公分）。我忘不了熱浪的高溫，也忘不了當時我根本沒把熱浪當一回事，反正我上下班都開車吹冷氣，熱浪影響不了我。我在想，要是當年我少作點白日夢、多留意身旁的情況，一切或許將有所不同。

那天是星期五，雖已傍晚但悶熱未減。傑伊剛從健身房回來。他快速做了濃醬義大利麵，用白色盤子盛裝，我們一人一盤。我記得窗檯上有一隻蜘蛛，他小心翼翼把牠趕到露台上，放牠自由。他說芝加哥夏天超熱，冬天超冷。然後，他突然覺得很累。他用掐脖子的姿勢把手輕放在脖子上，「有點怪怪的，」他說，「我的脖子會痛，大概是今天運動過猛。」那是第一個預警。

我認識傑伊十年，他從沒說過自己哪裡不舒服，就算生病也不會麻煩別人。我看他沒有任何外傷，頭部活動也沒問題。我們判斷應是肌肉拉傷，這是常見的運動傷害，可能會導致局部發炎。他吃了止痛藥，心想應該很快就可痊癒。

幾週後，症狀加劇。「我覺得頭跟脖子很沉重，有一種被厚毯子壓住的感覺。」他說。他的頸後肌肉愈來愈無力。醫生讓他做了 MRI 磁振造影，掃描頭部與頸部，結果一切正常。

就這樣又過了兩週。隨著傑伊的肌肉持續衰弱，我們心中的恐慌也逐漸攀升。有天他下班後開車回家，竟然只能勉強把頭抬到比方向盤略高的位置。不久之後他竟完全抬不起頭，他的下巴緊靠著胸口。我們很難明確指出這件事發生的時間，當時我們忙著處理各種生活大小事，一一回顧並不容易。

傑伊必須穿上從胸部延伸至腰部的身體支架，支架上方接著費城式護頸圈，這是脊椎傷患用來限制頭頸活動的一種頸部支撐護具。穿著支架和護頸圈很不舒服，但它們能撐住他的頭，把頭部的重量重新分散到中背部與下背部的肌肉。他只有在洗澡和睡覺的時候才會脫掉支架。

人的頭重量約是十磅（約四．五公斤），由頸部肌肉支撐。頸部肌肉間的平衡看似毫不費力，實則錯綜複雜，而且流暢熟練到我們不再去思考它們的力學原理。傑伊的肌肉平衡突然遭到破壞，而且有可能永遠無法恢復。情況持續惡化。他後來連幾條街的距離都走得很吃力，還開始出現吞嚥困難。無論病因是什麼，這波攻擊的速度和意圖都很嚇人。

醫生百思不得其解。傑伊很年輕，才三十出頭，而且身體向來很健康。起初神經科醫生認為這可能是一種罕見的帕金森氏症，或是剛剛發病的肌萎縮性脊髓側索硬化症（ALS）。ALS是一種病程很快的致命神經系統疾病，病患控制肌肉神經的細胞逐漸退化，導致他們無法正常移動手臂和雙腿、吞嚥、說話。最後橫膈膜與胸部的肌肉會完全靜止，使病患無法呼吸。幾年之內就會死於呼吸衰竭。

不過，傑伊的血液裡有一條線索：肌酸激酶的濃度高得異常，這是肌肉損傷的指標。也就是說，在沒有外傷的情況下，有什麼東西正在激烈攻擊傑伊的組織、侵蝕他的肌肉。他後來做的MRI追蹤掃描顯示受損區域很大，有超過五十％的頸部肌肉可能永久受損。

專門治療自體免疫疾病的風濕科醫生提出另一種看法：重度**發炎**。他們猜測病因是一種非典型的自體免疫疾病。儘管傑伊的症狀與驗血結果不符合任何已知的發炎模式，一開始也看不出發炎跡象，醫生依然開出幾種消炎藥快速地連續反擊。不過，他們無法保證治療的效果。「靜觀其變，」他們說，「靜觀其變吧。」

重新理解發炎

發炎 inflammation 的字源是拉丁文動詞 inflammare（點燃）。古羅馬人用這個詞來形容生火、使東西燃燒。這種古老的生理反應經過演化之後，保護身體對抗威脅、控制傷害，包括來自微生物、化學物質和創傷的攻擊，海星等原始動物也使用同樣的防禦手段。點燃一把火，解決問題，然後慢慢消退。發炎是一種基礎免疫反應，從古至今守護著人類。

但時至今日，人類面臨的敵人比祖先的年代更加陰險狡詐。我們發現無論有沒有已知的觸發因素，發炎之後都有可能不會消炎，因而破壞健康的組織。關節炎和狼瘡等自體免疫疾病會讓發炎反過來攻擊身體，有時足以致命。

我和傑伊是醫學院的學生，我們都學過各種伴隨發炎的疾病，只是當時我並未把發炎想像成獨立的疾病。病理上的發炎可明確分門別類，各有適當的病名。發炎極為常見，人類的健康與多數疾病都與發炎密切相關，發炎如此重要，卻又如此低調。傑伊的病扭轉了我的觀念，忽然之間，發炎本身成了一種完整而致命的疾病。這件事刻印在我內心深處，每當我面對疾病的時候，我的大腦和雙眼會先認真處理發炎。

我接受十年以上的醫學訓練，畢業後成為胃腸科主治醫生的頭幾年，許多走進診間的病患都有炎症。有些病患罹患發炎性腸道疾病，這是一種自體免疫疾病，若腸道嚴重發炎，可能得切除大部分或全部的腸道。有些病患的發炎是胃酸逆流、食物過敏、乳糜瀉、腸躁症等因素造成的。我也治療過腸道移植或多重器官移植病患，他們的免疫系統可能會用發炎來攻擊新器官。我開過消炎藥給病人，從治療全身性發炎、疼痛與發燒的合成藥物（如阿斯匹靈），到各種新型的標靶藥物，例如自體免疫疾病與移植患者使用的強效免疫調節劑。有證據支持這些藥物可對特定炎症發揮療效。

可是，我依然不知道傑伊生了什麼病。他的病沒有名字也沒有顏色，沒有起點也沒有終點，醫學教科書上沒有這種病。他一下子發炎，一下子消炎，最初難以察覺，發炎的情況毫無規則可循。用消炎藥治療傑伊是個既合理又奇怪的選擇，也就是說，儘管極度缺乏證據，我們仍相信他正在發炎。我開始對教科書裡並未強調的一件事深感興趣：**隱性發炎**（hidden inflammation）。

發炎是一種過猶不及的概念，可用消防水管來比喻。水壓太小滅不了火（例如細菌或其他入侵者）；水壓太高，身體可能會攻擊自己，被自體免疫淹沒。但有的時候水管只是漏水，體內輕微發炎，悄然無聲。醫生通常不會幫病人檢查到這種類型的發炎。這是一種無法歸類的敵人，也經常缺乏常規治療。對抗這種發炎猶如摸黑前進，傑伊的醫生一開始就是這樣。我們看得見類風濕性關節炎的病患關節腫脹，狼瘡病患身上有紅疹，診斷發炎通常也可借助工具，但是肉眼和工具都看不見隱性發炎。健康的人體內正在發炎卻一無所知，因為很可能沒有明顯的跡象與症狀。

過去醫學文獻對隱性發炎著墨不多。隱性發炎絕對不是良性的，揭露它的面貌——看見過去沒被看見的——是一個緩慢曲折的過程，就像隱性發炎本身一樣。這需要無數科學家盡畢生之力才能做到，我將在這本書裡介紹其中幾位。科學家對發炎的探索始於十九世紀的重大發現，直到今日，這場探索仍未結束。一八五〇年代，德國科學家魯道夫・菲爾紹（Rudolf Virchow）成為第一個發現細胞發炎特徵的人，他看見肉眼看不見的東西——徹底背棄過去的醫學觀念。他的研究啟發了俄國動物學家伊里亞・梅契尼可夫（Elie Metchnikoff），後者因緣際會發現了巨噬細胞

（macrophage）。就我們目前的理解，巨噬細胞是發炎反應中最關鍵的細胞之一。揭開發炎反應內部作用的一場鏖戰就此展開。

這些歷史人物的研究隨著時間蒙塵，直到一個世紀後才被科學家偶然發現，他們顛覆既有觀念，使古老的理論得以復活，幫助現代醫學重新定義發炎與疾病。沉默又兇惡的隱性發炎潛伏在心臟病裡，躲藏在逐漸變大的腫瘤底下蠢蠢欲動。隱性發炎也和許多慢性疾病有關，例如肥胖症、糖尿病、神經退化性疾病和精神疾病。它會影響老化、腸道細菌、腸道功能。它還會削弱免疫力，反過來使我們更容易受到感染。更糟糕的是，它會使免疫系統更有可能對感染發動過度激烈的進攻，造成可怕的後果。事實上，隱性發炎或許能解釋為什麼看似健康的人會在傳染病大流行的時候死於重症。器官的特定部位和血管都有可能隱性發炎——通常是同時發生。隱性發炎由弱至強的涵蓋範圍很廣，小到活化特定的發炎基因（inflammatory genes）就可觸發。

儘管知道隱性發炎會造成怎樣的傷害，診斷和治療大部分的隱性發炎仍不是常規作法，這或許是目前各種隱性發炎的共同特點。時至今日，察覺發炎的工具不再只是肉眼或甚至顯微鏡，醫生能以精良的儀器探查身體的每一個部位，近距離觀察器官和組織內部，或使用造影和驗血來得到更多資訊。這些檢查能精準指出功能喪失的部位，功能喪失是發炎的主要跡象。醫生為這些發炎的情況命名時，通常會以字尾「-itis」來代表「炎」。一八〇〇年以前，字尾「炎」的名詞只有二十個[1]（最早的紀錄是一五四三年的「關節炎」〔arthritis〕，用來描述「全身的關節脆弱，有一種不好的液體流向患部」），在那之後發炎的詞彙快速增加。大腦發炎叫腦炎（encephalitis），腸道發炎叫結腸炎（colitis），還有肝炎（hepatitis）、腎炎（nephritis）、心肌炎（myocarditis）。醫學辭典中的炎症名稱多達好幾百個，其中不乏大眾熟悉的闌尾炎（appendicitis）、扁桃腺炎（tonsillitis）、支氣管炎（bronchitis）、皮膚炎（dermatitis）。發炎（包括急性與慢性）把各科醫生與疾病、診所與病房串接在一起。不過科學家針對隱性發炎的前端生物學研究最初並未得到關注。隱性發炎是持續的（或說長期的），不屬於任何已知專業類別。它曾站在傳統免疫學的大門外，努力想要擠進門內。

進入二十一世紀之後，我們來到一個臨界點，科學家終於能夠堅定不移地說隱性發炎既可能是疾病的**結果**，也可能是疾病的**原因**。隱性發炎加上基因和環境的影響，足以引發災難。其實這幾乎可說是所有疾病的共通點。曾與古代頭號殺手作戰、療癒傷口、控制微生物的這股力量，現在倒戈成了疾病的盟友，偷偷摸摸、打亂平衡，在沉默中悄悄醞釀激烈的爆發。

但是，如果診斷不出典型的發炎疾病，現代的「發炎」究竟意味著什麼？哪些檢查可以揪出隱性發炎？隱性發炎是怎麼產生的？它是針對潛在疾病產生的一種反應？還是被環境因素（例如飲食不健康、汙染或壓力）觸發的病症？有多少證據支持隱性發炎與現在的各種慢性疾病有關？我們如何預防、抑制，或甚至逆轉慢性發炎？

除了藥物治療，在我們理解與對抗發炎的過程中，有兩種觀念逐漸受到廣泛接受。兩者都以快速發展的科學為基礎，隨時準備顛覆現代醫學。

第一種觀念是飲食。有愈來愈多的研究指出，飲食有能力造成、防止或治療發炎。我研究營養學很多年，一方面是因為我是胃腸科醫生，經常照顧有特殊飲食需求的病患，包括只能靜脈注射營養製劑與鼻胃管餵食的重症病患。另一方面身為消費者，我會仔細閱讀營養標示上的科學數據，希望能在病患突然提問時用最好的方式為他們解答。病患想了解他們在電視上或雜誌上看到的討論，還有親朋好友和幾乎每一個人（除了醫生之外）都在流傳的資訊。是脂肪有問題還是碳水化合物？蛋又不能吃了嗎？那糖呢？麩質與穀物的資訊為什麼互相矛盾？他們想了解大家最想知道卻也最感到困惑的營養主題之一：**「抗炎」飲食**。有沒有證據支持真正的抗炎飲食確實存在，能幫助防止或治療現代的慢性致命疾病？既然進食本身就是一種促炎行為，為什麼只有某些食物被認為會「促炎」？

第二種觀念是細菌。腸道菌群（microbiome，或稱微生物群基因體）由住在腸道裡的數兆細菌組成，在二十一世紀初成為科學研究的焦點。細菌被視為與人類健康密切相關的共生體，不再只是讓人生病的病原體。腸道細菌對免疫功能與發炎發揮關鍵作用。西元四世紀，乾燥糞便製作的「黃龍湯」被用來治療腹瀉，這種療法的現代版本包括糞便移植與益生菌治療。控制腸道細菌來預防或逆轉疾病正處於發展階段，是一個潛力無窮、正在興起的診斷與治療市場。我們可以利用**細菌的力量**來營造最佳發炎狀態，使免疫系統在面對攻擊時不會反應過度，也不會反應不足，一邊增強免疫力，一邊抑制自體免疫和其他慢性疾病。

發炎如此常見，卻又如此神祕，帶著無比頑強的決心在生病與健康的人身上流連散播。這本書將介紹更深入的發炎新知，這些新知有助於塑造未來的醫學發展，包括發炎與現代常見致命疾病之間的關聯，以及食物與細菌交織發揮的作用。現代醫學的專科分類繁多，各自只處理發炎的其中一個面向。如果發炎是古代佛教寓言裡的那頭大象，我們都只窺見大象的一小部分，從未看見完整的大象，各自以有限的資訊描述大象的形態，做出迥然不同的結論。但正是這頭大象把各科醫生團結起來——風濕科、心臟科、胃腸科、腫瘤科、內分泌科、神經科等等——共同對抗一個亦正亦邪、若有似無、來去自如、樣貌多變的敵人。

隨著營養學逐漸發展、腸道菌群研究驟增、發炎相關疾病（舊的和新的）愈來愈常見，解開發炎背後的科學原理至關重要。傑伊的怪病可能發生在任何一個看似健康的人身上。他的病因或許和發炎失控有關，而失控的發炎與多種令人痛苦的現代疾病息息相關。

未來將有更多謎團得到解答，出現更多新的發炎名詞、發炎疾病、發炎版本。但描述發炎如何誕生的故事不會改變，這些事實靜靜躺在時間的長河裡，在我們回顧的目光中變得更加柔和。這本書除了探索現代科學家的研究，亦將從歷史裡找線索。我們現在對於發炎、食物與細菌的認識，幾百年前的發現功不可沒。書中的許多故事，包括我的個人生活與工作，都是為了描述大象全貌所做的嘗試。

Chapter 1・變形記

Metamorphosis

一八四五年五月三日，有一大群人聚集在弗瑞德里希－威廉大學（Friedrich-Wilhelms University），慶祝創校人的冥誕。中庭有一座普魯士國王腓特烈二世騎在馬背上的雕像，用一圈鑄鐵欄杆圍起來。這所大學坐落於十八世紀的皇宮，未來將培養出許多德國偉大思想家，成為歐洲聲譽卓著的教育機構之一。此刻人群裡有一位來自波美拉尼亞（Pomerania）農村、出身卑微的年輕人，他的祖父母是屠夫，父親是商舖店主。幾年前他為了讀醫學院才來到柏林，這座光鮮亮麗、精緻高雅的城市令他感到敬畏，為了不想顯得寒酸，他寫信向父親要錢購買時髦的長襪。[1]

那天他受邀去演講，預先準備好了講稿。台下觀眾不知道這個矮小纖瘦的金髮男孩要做什麼，他突如其來出現在眾人面前，瘦弱得彷彿即將隨風飄散。他的病人都叫他 der kleine doctor，意思是「小醫生」。魯道夫・菲爾紹開口說話，那雙幾乎沒有睫毛的雙眼炯炯有神地凝望觀眾，他在台上大放異彩、雄辯滔滔，讓人忘卻他年紀很輕、身材瘦小。

菲爾紹向柏林最著名的醫生與科學家發出觀念上的挑戰。他們之中有許多人對被稱為浪漫主義的知識運動非常熱衷，這場運動席捲西歐，目的是對抗十八世紀晚期的啟蒙運動，以及主導十九世紀的德國醫學界。浪漫主義拒絕使用分析法，認為自然科學家可以從先驗的第一原理（first principles，編按：最基本的命題或假設）推斷出真相，不需要借助觀察和實驗。有機物質擁有生命的火花，無法用物理或化學定律來解釋。那是相信體液學說（humorism）的年代，這套理論源自古希臘羅馬醫學，在西方醫學界享有兩千多年的主流地位：人體內充滿四種液體，稱為體液，分別是紅色的血液、黑色的膽汁、黃色的膽汁與白色的黏液，各自代表火、土、水、風，也就是創造宇宙萬物的四種元素。體液失去平衡叫做體液失調（dyscrasia），他們相信這是人類已知疾病的共同原因。

菲爾紹對這些概念嗤之以鼻。他說生命是受到普通物理與化學定律支配的現象總和，僅此而已。以機械化方法為基礎的科學醫療是醫學的新方向，研究應包括臨床觀察、動物實驗和大體解剖。菲爾紹的觀點在當時相當激進，從來沒有人以如此尖銳的方式公開挑戰古老的教條。觀眾既憤怒又震驚，現場陷入一片嘈雜。「聽聽他在說什麼？我們成了無知愚民。」[2]一位老醫生說。

儘管菲爾紹的言論引發強烈反彈，但他將在他的時代成為舉世聞名的人物。他堅信仔細觀察大自然是發現科學真相的基本手段，他為我們現在對發炎的理解奠定了基礎，隱性發炎的故事得從菲爾紹說起。

在柏林規模最大的夏里特醫院（Charité），菲爾紹每天巡房兩次，檢查承受病痛之苦的患者。

他為他們更換繃帶，讓他們服用瀉藥，寫處方箋。他也必須依照當時的主流療法為病患平衡四種體液，包括他個人並不認為有用的拔罐和放血。他綁住病人的手臂使靜脈浮起，然後劃開靜脈放出所謂有毒的血液，這種作法叫做「疏通靜脈」（breathing the vein）。他也會把水蛭放在病患的皮膚上，這種環節蠕蟲的身體頭尾都有吸盤，口中有三片下顎、數百顆牙齒，會附著在組織上吸入相當於自身體重十倍的血液。

不過菲爾紹的實驗室可容不下抽象和非理性的東西。他生活的世界有許多未解之謎，因此他選擇有系統的科學實驗。在演講的前一年，也就是一八四四年，有人請他驗證病理學的主流觀念：大多數疾病均可歸因於靜脈炎。這個理論在當時大行其道是有原因的。一般外科手術後，或甚至分娩後，送入太平間的屍體都出了問題，驗屍結果發現許多膿瘡，靜脈裡也充滿血塊。菲爾紹從學生時代就對發炎很感興趣，於是他欣然接受這項挑戰。

在實驗室裡努力做研究的菲爾紹發明「**血栓**」（thrombus）這個詞來描述血塊，並深入研究形成血栓的機制。他拒絕像許多人一樣直接相信血塊只是一種「生命物質」，[3]他證明靜脈炎確實存在，而且病理學家都錯了，靜脈炎不是百病之源，發炎通常是一種被動反應，而靜脈炎是身體對血栓做出的反應。

率先看見發炎真相的菲爾紹

將近五千年前，埃及人在紙莎草紙上寫下發熱與紅腫是疾病的徵象。[4]西元二十五年，羅馬醫生凱爾蘇斯（Aulus Cornelius Celsus）描述了一種肉眼可見的疾病：「發炎有四種症狀：紅、腫、熱、痛。」他的醫學著作《醫術》（*De Medicina*）記錄了他的發現，[5]並指出治療發炎的方法是「休息、禁慾，硫化處理過的羊毛腰帶，空腹服用苦艾」，以及使用「抑制和舒緩」的敷劑或藥膏。

一個半世紀後，希臘醫生蓋倫（Galen）認為四種體液之中只要有一種累積過多，就會產生凱爾蘇斯所描述的四大發炎症狀：紅（rubor）、腫（tumor）、熱（calor）、痛（dolor）。[6]這種觀念一直延續到十九世紀。儘管前人早已看到、感覺到並記錄下人類已知或許最古老的疾病之一有哪些特徵，但是有限的感官無法掌握它的全貌。在表面的紅、腫、熱、痛底下，是一大片支離破碎、變化多端的荒漠。

當時，「自然界是由肉眼看不見的微小成分組成的」這種想法對大多數人來說超乎想像，發炎的真實本質因此被遮蓋了好幾個世紀。到了十七世紀早期，荷蘭的眼鏡製造商開始做放大鏡實驗，他們把幾片玻璃放進管子裡，發現一些奇怪現象：管子末端物體的放大效果超越單片玻璃。科學家安東尼・范・雷文霍克（Antony Van Leeuwenhoek）發明了製造和使用真正的顯微鏡的新方法，[7]這是一種手持設備，把一顆小玻璃球打磨拋光成單片透鏡，放大效果約莫可達兩百七十倍，是當時最高的放大倍數。

顯微鏡是了解發炎的一大突破，科學家第一次看到血管和發炎組織周圍血液流動的微小變化。一七五〇年代，消色差透鏡的發明提高了放大倍數，也因此菲爾紹有機會實現他畢生的使命——藉由觀察細胞來認識疾病。

一八四八年柏林街頭爆發革命，打破了中歐多年來的穩定局面。此時菲爾紹已是一名有名望的醫生，他經常演講，而且總是吸引許多聽眾。他沒有忘記自己出身下層階級，致力於改善窮人醫療、非修道院的護理學校和醫生自主權。「醫學要扛起重責大任，就必須對政治和社會發揮影響力。」他曾經寫道。[8]

但在起義遭到保守派貴族鎮壓之後，許多自由主義者被迫流亡，逃避政治迫害。夏里特醫院解雇了菲爾紹，德國很可能再也沒有他的立足之地。他收到一封來自符茲堡大學（University of Würzburg）的信，這所小型大學位於德國南部的巴伐利亞，想邀請他擔任病理解剖學教授，這是德國第一個病理解剖學教授職位。菲爾紹收拾行囊，離開了柏林的喧囂和痛苦的幻滅。

菲爾紹在符茲堡與新婚妻子蘿絲（Rose）過得很幸福，因為她「比任何人都更了解他」。在他一生最富創造力的歲月裡，有七年是在符茲堡度過，享受著臨床工作、研究和教學。他敦促學生「學習用顯微鏡觀察」。他講課時，會用一個類似小型桌面鐵道的特殊裝置傳閱顯微鏡。他在這段期間提出他至今依然最有名的概念：omnis cellula e cellula，意思是「所有細胞都來自既存的細胞」。[9]細胞理論最早是由科學家泰奧多爾・許旺（Theodor Schwann）和馬蒂亞斯・許萊登（Matthias Schleiden）於一八三九年提出。他們透過顯微鏡確定細胞是生命的最小基本單位。菲爾紹對細胞繁殖的解釋，使古典細胞理論更加完整。

一八五八年，達爾文發表《物種起源》（*Origin of Species*）的前一年，菲爾紹出版了意義重大的著作《細胞病理學》（*Cellular Pathology*），橫掃各家疾病推測理論，為現代醫學奠定了基礎。他描述一種理解發炎的新方法，將重點從解剖可見的血管轉移到顯微鏡底下的細胞世界，與過去的醫學觀截然不同。

菲爾紹的研究率先觀察伴隨發炎而來的組織損傷造成的細胞變化，並根據顯微鏡觀察結果來解釋肉眼可見的四個主要症狀——紅、腫、熱、痛。發紅發熱是由於血液流動增加；而腫脹則與科學家所說的滲出有關：發炎的血管壁變得更通透，發炎細胞、蛋白質和液體滲入受傷的組織裡，目的是癒合損傷；接著是疼痛。他看到白血球聚集在發炎部位，猜測它們扮演重要角色（他猜對了），只是細節尚不清楚。

菲爾紹在發炎自古以來的四大症狀之上，加入第五個基本症狀：「**功能喪失**」（functio laesa／loss of function）。[10]「沒有人會期待發炎的肌肉能正常發揮功能，」他寫道，「沒有人會指望發炎的腺細胞能正常分泌。」他推斷，「一定是細胞元素的組成發生了變化，改變了它們的自然功能。」他還強調促炎因子的重要性，並寫道：「我們無法想像發炎憑空出現、沒受到任何刺激。」[11] 將近兩個世紀後，科學家對發炎的認識將變得極為精細複雜，尋找刺激發炎的原因將是預防和治療發炎的關鍵。

菲爾紹是率先**看見**發炎真相的科學家之一，他用前人無法想像的方式描述發炎。他終其一生都在與發炎的定義搏鬥，懷抱著智者的謙遜來抑制這頭怪獸，並且一馬當先接受考驗，為一代又一代的醫生奠定基礎。「因此，發炎作用既是主動也是被動，」他寫道，「……不是特定的單一作用，而是多種作用藉由在時間和空間上的特殊安排共同發揮作用……我們在嚴重疾病的進程中看到的刺激狀態——**導致發炎**的那種刺激——絕對無法簡單解釋。」[12]

菲爾紹後來還是被召回柏林，接替年邁的老師約翰尼斯・繆勒（Johannes Müller）的職位。他依照自己的條件回到這座幾年前將他驅逐的城市，並要求大學設立一個特殊的病理學研究所。這棟建物就在夏里特醫院附近，這個來自普魯士的窮孩子將在這裡訓練出許多醫生。

菲爾紹的醫學研究著作和論文總數超過兩千，[13] 如此驚人的生產力推動柏林進入科學黃金時代，使柏林從一個知識邊疆逐漸變成熱鬧的科學大城。他的見解誕生於顯微鏡問世之初，固定染色法和組織培養尚未存在，他只能仰賴現代化學和生理學的基礎觀念。菲爾紹的名字在今天的醫學院訓練中著墨甚少。學生背誦「魏耳孝氏結節」（Virchow's node），意指位於左側鎖骨附近的淋巴結腫大，是胃腸道癌的早期徵兆之一；還有「菲爾紹三要素」（Virchow's triad）❶，這是導致血栓形成的三個因素。菲爾紹過世後，納粹政府破壞他的名聲，[14] 因為他有自由主義的政治傾向，包括宣導種族平等與窮人醫療，納粹政府認為他是一個危險人物。他的個人檔案大半遭到銷毀，剩下的都保存在德國的蘇聯占領區，西方學者無從接觸。此外，德國在二次大戰後成了過街老鼠，甚而使得菲爾紹的名聲受到拖累。

然而，菲爾紹的故事對於發炎的歷史地位以及它在現代科學中的復活都很關鍵。他的早期研究已經確定發炎是生病的結果，但他不久後也假設發炎是生病的原因，與心臟病和癌症等慢性疾病有關——這種想法在他的年代未獲重視，卻被現代科學家重新提起。他的研究啟發了許多人，包括一位充滿熱情的動物學家梅契尼可夫。錯綜複雜的免疫系統和發炎反應，在他建立的基礎上得以逐漸顯現全貌。

❶ 菲爾紹三要素包括血管受損、血流緩慢或中斷，以及形成血塊的高凝血狀態。

免疫系統製造發炎

免疫學（immunology）是研究免疫系統的醫學分支，在菲爾紹的時代是一個尚未命名的新興領域（科學期刊《細胞免疫學》〔*Cellular Immunology*〕在一九七〇年才首次出刊）。免疫學的核心目的是了解發炎的內在機制，觀察控制發炎強弱的複雜力量之間的交互作用。菲爾紹畢生研究的發炎是免疫系統的印記，免疫系統在我們的身體上、在與我們互動的細菌和其他物質上都留下了具體的印記。免疫系統製造不同類型的發炎，有急性也有慢性，有的很明顯，有的很隱密。發炎的類型可根據免疫系統的目的加以區分。例如，免疫力是免疫系統的基本功能，是我們抵禦有害細菌和其他入侵者的能力。病原體或毒素進入身體就有可能引起發炎，因為免疫系統會試圖消滅入侵者。另一方面，當免疫系統利用發炎對抗我們自己的身體時會產生自體免疫，就像關節炎患者的關節發炎一樣。

一八七〇年代中期，法國化學家路易・巴斯德（Louis Pasteur）和醫生羅伯特・柯霍（Robert Koch）建立了細菌理論，[15] 他們發現微生物可以侵入人體、引發疾病。未來的免疫觀念將取決於細菌理論能否被接受：傳染病有明確的模式且可以複製，每一種傳染病都是由不同的細菌引發。不良體液和瘴氣的舊觀念❷慢慢被細菌理論取代。巴斯德發明了世上第一個成功的炭疽疫苗，[16] 他用加熱的方式削弱炭疽桿菌，幫助患者對抗炭疽病。不過他不知道疫苗**為什麼**有效。免疫的概念——立意良善的原始力量——當時尚未出現。

菲爾紹在發炎部位第一次看見免疫細胞。免疫細胞由骨髓製造，在胸腺成熟，胸腺是位於胸骨後方的蝴蝶狀器官。免疫細胞聚集於免疫器官，例如脾臟、淋巴結、扁桃腺、腸道和肺臟等體腔黏膜，它們在這些地方與外來物質持續對話。作家尤拉・畢斯（Eula Biss）曾寫道，我們對免疫系統的理解「極度仰賴比喻用法，即使是在最專業的層面也不例外。免疫學家用『詮釋』和『溝通』之類的詞彙來描述細胞的活動，基本上就是擬人化。」[17] 免疫細胞如同小說裡的人物，複雜而微妙，會隨著時間變化，也會隨著科學努力探知大自然的祕密而得到新的名字和特質。巨噬細胞是發炎時的一種關鍵白血球，不僅是免疫的一部分，也在各種現代慢性疾病中發揮作用。巨噬細胞被發現的故事裡，存在著現代科學才正要開始了解的知識源頭。

梅契尼可夫與吞噬細胞

「我們要去看馬戲團。你一定要來！」孩子們苦苦哀求。時間是一八八二年的冬天，俄國動物學家伊里亞・梅契尼可夫在美西納港（Messina）附近租了一棟海邊小屋。美西納是一座港口城市，坐落在參差崎嶇的西西里丘陵山腳下。梅契尼可夫很愛這五個孩子，他們是妻子奧佳（Olga）年紀小的弟弟妹妹，他在奧佳的父母去世後收留了他們。不過這次他拒絕了去馬戲團看猿猴的邀約。他

❷ 瘴氣理論指的是腐爛物質產生的有毒氣體會導致各式各樣的疾病。Jacques Jouanna, *Greek Medicine from Hippocrates to Galen: Selected Papers* (Leiden: Brill, 2012).

之所以來到義大利，是為了專心研究更微小也更有趣的生物。

從這棟海邊小屋望出去，能看到美西納海峽蔚藍的海水。碼頭兩旁是成排的破敗建築，穿過骯髒的碼頭，會有漁民提供他想要研究的海洋動物。那天早上梅契尼可夫的家人都出門去了，他獨自坐在有一張桌子和一台顯微鏡的小客廳裡，周圍是裝滿新鮮海水的燒瓶。他躬身坐在桌旁，臉上戴著眼鏡，蓬亂的黑髮遮住眼睛。這一年他才三十七歲。

梅契尼可夫透過顯微鏡的透鏡仔細觀察海星幼蟲（Bipinnaria asterigera）。這些令人目眩的迷你海星寶寶，身體邊緣布滿了成千上萬條短鬚，詭異得猶如妖怪，身體像海水一樣透明。觀察牠們有一種窺探玻璃屋的感覺。梅契尼可夫在載玻片上滴了幾滴胭脂紅染料，海星體內的「游走細胞」（wandering cells）吞下染料，變成深紅色。他在其他無脊椎原始動物身上見過這種細胞，例如蠕蟲、海葵、在海裡生活近十億年的底棲海綿，水母、櫛水母和管水母的身上也曾看過。

梅契尼可夫認為，游走細胞是自然界最早的消化機制。但他想知道，這些細胞為什麼會在海星幼蟲這樣的動物體內遊走？牠們已經分泌消化液來分解食物了不是嗎？它們除了吃掉染料，也會吃其他東西嗎？它們的存在有更重要的意義嗎？梅契尼可夫興奮得在客廳裡踱步，後來又走出小屋跑到海邊，在海水與陸地的交界處散步。游走細胞不僅吞噬食物，也吞噬廢物，他心想，它們是拾荒者吧。它們清理身體不要的東西，說不定也**清理有害的東西**。他認為這些特殊的細胞可能會幫助生物對抗入侵者，形成一種原始的自我防禦機制。這個簡單的想法蘊含的意義驚天動地，他簡直難以自持。

他快步走回家，步履沉重、鬍子蓬亂的他穿過鵝卵石小巷，引來西西里家庭主婦的好奇目光。

海邊小屋後面的花園裡種著一棵掛滿耶誕裝飾的橘子樹，他從樹上拔下幾根莖刺拿回客廳，插進海星幼蟲的皮膚裡。那天晚上，梅契尼可夫心焦地等待實驗結果。

隔天早上他透過顯微鏡觀察到一個奇怪的景象：海星幼蟲體內有大量的游走細胞從四面八方包圍莖刺，把莖刺隔離起來，防止莖刺影響體內功能。他用其他東西複製相同的實驗——羊奶、煮熟的豌豆、海膽卵，甚至還有幾滴人血——每次游走細胞都會把外來物體吸收掉或圍起來。後來他又觀察了被真菌感染的水蚤（Daphnia），水蚤和海星幼蟲一樣是透明的，他觀察到游走細胞吞掉針狀的真菌孢子。梅契尼可夫認為這不是單純的消化，而是一場迷你規模的物種搏命，是一個戰場，眾多士兵齊心協力、從容不迫發動攻擊。[18]

那年春天，也就是一八八三年三月，偉大的病理學家菲爾紹來到美西納觀賞埃特納火山（Mount Etna）爆發。菲爾紹很崇拜德國文學巨匠歌德，歌德曾在十八世紀末爬過這座山。梅契尼可夫經由一個共同的朋友（美西納大學的教授）認識了菲爾紹。菲爾紹是他的兒時偶像，他深受細胞理論啟發，也渴望自己能發明重要的醫學理論。他們在美西納偶遇時，細胞理論僅問世二十年左右。

梅契尼可夫向菲爾紹說明，海星幼蟲體內的游走細胞類似人類體內的白血球。身為動物學家，梅契尼可夫認為如果他對游走細胞的觀點是正確的，它們理應存在於動物界的所有動物身上。把莖刺插進海星體內，就像把一根小刺戳進人類手指一樣，都會導致紅、腫、熱、痛、功能喪失，這些都是發炎的典型症狀。白血球是在發炎部位集結的迷你戰士，製造黃色膿液，迅速保護身體抵禦入侵者，包括外來物體和微生物。

菲爾紹看過發炎部位聚集大量白血球，但他尚未了解它們的功能。「我們病理學家的思維和教育與此背道而馳，」他告訴梅契尼可夫，「微生物在白血球**內部**生活得很好，它們把白血球當成運輸工具，幫助它們在宿主體內散播。」[19] 當時大多數科學家都認同這個觀點。發炎是有害的，是一種需要對抗和抑制的力量（當時的醫學詞典將發炎描述為「疾病」）。梅契尼可夫的主張與此相反，他認為發炎在本質上是一股有益的力量。[20] 他的想法很瘋狂，也很顛覆傳統，有點像古希臘醫生希波克拉底提出的「內在療癒力」，這套生命活力觀認為身體擁有擊敗疾病的神奇力量。菲爾紹對梅契尼可夫的想法印象深刻。這個新的免疫防禦理論把細胞放在防禦的核心。儘管看起來天馬行空，但是提出這個想法的人是一位真正的科學家，他能夠提供有力的證據。

世上第一個現代免疫理論彙集了不同的知識流派，包括病理學家的發炎細胞基礎理論和微生物學家的細菌理論。這位動物學家以演化觀念為基礎提出免疫理論，自此慢慢進入醫學領域，可說是相得益彰。梅契尼可夫十八歲讀了達爾文的《物種起源》，驚為天人。如同菲爾紹的細胞理論，達爾文關於自然選擇的觀點讓生物觀與四種體液（無法解釋的力量在體內維持完美平衡、促進健康）漸行漸遠。但人類是由不完美的結構和功能組成，經由演化的力量和生理需求慢慢形塑而成。完美是一個難以定義的目標，其實一切只是為了在競爭激烈、充滿危險的環境裡生存下來，被迫不斷適應罷了。

梅契尼可夫對免疫的看法，與生物為了應付挑戰逐漸演化的新觀念相互呼應。他假設在擁有複雜消化道的高等動物體內，游走細胞的消化功能已退化，現在它們會武裝起來抵禦新的威脅。他將這種細胞命名為**吞噬細胞**（phagocytes），字源是希臘語的 phago（吞）與 cytos（細胞），這個過程則命名為吞噬作用（phagocytosis）。他後來在菲爾紹創辦的期刊上發表了一項研究（這本期刊現在被稱為《菲爾紹檔案》（*Virchows archiv*）），他將吞噬細胞分為兩類，**較大的吞噬細胞命名為巨噬細胞（macrophages）**，意思是「大食客」，較小的吞噬細胞命名為小噬細胞（microphages），意思是「小食客」，也就是現在的嗜中性白血球（neutrophils）。

這兩種吞噬細胞都是白血球，能夠迅速移動到感染或受傷的部位，控制損害，死掉的吞噬細胞會凝結成濃稠的膿液。這兩種細胞之中，嗜中性白血球的壽命較短，衝刺速度較快，在急性發炎的部位占主導地位。梅契尼可夫寫道：「體型較大、速度較慢的巨噬細胞，是吞噬被削弱或死亡敵人的重要主力。」[21] 他指出巨噬細胞不僅對抗感染，還能維護組織。在研究青蛙的變態過程時，他注意到巨噬細胞會消化蝌蚪尾部的肌肉，隨著蝌蚪逐漸成熟，尾巴和其他無用的幼蟲器官會被慢慢消化掉。

一八八三年八月的一個溫暖夏日，梅契尼可夫在祖國烏克蘭的新俄羅斯大學（Novorossiya University）的大禮堂發表具有歷史意義的演說，題目是「生物的療癒力」（On The Curative Forces of the Organism），這是他第一次在公開場合闡述他的免疫理論。面對擠滿觀眾的禮堂，起初他很緊張，但後來愈講愈生動，手勢也多了起來。「在人類想要解決的問題之中，預防疾病向來是重中之重，」他說，「人類理當從很久很久以前就對疾病極為關注，這是很自然的。」他指出細菌侵入植物和昆蟲等低等生物的時間，要比侵入人類的時間早得多。這些生物是如何保護自己的呢？「無論細菌是通過肺泡、消化道壁還是皮膚上的傷口滲透（我們），」他說，「它們都有可能被自由移動的細胞捕獲，這些細胞有能力吞噬和摧毀它們。」他接著說人類擁有「一套療癒的消化器官系統」，並指明發揮免疫力的關鍵角色，包括脾臟、淋巴腺和骨髓。他說這些器官裡的細胞很厲害，可以對抗細菌。[22]梅契尼可夫在十九世紀末的這場演講中展現驚人的先見之明。他僅憑藉幾次早期實驗與敏銳直覺，就建構出免疫系統的概念。

他想在俄國進行研究，卻受到政治和其他因素阻撓，沮喪的他拒絕了一個位於聖彼得堡的實驗室主任職位，轉向國外尋求庇護，他夢想能在「寧靜的大學城」工作。[23]梅契尼可夫首先考慮德國，這是他從小就嚮往的科學強國，但是他拜訪微生物學家羅伯特・柯霍時遭到嚴重怠慢。柯霍研究致病細菌研究得很開心，對於生物如何應對入侵沒有興趣。他認為細菌不是被吞噬細胞攻擊和吞噬，而是將吞噬細胞當成繁殖的孵化器，❸他不認同梅契尼可夫的觀點。

梅契尼可夫在巴黎的運氣比較好，他在這裡遇到另一位仰慕已久的科學家。「我見到一位身材矮小的孱弱老人，他的左側身體半癱瘓，灰色眼睛眼神銳利，留著灰色鬍子。」大約三十年後，他回憶起他與路易・巴斯德初次會面的情況，當時巴斯德已經中風了。「他對我非常親切，而且立即跟我談起我最感興趣的問題，也就是生物與微生物的搏鬥。」兩個人很快成了朋友。[24]

他們都是醫學界的外人——一位是動物學家，一位是化學家——兩人都博學多才，而且他們多元的興趣成為知識交叉授粉的肥沃土壤，將顛覆性的思想帶入醫學領域。一八七一年普法戰爭結束後，微生物學的兩大主流學派展開激烈的決鬥，一派由德國的柯霍領導，另一派以法國的巴斯德為尊。巴斯德欣然支持一位在德國遭受抨擊的年輕科學家，他曾說梅契尼可夫的吞噬細胞理論是「最具原創性也充滿創意的」理論，[25]他告訴梅契尼可夫，「我立刻決定站在你這邊，是因為多年來我一直觀察到不同微生物之間的衝突，深有所感。我相信你的選擇是正確的。」[26]

儘管梅契尼可夫不想住在嘈雜的大都市，但巴斯德的熱情與慷慨打動了他。這位科學家前輩請他擔任實驗室主任，這個實驗室隸屬於新成立的巴斯德研究所，位於巴黎郊區的杜托街（Rue Dutot），一八八八年成立的巴斯德研究所將延續巴斯德在細菌和疫苗方面的成功研究。梅契尼可夫沒想到自己有一天將成為巴斯德研究所最著名的研究者，也不知道他將永遠留在這個地方。（依照他本人的要求，他的骨灰將裝入大理石骨灰罈，擺放在圖書館的書架上。）

十九世紀末的巴黎洋溢著美好時代（Belle Époque）的及時行樂氣氛，尚未受到即將到來的兩次世界大戰影響。梅契尼可夫到達巴黎時，這裡是率先使用電力街燈的城市之一，人人都想一睹法國工程師古斯塔夫・艾菲爾（Gustave Eiffel）最近剛完工的鋼鐵高塔，這是世界上最高的建築，誕生於巴黎歷史上一段短暫的黃金平衡期。這座城市是文化聖地，也是視覺饗宴，娛樂資源無窮無盡，激發創意渴望。莫泊桑（Guy de Maupassant）在這裡瘋狂寫短篇小說，進入生命中的創作高峰期；左拉（Émile Zola）在這裡寫了小說《人面獸心》（*La Bete Humaine*）。咖啡館倍增，紅磨坊第一次向公眾敞開大門。「flaneurs」指的是打扮時髦、注重美感、在街上閒適散步的人，他們在自己常去的地方慵懶地飲酒。反觀梅契尼可夫穿著破舊的西裝，對這座城市的誘惑幾乎視而不見，腳步匆匆往返實驗室，完全沉浸在工作中。

接下來的四分之一個世紀，梅契尼可夫忙著捍衛自己的理論。有位著名的法國科學家稱他的免疫理論為「東方童話」。[27] 德國病理學家保羅・包姆加滕（Paul Baumgarten）認為儘管微生物在

❸ 病原體（包括細菌與病毒）確實能夠在巨噬細胞和其他細胞中繁殖。

血液中自由漂浮，沒有被「梅契尼可夫宣稱有能力戰勝細菌」的吞噬細胞攻擊，大部分反覆發燒的病患還是都康復了。梅契尼可夫的回應是證明這些患者體內確實發生了吞噬作用，只不過是在脾臟裡，而不是在血液中。

有一個新研究曾對吞噬細胞理論造成毀滅性的打擊。一八九〇年，加入柏林柯霍研究所（Koch Institute）的德國醫生埃米爾·馮·貝林（Emil von Behring）和他的日本同事北里柴三郎宣布，血清（血液中琥珀色、不含細胞的成分）是動物抵禦感染的關鍵。他們替兔子注射弱化的破傷風細菌，與巴斯德製作疫苗的方式類似，不過貝林和北里更進一步，他們將不會死於破傷風的兔子血清轉移到小鼠體內，然後為小鼠注射約三百倍致死劑量的破傷風毒藥。令人震驚的是，注射了兔子血清的小鼠沒有生病，在籠子裡蹦蹦跳跳。感染了破傷風的小鼠身體痛苦抽搐，本應數小時內就會死亡。但是注射兔子的血清後，牠們完全康復。貝林用白喉桿菌重複了同樣的實驗，得到相同結果。他在論文結尾引用了歌德的作品《浮士德》裡的一句話：「血是一種非常特殊的液體。」[28]

血清療法為注射疫苗之後的免疫力提供一種新的解釋——血液裡含有某種可以保護身體的物質。與疫苗不同的是，血清療法不僅可以預防疾病，還可以治癒疾病。貝林將梅契尼可夫的吞噬細胞理論稱為「形而上學的推測」，而且「仰賴活細胞的神祕力量」。[29]

血清理論一出場就令人充滿期待和希望，可惜後來證實對大多數疾病無效。但貝林和北里不知道他們發現了現代的抗體分子，在當時被稱為抗毒素（antitoxins）。他們的研究為對手的免疫理論鋪路，這個理論支持體液（也就是血液）有療癒力，被稱為體液理論（humoral theory）❹，也就是體液可治療疾病的古老概念。體液理論將成為詳述免疫系統及發炎反應的助力。

這兩派免疫理論在地理位置和政治立場上都處於分裂狀態：梅契尼可夫的游走細胞位在法國，貝林的血清療法位在德國。一開始，體液理論大占上風。一九〇一年，貝林因為血清療法研究獲得第一個諾貝爾生理醫學獎。接下來雙方陣營砲火猛烈，英國醫生約瑟夫・李斯特（Joseph Lister）寫道：「激烈程度在當今科學界幾乎前所未見。」[30]歐洲各地都有病理學家和微生物學家寫信給科學期刊，嚴詞抨擊梅契尼可夫。「如果我像蝸牛一樣小，我會把自己藏在殼裡。」梅契尼可夫在論文被退稿後哀傷地說。[31]

梅契尼可夫是俄國人，也是局外人，但加入巴斯德的團隊把他捲入國家之間的紛爭。普法戰爭的餘波並非發生在血染的戰場上，而是在科學期刊裡引發震盪。對梅契尼可夫發出最嚴厲批評的聲音來自普魯士，免疫理論陣營的分界線也把微生物學陣營一分為二，這些都不是偶然。保羅・德・克魯夫（Paul de Kruif）在著作《微生物獵手》（*Microbe Hunters*）中指出，免疫學戰爭或許推助了第一次世界大戰的爆發。❺

這些衝突影響梅契尼可夫的睡眠和心靈平靜，而他的回應方式是比過往更加努力，繼續進行全新的實驗。他的助理幫他在恆溫箱裡培養各種微生物，在農田和林地裡尋找各種動物來接受感染：

❹ 過去的免疫學「細胞」理論與「體液」理論分別指的是吞噬細胞與抗體的早期研究。現在的後天免疫系統通常分成兩個分支：細胞介導免疫和體液免疫。細胞介導免疫包括T細胞，而體液免疫包括血清與抗體。

❺ 微生物學家保羅・德・克魯夫在著作《微生物獵手》中指出，免疫學領域的科學紛爭或許促成一次大戰的爆發，但科學史學家亞瑟・席維斯坦（Arthur Silverstein）認為這種說法或許言過其實。席維斯坦寫道：「（免疫學之爭）確實有可能延續了一八七〇年普法戰爭的餘波，至少不能說完全沒有。」

青蛙、蠑螈、甲蟲、蠍子、蒼蠅、蜥蜴。他研究吞噬細胞在各種細菌感染中的作用，例如炭疽病、丹毒、斑疹傷寒和結核病。他有著名的巴斯德研究所當後盾，路易．巴斯德堅定不移支持他，梅契尼可夫對這份情誼永遠心懷感恩。一八九五年秋天他站在巴斯德臨終的床邊，心如死灰。

專心思考為他帶來啟發的簡單生物，將幫助梅契尼可夫繼續前進。多年後他寫道：「當這個理論受到來自四面八方的攻擊時，我問自己，我是不是走錯了方向。這時只要想一想由真菌引起的水蚤病，我就知道自己的選擇沒有錯。」[32]

梅契尼可夫努力不讓吞噬細胞被科學界吞噬的同時，也開始透過一種古老的現象來剖析吞噬細胞在身體裡的作用。他住在美西納的時候就已注意到這種現象，至今未曾忘懷。大多數病理學家和其他科學家都認定發炎有害無益，只會對生物造成威脅，[33]但梅契尼可夫堅稱發炎對身體有幫助，他發明了一種「利己」（selfhood）的新觀念。他說發炎底下隱藏著免疫的強大力量，也就是身體可以向入侵者發動戰爭。他順著生物階層來研究發炎作用的演化，從單細胞生物一路到人類。所有生物體內的吞噬細胞（巨噬細胞和小噬細胞）都會消化外來物質，積極參與發炎反應。在更複雜的動物體內，血管成了吞噬細胞與其他白血球的運輸管道，把它們快速送往交戰區。

不過，他認為演化打造的這把武器並不完美，為了應付環境挑戰，它會被時間慢慢改造。古代生物試圖抵擋致命攻擊的時候，速度才是關鍵，精準度排在後面。因此，用發炎來療癒很容易造成附帶損害，因為發炎擅長的是啟動防禦，精準控制不是它的強項。一八九一年，梅契尼可夫在巴斯德研究所的一次演講中指出：「說到自然的治療力量，發炎反應最為關鍵，不過這種自然的力量尚未完美達標。」[34]

梅契尼可夫持續研究巨噬細胞，這段時期有一位喜歡哈瓦那雪茄的「聰明怪人」已在德國的敵對陣營努力鞏固免疫學的體液理論。[35] 保羅・埃爾利希（Paul Ehrlich）在柯霍的實驗室工作，他對藝術、詩歌、流行音樂都不太感興趣，平常喜歡閱讀各種醫學期刊，若是為了放鬆就看福爾摩斯偵探小說。這名年輕醫生熱愛化學，他在實驗室裡用無數布料染劑做實驗，這些染劑來自蓬勃發展的德國染料產業。他的手上總是色彩繽紛，臉上偶爾也沾染顏色，引來同事嘲笑。有一次埃爾利希突發奇想，決定用這些染劑給動物細胞染色，希望能讓顯微鏡觀察變得更輕鬆。

令他震驚的是，染劑的作用不只是染色。有些染劑只染色某些細胞或細胞的特定部分，其他區域則不受影響，恰好能突顯出細胞結構，使它們像耶誕樹上的燈飾一樣顯眼。埃爾利希發揮所長，為各種細菌和細胞設計染色法，這些方法大受歡迎。後來他還發現了一種顯現結核菌的方法，比起柯霍的方法還要更好用。他也辨識出不同類型的白血球，包括淋巴細胞、嗜鹼性白血球、嗜酸性白血球和嗜中性白血球（如此命名是根據它們吸收鹼性、酸性和中性染料的能力），協助建立了血液學學科。

埃爾利希漸漸迷上染色實驗背後的核心概念。染劑很挑剔，它們會先尋找匹配的對象，然後才附著到分子上，就像鑰匙配鎖一樣。他猜想，如果生物世界充滿這種一對一的關係，是否可以用來解釋免疫機制？這是一個了不起的想法。埃爾利希提出一個理論來解釋為什麼血液在貝林的實驗中是一種如此特別的液體，他發明了「**抗體**」（antikorper）這個詞。[36] 他說抗體是由細胞產生的血液蛋白，基於一種鎖與鑰匙的配對機制，抗體可以對抗特定的細菌、毒素或其他異物。關鍵在於一把小小的門閂，這把門閂能使抗體與這些外來物質結合，解除它們的武裝，削弱它們在體內存活的能力。[37]在埃爾利希的想像中，抗體是分岔的，上面有很多「受體」，也就是能用來與異物結合的位點。受限於當時的技術，他們看不到這些交互作用。不過埃爾利希拿出想像力，用生動的繪畫說明想法，說服當時的科學家相信他們「看得到」Y字型的抗體分子發揮作用。他把抗體受體比擬為毛氈苔的觸鬚「抓臂」，[38]還會用手邊拿得到的任何東西來畫示意圖：他辦公室的門和牆壁、聽眾的袖口，甚至是正式的餐桌桌巾。❻

抗體的發現令天平倒向體液免疫理論，免疫學的發展方向從梅契尼可夫的游走細胞轉向化學，也就是分子（構成細胞的微小成分）之間的交互作用。埃爾利希為免疫研究引入了嚴格的定量法，針對白喉毒素和抗白喉的抗體進行臨床實驗，目的是把治療的劑量標準化。他的研究證明抗體不是一個抽象圖案，而是可以在試管中測量和操作的實體。於是比起虛無飄渺的吞噬細胞，抗體贏得大多數免疫學家的青睞。突然之間，科學家不分老少都在研究抗體。整個一八九〇年代經常發現對抗各種微生物的新抗體，埃爾利希成為體液理論的代言人，這場漫長的戰爭似乎勝負將定。

另一邊，梅契尼可夫為巨噬細胞的命運苦惱萬分，他努力鞏固這種吞噬細胞在免疫學的地位，它們卻逐漸被打入冷宮。一八九六年，知名外科醫生約瑟夫．李斯特曾評論以梅契尼可夫與埃爾利希為首的兩大派別激烈戰況：「如果病理學發展史有一個浪漫篇章，絕對與免疫理論有關。」[39]梅契尼可夫本就是個浪漫的人，有點像杜斯妥也夫斯基筆下的角色，敏感、悲觀、容易憂鬱。他或許反映了十九世紀逐漸濃厚的悲觀主義，這種心境主要源自人類對疾病與死亡束手無策的恐懼。

不過，一九〇八年斯德哥爾摩的某個委員會決定將諾貝爾生理醫學獎同時頒發給梅契尼可夫和埃爾利希，此舉可謂高瞻遠矚、出人意料。他們因為「免疫研究獲得認可」共享這份榮耀。諾貝爾委員會不願明確表態支持哪個陣營是一個謹慎的決定，也預告了幾年後的新發展。英國微生物學家阿姆洛斯・萊特（Almroth Wright）從細胞理論與體液理論得到啟發，證明有一種叫做調理素的血液蛋白會與外來物質結合，使它們更容易被巨噬細胞吃掉。這是巨噬細胞再次獲得重視的部分原因。（萊特的理論大受歡迎，他的好友蕭伯納在劇作《醫生的抉擇》〔*The Doctor's Dilemma*〕中也描繪了這個理論。）要是敵對的雙方停止爭鬥、傾聽彼此，說不定早就正確推論出細胞免疫與體液免疫其實是一體兩面，然後攜手合作——可惜兩邊都沒做到。

先天免疫與後天免疫系統

梅契尼可夫和埃爾利希提出的免疫系統與發炎反應基本要素至今依然成立，而他們憑藉的只有豐富的想像力與簡陋的實驗。我們現在知道免疫系統分為兩大部分：先天與後天。發炎反應可能和其中一種有關，也可能與兩種都有關。先天免疫系統❼是抵禦外來威脅的第一道防線。一開始會祭

❻ 埃爾利希最初給抗體受體起的名字叫「側鍊」（side chains）。側鍊理論的許多細節最後都證實並不正確（Yvonne Bordon, "The Many Sides of Paul Ehrlich," *Nature Immunology* 7, S6 (2016).），但這個理論仍對未來的科學家產生深遠影響。我們現在知道免疫系統裡有特定的B細胞負責製造抗體。每一種B細胞製造的抗體都有獨一無二的末端，可插入抗原。每一個抗體末端的形狀，都是由抗體基因隨機排列而成。有些抗體可能會附著在健康細胞上，製造這種抗體的B細胞會被消滅或去活化。

❼ 先天免疫細胞包括巨噬細胞、嗜中性白血球（neutrophils）、樹突細胞（dendritic cells）、嗜酸性白血球（eosinophils）、嗜鹼性白血球（basophils）、肥大細胞（mast cells）與自然殺手細胞（natural killer cell）。

出物理屏障與化學屏障，包括一層層的皮膚與通往中空管道的身體孔口，例如氣管、腸子與生殖器，這些管道都覆蓋著具有保護性的黏液。體毛、眉毛、鼻孔，甚至連眼瞼上的睫毛，都是先天免疫系統的一部分，先天免疫利用黏液、膽汁、酸液等身體分泌物做為防禦武器，也包括口水、汗水與淚水。先天免疫由人體最古老的免疫機制構成，它是我們與人類遠祖之間的共同點，也是急性發炎的主要推手。

急性發炎來得快，去得也快，通常在幾天內就會消失，一邊抗擊入侵者，一邊盡量降低健康組織的損傷。吞噬細胞（包括嗜中性白血球和巨噬細胞）衝向受損組織，吞食細菌、受損細胞以及其他外來物質。其他白血球，如嗜鹼性白血球和嗜酸性白血球，也可能加入戰鬥。凱爾蘇斯提出的發炎四大症狀——紅、腫、熱、痛——通常伴隨急性發炎出現。受傷的組織裡面血管擴張、血流激增，造成發紅與發熱。發炎的血管壁孔隙變多，因此發炎細胞、蛋白質和液體會滲到組織裡造成腫脹，進而壓迫到神經末梢而導致疼痛。血管壁上的內皮細胞受到損傷。凝血功能啟動，血小板（聚集成團塊的無色小碎片）和其他特殊物質被快速送到該區域，血液變得更加黏稠。

後天免疫系統是脊椎動物才有的防禦機制，比較複雜、反應速度比較慢，但是針對性更強。關鍵角色是淋巴球——小小的圓形白血球，可分為B細胞和T細胞[8]。B細胞在細胞表面表現出可與特定抗原結合的抗體，這些抗原是會刺激免疫反應的分子。抗原可能存在於各式各樣的外來物質上，包括細菌、毒素、食物成分、來自其他個體的組織（例如移植的器官），甚至是癌細胞上。T細胞具有多種特性，例如協助活化其他免疫細胞的「輔助」T細胞，以及專門清除病原體的「殺手」T細胞。

從許多方面來說，先天免疫和後天免疫系統之間的界線是人為的——其實兩者密不可分。危險的細菌進入人體之後，會先碰到先天免疫的防禦機制：嗜中性白血球、巨噬細胞和其他細胞會迅速控制損害。不過這些先天免疫細胞可能需要更複雜的後天免疫輔助，它們匆匆趕到附近的淋巴結或脾臟，把細菌殘骸交給其他免疫細胞，並刺激部分免疫細胞前往感染區。透明的黃色淋巴液在淋巴管內流動，淋巴管和血管一樣遍布全身，會把免疫細胞運送到淋巴結。漸漸地，B細胞分泌特定的抗體釋放到血液裡，消滅細菌。這些抗體會留在體內，若有同樣的細菌再次進入身體，抗體會認得它。這是了不起的生理記憶，可大致解釋疫苗為什麼有用。

如果細菌和外來物質沒有被消滅，如果傷口沒有癒合，如果自體免疫和過敏反應持續存在，發炎就會變成慢性的，時間長達數月甚至數年，不斷破壞組織。急性發炎時出動的是嗜中性白血球與巨噬細胞（前者是主力），慢性炎症則是巨噬細胞和淋巴球。

和所有的血液細胞一樣，巨噬細胞在骨髓裡誕生，骨髓是中空骨頭裡的海綿狀脂肪。出現在體內不同位置的巨噬細胞，擁有不一樣的名字和特性。在骨髓和血液裡未成熟的巨噬細胞叫做單核球，它們待命前往組織和器官；在肝臟的叫做庫佛氏細胞（Kupffer cells），在肺臟的叫塵細胞（dust cells），在腦部的叫小膠質細胞（microglia），在骨骼裡的叫破骨細胞（osteoclasts），在胎盤的叫霍夫鮑爾氏細胞（Hofbauer cells），在脾臟的叫紅髓細胞（red pulp cells）。紋身之所以洗不掉，

❽ 淋巴球不只包括後天免疫系統的B細胞與T細胞，也包括自然殺手細胞。自然殺手細胞在先天免疫系統裡發揮淋巴球的作用。

要歸功於皮膚裡的巨噬細胞吞食了墨水。這些巨噬細胞死後會吐出墨水，然後墨水又被新的巨噬細胞吸收，使紋身得以保存下來。

在探索發炎內部機制的過程中，我們看見發揮主要作用的細胞有一段轟轟烈烈的歷史，也看到立意良善的免疫力背後的各種反應。不過，保護身體的元素顯然也會欺騙身體，導致失能甚至死亡。自體免疫曾一度被視為洪水猛獸，恐怖得難以想像，科學家甚至不敢考慮它會是自然界合理的存在。

Chapter

2・天厭自毒

Horror Autotoxicus

傑伊很喜歡卡特醫師（Dr. Carter）精準簡潔的說話方式。卡特是芝加哥大學醫學院的風濕病學教授，也是肌肉發炎疾病的知名專家。他的實驗室專門研究如何改善自體免疫疾病患者的治療方式。他身穿深色西裝，領帶也是深色的，白色的小鬍子修得整整齊齊。傑伊發病至今三個月，已接受過神經科與風濕科醫師的評估，還沒有明確的診斷。卡特沒看過像傑伊這樣的病例。他檢查笨重支架底下無力的肌肉時，懷疑這可能是自體免疫的一種表現。

免疫系統透過「抗原」這種識別分子來區分自己（它服務的身體）與非己的外來物質（包括良性或非良性）。抗原不僅表現在外來物質上（誘發抗體與外來物質結合），也會表現在所有的細胞表面上——這是埃爾利希的理論延伸，只是多年後才為人所知。細菌和其他非己物質的表面有外來識別分子，所以免疫系統可以辨識與消滅它們。自體免疫疾病可能與後天及先天免疫反應都有關聯，不過以典型的自體免疫疾病來說，免疫系統會對宿主體內正常存在的自體抗原產生反應。處理感染或受傷的急性發炎，是對身體有益的防禦，但是自體免疫使發炎漸漸變成了一種長期的破壞力量。

凱爾蘇斯描述的發炎四大症狀（紅、腫、熱、痛）通常伴隨急性發炎，菲爾紹的「功能喪失」則是大多數發炎反應唯一的共同症狀。許多自體免疫疾病的發炎都藏在肉眼看不見的地方，但無論是健檢還是醫學檢驗發現的功能喪失，都是發炎潛藏某處的明顯徵象。胰臟裡製造胰島素的細胞若遭到自體免疫破壞，會造成胰島素不足與高血糖，進而導致第一型糖尿病[1]；多發性硬化症是發炎破壞了大腦與脊髓裡的神經，造成神經功能障礙。但是另一方面，類風濕性關節炎是免疫系統攻擊關節，會出現明顯的紅、腫、熱、痛。

卡特看了傑伊的病歷後，找不到與常見的自體免疫肌肉疾病相符的模式。傑伊後頸部的重要肌肉功能彷彿遭受突擊、失去功能。較難察覺的是橫膈膜與喉部肌肉的發炎反應，這使他出現呼吸與吞嚥問題。分別用來評估肌肉與神經纖維功能的肌電圖和神經傳導檢查證實，他的問題出在肌肉而非神經。病理化驗結果發現肌酸激酶的濃度很高，這是自體免疫肌肉疾病中肌肉受傷的指標。劇烈運動會使肌肉纖維出現輕微撕裂傷，讓身體在修復纖維的過程中增加肌肉，這個過程也有可能導致肌酸激酶濃度上升，但是程度通常很輕微，也很短暫。傑伊的失能程度很嚴重，持續的時間也很長，原因不太可能是劇烈運動。

傑伊的肌酸激酶濃度很高，卻沒有發現其他與自體免疫有關的線索。他的血液裡特定的自體抗體濃度沒有增加，也就是攻擊自體組織的抗體。傑伊的頸部肌肉做了切片，結果顯示他的肌肉細胞已死亡或正在死去，可是發炎（明顯的免疫細胞浸潤）非常輕微，或許是因為他已服用普賴松（prednisone）一段時間，這是一種強效的類固醇消炎藥。儘管如此，自體免疫疾病的證據依然薄弱。說不定是遺傳疾病正在侵蝕傑伊的肌肉，就像肌肉強直症患者一樣，沒有治癒的可能。

但卡特直覺認為雖然證據不夠明確，傑伊的病與發炎脫不了關係。他知道自體免疫是難以溯源的複雜對手，這是一場由先天遺傳與後天環境攜手製造的完美風暴。自體抗體或明顯的發炎不一定顯而易見，甚至連醫學檢驗也不一定能查出來。有些原因是已知的，例如乳糜瀉，這是一種嚴重的自體免疫疾病，攝取麩質會導致腸道損傷。但有些原因仍是未解之謎。在健身房裡用新的姿勢運動一小時，在炎熱的夏日散步，未知的細菌悄悄穿過被削弱的屏障：這些情況——或幾十種其他情況——可能會聯手刺激傑伊的免疫系統，使它抓狂。

卡特檢查了傑伊的頸部，並查看了掃描影像，他確定已損失的肌肉永遠不會長回來，這足以導致傑伊嚴重虛弱。更糟糕的是，傑伊的肌酸激酶濃度居高不下，他的肌肉持續遭受攻擊。卡特知道他必須想出一套辦法，他治療難以判定的複雜自體免疫疾病已有幾十年，經驗豐富，卡特也知道他必須迅速採取行動。看來這是一場艱苦的硬仗。就算卡特料想中的發炎獲得控制，傑伊能否恢復夠多的肌肉、不再借助支架仍是未知數，我們也不知道他會不會再次發病。要是他再次發病，免疫系

❶「糖尿病」分為第一型與第二型，這本書裡未指明類型的「糖尿病」均為第二型，也是全球最常見的類型。第五章有第一型與第二型糖尿病的詳細討論。

統將攻擊身體最脆弱的地方。發炎容易發生在創傷、生病或過度使用的部位，例如受過傷的肌肉或其他患部，或者是免疫系統本身較脆弱或不活躍的地方。我們無法預測或抵禦變幻莫測的發炎，這是最難對付的敵人。

自體免疫的代價

從免疫的角度來說，發炎是我們的自然保護機制，但並非毫無代價。這顯示出生物世界的不完美，演化選擇的壓力創造了殘酷的現實，智慧無限的萬物設計師並不存在。梅契尼可夫發現雖然對宿主來說，發炎整體而言是件好事，卻有可能造成組織損傷。他的巨噬細胞大軍會吞食入侵者、死掉的細胞與殘骸，並參與各種組織的更迭與再生。但他也認為巨噬細胞參與了老化作用，促使皮膚發皺、頭髮變白、大腦與其他器官衰退，而現代醫學也支持這些觀念。

另一方面，埃爾利希拒絕相信，如同鎖配鑰匙、精準打擊外來物質的抗體，居然存在著演化缺陷。一九〇〇年，他與同事朱里耶斯·摩根羅斯（Julius Morgenroth）指出，為山羊注射牠們自己的紅血球無法製造抗體。埃爾利希一直在研究免疫系統如何辨別自己與非己，一方面攻擊入侵者，一方面耐受身體自己的構成元素。他的結論是身體討厭自我傷害，他寫道：

> 免疫反應容易被各種細胞激發，但生物有特定的機制能防止免疫反應攻擊生物自己的細胞，產生自體毒素，因此生物「天厭自毒」（Horror Autointoxicus）❷應是合理的說法。[1]

天厭自毒是埃爾利希的名言，一問世即引發關注。為什麼以保護生物為目的演化而來的免疫系統，會反過來試圖傷害生物？生理作用因為出錯而自我傷害，並不是什麼新觀念，一八八七年法國病理學家查爾斯．布夏（Charles Bouchard）就已提出「自體中毒」理論（autointoxication），[2]亦即消化不良後腸道會製造有毒物質，導致各種疾病。一次大戰發生前的那幾年，關於自體中毒的論文多達數百篇。例如，因為結腸停滯或結腸蠕動緩慢造成自體中毒被認為是許多疾病的原因，包括疲勞與癲癇，治療方法是切除結腸。在這樣的風氣下，加上自體中毒益發受到關注，埃爾利希想出了自體免疫的觀念。

他沒有公開否定自體抗體的存在。包括巴黎巴斯德研究所的科學家在內，這時候已有幾位科學家證實，身體可能會自己形成抗體攻擊體內的正常細胞。但令人驚訝的是，埃爾利希認為就算自體抗體真的出現了，也不會傷害宿主。「破壞構成生物的細胞的自體毒素……並不存在。」他如此寫道。[3]免疫自體毒性是一個可怕的想法，在他的邏輯思維裡沒有容身之處。

埃爾利希的理論在二十世紀早期深具影響力，尤其是他的抗體介導免疫本來就比梅契尼可夫的巨噬細胞更受歡迎。「天厭自毒」觀念強烈否認抗體帶來的好處可能必須付出生理代價，以至於有長達五十幾年的時間，科學家一直難以接受自體免疫的真相。

不過，還是有些科學家願意考慮自體免疫疾病確實存在。

❷ 譯注：「天厭自毒」一詞借自科學人知識庫網站文章〈免疫系統的維和部隊〉。

一九〇四年，兩位維也納醫生卡爾．蘭德施泰納（Karl Landsteiner）與朱利亞斯．多納斯（Julius Donath）研究了一種罕見疾病，叫做陣發性冷性血紅蛋白尿（PCH），這是臨床上最早證實的血液疾病症候群之一。患者接觸低溫幾分鐘至幾小時之後，小便時會發現尿液從清澈的黃色變成暗紅色或褐色。他們也經常發燒、胃痛、腿部疼痛、背痛，只要接觸低溫就會發病。病患的紅血球在血管裡遭到破壞，血液細胞裡負責輸送氧氣的血紅素（血紅蛋白）滲入尿液。蘭德施泰納與多納斯的對照實驗證明造成破壞的禍首，是病患血液中一種特殊的自體抗體。接觸低溫時，這種抗體會附著到紅血球上的特定抗原上。一旦回溫，紅血球就會破裂。

蘭德施泰納與多納斯一發表實驗結果沒多久，埃爾利希就不得不承認 PCH 是個例外，機能失調的免疫細胞對宿主發動猛烈攻擊。這是人類身上最早發現的自體免疫疾病，清楚描述具有破壞力的自體抗體如何背叛身體，造成嚴重傷害。

這項發現把埃爾利希的偉大理論敲出裂縫，剛開始只是一條小縫，隨著對免疫學的黑暗真相感興趣的科學家愈來愈多，這條裂縫將變得愈來愈巨大。

過敏反應

過敏性疾病——發炎的另一種代價——最初也因為意識形態遭逢類似的挫敗，在拒絕接受免疫反應會攻擊宿主的科學環境裡舉步維艱。**過敏是免疫系統攻擊對多數人來說無害的物質**，例如食物、環境因素（花粉、塵蟎）、藥物等等，釀成發炎反應。參與過敏反應的發炎細胞與蛋白質有好幾種，其中也包括抗體。有些症狀很輕微，有些症狀足以致命；輕者鼻塞、流淚，重者呼吸困難、血壓降低，甚至死亡。

一次大戰前的免疫學研究「黃金年代」歷時數十年，科學家在這段時期對過敏性疾病的興趣愈來愈濃厚，為將來的許多免疫次專科奠定基礎。不過，早期的觀察結果很快就遭到無視。一八八〇年代，羅伯特·柯霍發現接種結核菌疫苗會引起皮膚發炎，他認為原因是局部細菌毒素過量，與免疫反應毫無關係。埃米爾·馮·貝林曾描述接種了白喉毒素的天竺鼠出現「超敏反應」，但他認為這完全是毒素引發的「矛盾反應」。[4]為免疫學研究開創新局的先驅，也就是率先提出這些反應可能是重要免疫反應的人，毫無意外都不是埃爾利希的追隨者，也並非來自傳統免疫學領域。[5]保羅·波堤耶（Paul Portier）和夏爾·里歇（Charles Richet）都是生理學家，他們在一九〇二年首次描述了過敏性休克，這是一種足以危及性命的急性過敏反應。

雖然有蘭德施泰納與多納斯的 PCH 研究拋磚引玉，但是一次大戰結束後，探索自體抗體與自體免疫疾病（發炎的醜陋真相）的熱情逐漸下滑。不過大家對抗體分子的關注並未消退。戰後的免疫學領域出現變化。免疫學發展的頭三十年是由對生物學和醫學感興趣的人主導方向，他們想為疾病的原因和預防尋找答案。後來研究者厭倦了尋找疫苗對抗難以掌握的病原體，加上抗體的光芒愈來愈耀眼，相形之下，梅契尼可夫的吞噬細胞理論顯得黯淡無光。於是，免疫學研究的先鋒部隊從生物學家換成了化學家。他們把目標瞄準抗體分子，而不是宏觀去理解生物整體。他們對如何控制抗體以及抗體的大小、形狀、結構更加感興趣，而不是抗體在健康和疾病中扮演的角色。就這樣，免疫學進入化學領域。

直到二次大戰結束後，免疫學才回歸傳統的生物醫學領域，這對於釐清身體為發炎付出的代價會更有幫助。不受限於舊觀念的年輕科學家著手處理新的問題。二次大戰啟發了許多領域的基礎科學研究，包括為燒燙傷和創傷患者尋找更好的皮膚與組織移植方法。英國生物學家彼得．梅達沃（Peter Medawar）與同事發現，人體排斥異體皮膚移植的反應，與對抗細菌的幾種免疫反應相同。他協助釐清免疫在移植結果中的重要作用，確立了移植免疫學領域，這個次專科將成為人類器官移植的成功關鍵。

威斯康辛大學的博士後學生雷伊．歐文（Ray Owen）在研究牛隻的異卵雙胞胎血液樣本時，發現了一種奇怪的現象。牠們出生前使用相同的血液循環系統，免疫系統也不會對彼此血液細胞上的抗原發動攻擊。這些小牛變成**嵌合體**，身上除了自己的血液細胞之外，也有雙胞胎手足的血液細胞。澳洲醫生麥克法蘭．伯內特（MacFarlane Burnet）為這項發現興奮不已，他提出免疫耐受理論（immunological tolerance）——免疫系統碰到通常會引發不良反應的異體組織時，可維持按兵不動的能力。幾年後，梅達沃與同事的動物實驗證實了伯內特的假設。一九六〇年，他與伯內特共同獲得諾貝爾生理醫學獎，表揚他們在組織移植與發現免疫耐受的研究成果。

這些新觀念扭轉了免疫學的研究走向，從化學又轉回生物學。生物學其他領域（包括自體免疫）原本無法突破的問題猶如打通任督二脈，相關研究熱鬧非凡。許多自體免疫疾病相繼被發現，包括甲狀腺、腎上腺、皮膚、眼睛與睪丸等等，免疫系統與發炎反應會攻擊宿主、引發疾病的可能性終獲確定。

吞噬細胞重獲重視

免疫學研究在二十世紀下半葉蓬勃發展，主角仍是抗體，吞噬細胞還在跑龍套。科學家對後天免疫系統的相關問題深深著迷。在充滿無限可能的世界裡，抗體如何對抗各式各樣、面貌多變的外來物質？科學家為了解開這個謎團投入數十年心血，將Y字型的抗體分子抽絲剝繭。抗體的結構分為輕鏈與重鏈，都是由摺疊緊密的蛋白質組成，稱為蛋白質結構域。一九六〇與七〇年代的研究重心轉向細胞，關注焦點依然是淋巴細胞。T細胞與B細胞容易取得也容易研究，它們是自然界最精密複雜的免疫防禦武器，構成一支精銳部隊。反觀吞噬細胞來自毫不起眼的義大利海邊，散發神祕主義氣息，只能在科學戰爭的夾縫中苟延殘喘。科學家認為吞噬細胞沒有研究價值，只不過是原始生物留下的退化痕跡。其實梅契尼可夫的想法沒有錯，它們在發炎的代價裡扮演的角色舉足輕重、超乎想像。科學家很快就發現少了吞噬細胞就無法活命。

一九五〇年，一名十二個月大的男嬰來到明尼蘇達大學醫院，他身上有許多古怪的症狀：肝臟腫大，肺部感染，眼睛、鼻子、嘴巴周圍有鱗狀皮疹。[6]醫生找不到病因，最終這孩子過世了。類似的病患相繼出現。一九五四年的美國兒科學會會議上，波士頓的醫生報告了嬰兒與幼兒反覆感染的病例，[7]病患為此經常出入醫院，最終活不到十歲。醫生形容這種情況為「免疫悖論」，這是一種「致命的兒童肉芽腫疾病」，因為患者的免疫細胞與其他組織為了對抗感染而發炎，在體內形成了肉芽腫。

這些孩子有免疫缺陷。如果自體免疫是免疫系統過度反應所引發的疾病，那麼免疫不全症則是正好相反，脆弱的免疫系統無法抵禦細菌的侵害。科學家早已描述過後天免疫反應不全的情況，例如缺少B細胞。沒有這些細胞的身體缺乏重要的抗體，患者會受到嚴重的細菌感染。但是這些死於肉芽腫疾病的孩子，血液裡的抗體濃度都很高。

在那場會議上，有幾位醫生表示他們也遇過類似的罕見病例。有位醫生大膽猜測原因是吞噬細胞受損或缺失，例如嗜中性白血球和巨噬細胞（梅契尼可夫最愛的吞噬細胞），[8]可是沒什麼人理會他。轉眼數年來到一九六〇年代，終於有研究證實他的判斷。基因缺陷會妨礙吞噬細胞破壞特定微生物的能力，造成足以致命的感染。隨後科學家研究出新的治療方法，降低了病患的死亡率，此類疾病重新命名為「慢性肉芽腫疾病」。曾遭受唾罵的吞噬細胞被證實為生命中不可或缺的存在。

吞噬細胞終於等到在現代科學界再次揚眉吐氣的機會。二〇一一年十二月七日，在梅契尼可夫獲頒諾貝爾獎的一百年之後，法國生物學家朱爾斯・霍夫曼（Jules Hoffmann）在瑞典斯德哥爾摩的卡羅林斯卡學院（Karolinska Institutet）發表他的得獎致詞。霍夫曼與美國免疫學家布魯斯・比尤特勒（Bruce Beutler）因為「觸發先天免疫的相關發現」，兩人共同獲得半座諾貝爾生醫獎。這是自一九〇八年梅契尼可夫與埃爾利希共同獲獎以來，再一次有人因為先天免疫系統的研究得獎。二十世紀的免疫學獎項全數由後天免疫研究包辦。

霍夫曼靠向講台，對著麥克風輕聲說話，他雙臂前伸，栗色條紋領帶與身後貝殼紋路金色花瓶裡的花朵相互呼應。他先談到他的父親是昆蟲學家，他因為父親而愛上研究昆蟲。和梅契尼可夫一樣，他最重要的研究是以無脊椎動物為對象，他展示了他的果蠅實驗。如同所有昆蟲，吞噬作用是果蠅抵禦細菌的重要工具。霍夫曼與比尤特勒發現一種叫做類鐸受體（toll-like receptors）的蛋白質，這種蛋白質會幫助吞噬細胞和其他細胞識別細菌、病毒與真菌等入侵者，進而觸發免疫反應。[9]

演講剛開始沒多久，霍夫曼就展示了一隻死果蠅的電子顯微攝影黑白照，放大的果蠅屍體讓人想起科幻恐怖片裡的角色。這隻果蠅缺乏類鐸受體，死於嚴重的真菌感染。大大的複眼凝視台下的觀眾，毛茸茸的真菌像一張毯子覆蓋死氣沉沉的身軀，斑駁的腿曲折成奇怪的角度。一百多年前梅契尼可夫也曾目睹同樣的致命戰爭，他看見被真菌感染的水蚤體內有很多吞噬細胞大啖針狀孢子。正是這樣的畫面讓梅契尼可夫有勇氣繼續研究免疫。現在它們捲土重來，在巨型螢幕上完整呈現，因為二十一世紀醫學的先進技術而成為關注焦點，解開的謎題超乎梅契尼可夫的想像。霍夫曼在致詞時談到梅契尼可夫的重大發現，他甚至把一種抗菌果蠅蛋白質命名為梅契尼可抗菌肽（Metchnikowin）。

二〇一一年的另半座諾貝爾生醫獎由加拿大醫生拉爾夫・史坦曼（Ralph Steinman）獲得，他在宣布得獎者的三天前死於胰臟癌，諾貝爾委員會宣布得獎者名單時尚未聽聞他的死訊。一九七〇年代他在洛克斐勒大學做博士後研究的時候，發現了一種新型的先天免疫細胞，它們的身體會輻射伸出樹枝狀的分支。他將其命名為樹突細胞。和巨噬細胞一樣，樹突細胞也是吞食入侵者的吞噬細胞，但它們比巨噬細胞更擅長聯合先天與後天免疫力。❸比起其他吞噬細胞，樹突細胞比較少花時

❸細菌初次入侵身體時，串聯先天與後天免疫反應的樹突細胞發揮重要作用。體內的其他細胞也會發揮這種作用，例如巨噬細胞，但通常是在曾經入侵身體的細菌再次入侵時重新觸發免疫反應。

間消滅細菌，主要的工作是警示後天免疫細胞，召喚T細胞與B細胞對病原體發動有組織、有目標的攻擊。於是在世上第一個免疫理論出現的一百多年後，諾貝爾獎終於在二〇一一年肯定了先天與後天免疫反應相互交織、發揮關鍵作用。

巨噬細胞重新定義發炎與疾病

巨噬細胞又叫「梅契尼可夫的警察」，在十九世紀晚期的抗體理論狂熱中被打入冷宮。儘管梅契尼可夫曾獲頒諾貝爾獎，但巨噬細胞被科學家漠視了半個多世紀。巴斯德曾信誓旦旦告訴梅契尼可夫：「你的理論將進入教科書，會有一代又一代的學生記住你的理論，但他們不會知道你為了建立這個理論承受了多少痛苦。」[10] 巨噬細胞確實撐到最後一刻，在訴說生理歷程的人體組織裡穿梭，通過了時間與空間的考驗。

一九九六年，有位三十三歲的法國炸藥工人被故障的火箭炸斷雙手與前臂，他不得不將雙手切除，截肢位置在手腕以上三英寸（約七．六公分）。四年後，他在里昂接受了世界首例雙手移植手術。[11] 復健過程非常痛苦，但是在手術將近五年之後，他的雙手長出指甲、前臂長出毛髮，能夠察覺疼痛與高溫，連輕輕觸碰也能感覺得到。他的雙手會流汗，可以握筆、拿杯子、刮鬍子——這些都是過去無法想像的事。

移植的手做了皮膚切片，透過顯微鏡，醫生觀察到一些奇怪的現象。樣本裡布滿蘭氏細胞（Langerhans cells），這是皮膚裡特化的巨噬細胞，問題是這些細胞不屬於這位炸藥工人。基因檢測顯示它們來自捐贈者。這些異體巨噬細胞不可能永生不死，但它們在組織裡的數量卻沒有減少。

在二十世紀即將結束之際，科學家漸漸明白巨噬細胞通常是在骨髓以外的地方製造出來的。許多巨噬細胞來自出生前就已植入組織內的胎兒物質，具備自我更新的能力，會透過分裂補充數量。[12]巨噬細胞在人體組織裡靜悄悄的分裂再生，恰好呼應了它們在現代科學界的華麗復活。梅契尼可夫肯定料想不到，有朝一日巨噬細胞將吸引強烈關注，在二十一世紀的醫學界改寫發炎與疾病的定義。

免疫學的重大歷史事件有一個共同的主軸：衝突。人類仍在努力揭開科學的面紗。從微觀的角度來說，物種之間不停爭鬥，為了減少己方死傷試圖智取對方。免疫系統的觀念使人想起戰爭、成王敗寇、身體誓死抵抗細菌等入侵者的畫面。也使人想到發炎伴隨著足以令人失能的陰暗代價，原本應該保護我們的力量反過來攻擊我們，身體組織成了犧牲品，還會製造自體免疫疾病、過敏等附帶損害。不過，我們熟悉的戰爭比喻並未完整解釋與現代疾病相關的各種發炎型態。到了二十一世紀，過去常見的致命感染與創傷變得罕見，取而代之的是心臟病與癌症等當代殺手。這些疾病都和一種暗中作亂的發炎類型有關，它如同一條漏水的水管必須修補，先天免疫系統在這種發炎中發揮重要作用。與其說這是一場戰爭，不如說是為了在發炎與抗炎之間找到平衡而努力。過去幾十年，科學家漸漸意識到發炎的代價超乎想像。與發炎有關的疾病並非只有少數幾種，許多當今世上最常見的致命疾病都與發炎有關。

Chapter

3 • 窒息感

A Sense of Strangling

我在凌晨兩點左右醒來，呼叫器響個不停，醫院裡警鈴大作。對講機裡的聲音傳來藍色警報（Code Blue）的地點，距離我的待命室很近。半睡半醒的我在波士頓大學醫學中心曼尼諾館（Menino Pavilion）的走廊上拔足狂奔，這裡是我和傑伊實習的地方。他不幸發病的那個夏天是在幾年之後。

這是我第一次碰到心肺停止的病患。我身上穿著白袍，大大的口袋裡有一本《麻省總醫院內科手冊》（*Pocket Medicine*）、一封主管寄來的「實習醫生緊急注意事項」的列印紙本、幾枚迴紋針、一支筆燈、一把神經鎚、一個髮圈和幾枚硬幣。除了這些東西之外，我的身上僅剩恐懼。

我走進這位男士的病房，裡面亂成一團，聲音此起彼落，有人伸出一隻手想要關電視，食盤裡的食物還剩下一半，散發溫暖、濃郁、新鮮的奶油氣味。我從側面爬上病床，膝蓋貼著他的髖部，將全身的重量集中於雙臂用力深壓他的胸腔。我的手指感覺到他的肋骨被壓得喀喀作響。幾分鐘後有人接替我繼續按壓，新的雙手注入新的能量，試著讓這具癱軟的身體活過來。

宣布死亡的時候，剛才病房裡的忙亂與活力在眾人的震驚中瞬間蒸發，彷彿從未存在過。在我受訓期間與受訓結束後，同樣的場景不斷上演，在全國各地的醫院由不同演員輪番演出，直到我對這樣的情感和戲劇張力習以為常，不得不承認我們在生命消逝前付出的努力幾乎總是徒勞。

一個星期後的早上，我一邊吃炒蛋跟薯餅，一邊聽風濕科醫生講解紅斑性狼瘡，這是一種身體攻擊自體組織的疾病。在大學和醫學院接受了八年的系統性訓練之後，我來到全國最繁忙的城市醫院之一，這家三級醫療中心位於波士頓南區，成立於十九世紀，目的是為窮人提供醫療服務，這個使命一直延續至今。我們的病房裡擠滿囚犯、酒鬼、新移民、受虐婦女、遊民，有些病患的疾病我可能這輩子只會遇到這麼一次。

那天早上我試著把注意力集中在紅斑性狼瘡可能藉由發燒攻擊的各種部位：皮膚、關節、腎臟、胃、肺、心、腦。此刻我已經連續待命二十四小時。我很睏，也很無聊。風濕病學不是我最喜歡的主題，這種病感覺很抽象、很跳躍，沒有明確的開始與結束，各種模糊的症狀混在一起，隨著喜怒無常、毫無來由自我傷害的免疫系統忽強忽弱。

相形之下，心臟病似乎相當單純，充滿邏輯與理性。我們早就學過這塊有四個腔室的肌肉會把血液打到全身，大血管分岔成小血管形成一張網，如同房屋的水管和瓦斯管一樣為組織與器官提供血液。基因和不當飲食都會導致血液裡膽固醇過高，膽固醇在動脈壁上積聚，減緩或阻斷血液流向心臟，導致心臟病發作。這就是那名藍色警報病患身上發生的事。

心臟病是管道阻塞造成的，心臟科醫生利用工具修理阻塞的管道。這個觀念根深柢固，在醫學院裡代代相傳。到了二十世紀末、二十一世紀初，隨著心臟病在已開發國家奪走大量生命，科學家漸漸發現膽固醇不是唯一的原因：發炎也發揮關鍵作用。

身為實習醫生，我的日常工作被發炎包圍。發炎是一種古老的反應，目的是幫助身體抵抗每天從環境裡湧入的各種攻擊。創傷可能會造成發炎，被送進急診室的燒燙傷病患呼吸困難，皮膚綻裂、血紅、脫落，原因正是發炎。喝下清潔劑自殺的孩子胃部有潰爛出血的潰瘍，也是因為發炎。細菌感染、自體免疫與過敏，都可能引起發炎反應。類風濕性關節炎患者關節變形、行動不便，槁木般的雙手幾乎無法使用，還有身上多處脫皮發癢的牛皮癬患者，他們都在診間努力訴說自己的故事。新英格蘭進入寒冷冬季時，罹患紅斑性狼瘡的女性手指與腳趾變得蒼白，戴上帽子和圍巾遮住鼻子與臉頰上發燙的紅疹。有一次我值夜班，在前輩的監督下拿小手術刀切開一位男士背上一小塊發熱緊繃的皮膚。感染部位的膿液與發炎組織終於得見天日，發臭的黃綠色液體流到我的手套上，湧出已死與垂死的免疫細胞、細菌、組織廢物。

與這些情況形成鮮明對比的是，心臟病的發炎通常肉眼看不見。我剛開始學醫的時候，有一種關於心臟病與其他致命疾病的新觀點正在現代醫學深處醞釀。目前有證據顯示，心臟科醫生處理的問題其實和風濕科醫生一樣，只不過是無聲的版本。這種慢性的、輕微的「隱密」發炎也與其他現代疾病有關，例如肥胖症、糖尿病、癌症、自體免疫疾病等等。甚至連老化、神經性退化疾病（例如阿茲海默症）與精神疾病都有它的影響。發炎的普遍程度，比我當學生時想像的還要嚴重。梅契尼可夫的巨噬細胞是隱性發炎裡的重要角色，遍及體內各個部位：通往心臟的血管、體脂肪、胰臟、癌症組織、腦。發炎——人類已知最古老的疾病之一——或許是把**幾乎所有疾病**串聯在一起的共同脈絡。

我的第一個藍色警報急救病患沒有活下來，隱性發炎是推手之一。但是這個顛覆性的觀念在基礎科學實驗中慢慢醞釀，經過幾十年才由人體實驗逐漸確定它和膽固醇一樣，都會導致心臟病。要追溯這個觀念的起點得話說從頭：心臟病與發炎有關的現代觀念，使魯道夫·菲爾紹曾被視為異端邪說的理論再度復活。

心臟病的原因

一九六九年，加州大學聖地牙哥分校（UCSD）醫學院才剛成立沒多久，彼得·利比（Peter Libby）第一天報到就聽了傳奇心臟科醫生尤金·布朗瓦德（Eugene Braunwald）在課堂上介紹風濕性心臟病，他從此愛上心臟病學。利比學醫的年代正值醫學知識爆炸期。二十世紀下半葉，嚴謹的研究方法為認識疾病的原因帶來重大進展，治療各種疾病的藥物急速增加。小兒麻痺是極具破壞性的傳染病，造成無數兒童癱瘓和落下殘疾，只能在鐵肺裡生活。直到一九五二年，約納斯·沙克（Jonas Salk）發明了神奇的疫苗，小兒麻痺才首次有了預防方法。上世紀中葉，心臟病發作被視為「晴天霹靂」，隨後幾十年在美國的死亡率大幅下降。[1]只要親眼看到這些重要進展把不治之症變得可治療或可治癒，都會對科學進步懷抱狂熱的信念，擺脫幾百年來的醫學宿命論。利比也受到身旁的研究成果鼓舞，他知道這些成功背後的原因，他知道科學不是各種頓悟時刻混雜在一起，再以得獎和絕對真理畫下句點，科學是發現與再發現，有偶然收穫也有積累之功，充滿逆轉，再加上跨領域交叉灌溉的支援。[2]用物理來比喻，這是靠蠻力一寸寸的緩慢爬行，沒有鋪好的道路，也沒有堅固的港口。真正新穎的想法少之又少，挖掘自然界的祕密是一項艱辛的任務。利比朝心臟病學邁出第一步的時候，還不知道這趟旅程會帶領他回到多麼遙遠的過去，也不知道他最初的研究將被歸入已被歷史埋葬的、醫學最古老的分支之一。

畢業後，利比在波士頓的布萊根婦女醫院（Brigham and Women's Hospital）實習，這是一家與哈佛醫學院合作的教學醫院。他在布朗瓦德的指導下進行與心肌梗塞有關的研究計畫，心肌梗塞是血流受阻導致心臟組織死亡、受傷，這個領域後來催生了預防和治療心臟病的新時代。當時心臟病發作被視為非死即生的現象，發生時有如閃電，幾乎沒有徵兆。布朗瓦德希望能找到減少死亡組織的方法，也就是心臟風暴的殘骸造成的損傷。利比在實驗室裡勤奮工作，但很快就因為一件事激動難安。他的好奇心被徹底點燃，不是因為心臟病的晚期表現，而是初期階段。[3]最初的傷害、導致心臟病的原因是什麼？歷史告訴我們膽固醇是罪魁禍首。

距今兩百多年前的一七六八年，英格蘭女王的私人醫生威廉·赫伯登（William Heberden）也在苦苦思索同樣的問題，他第一次向同事描述的心臟病如下：

這是一種胸腔疾病，症狀強烈而奇特，以危險性來說不容小覷……從部位、被勒住的窒息感以及隨之而來的焦慮，稱之為心絞痛並不適當。病患走路時（尤其是上坡和進食過後）胸腔會突然緊縮，非常疼痛、不舒服，彷彿只要症狀增強或持續，生命會就此結束；

但是只要靜止不動，不適的感受就會消失。[4]

赫伯登的敘述之所以受到讚賞，不只是因為既清晰又詳盡，也因為充滿詩意，他的文字有種令人驚豔的節奏。他描述了心臟病引發的胸痛，也就是我們現在所理解的心絞痛。可是赫伯登不知道這些症狀從何而來。他猜測是潰瘍或痙攣。

他的學生愛德華・詹納（Edward Jenner，後來研發出世上第一個天花疫苗）懷疑冠狀動脈阻塞可能與心臟病引發的胸痛有關。有天他驗屍的時候，仔細解剖了病患的心臟。他寫道：

> 我檢查了心臟的每一個角落，找不到可以解釋他猝死或死前症狀的任何原因。我橫向剖開靠近心臟底部的地方，刀刃碰到一個非常堅硬粗糙的東西，還因此磨出缺口。我清楚記得我抬頭望向破舊的天花板，我以為有灰泥剝落、掉了下來。但進一步觀察才發現真正的原因：冠狀動脈變成像骨質一樣的血管……結石是凝固的淋巴液或其他液體的沉澱物，從動脈的內層表面滲出。[5]

他在一七七八年寫信給赫伯登：「冠狀動脈無法發揮功能，心臟必定承受極大的痛苦……如果承認這就是病因，恐怕醫學界尋找治療方法都會徒勞無功。」[6] 但詹納不知道這些沉澱物的成分。一八二九年，法國病理學家兼外科醫生讓・洛布斯坦（Jean Lobstein）❶對詹納觀察到的情況提出解釋，描述「一種黃色物質，質地類似豌豆泥，夾在血管的內層與中層之間」，[7] 洛布斯坦稱之為「動脈硬化」（arteriosclerosis，現在經常與「動脈粥樣硬化」〔atherosclerosis〕互用）❷。不過這些物質堆積的原因仍是個謎。多數人相信心臟病的原因是衰老，就像皮膚變皺、關節磨損和死亡一樣，是歲月流逝的必然結果。威廉．奧斯勒醫生（William Osler）認為長壽與否「是血管的問題，俗話說得好：『你的動脈幾歲，你就是幾歲』。」[8]

過了將近一個世紀，有位年輕的俄國醫生首次發現膽固醇與心臟病之間的關聯。尼可萊．阿尼奇科夫（Nikolai Anitschkow）戴著黑框眼鏡，顴骨很高，熱衷於用白兔做實驗。一九一三年，有個充滿革命思想的布爾什維克活動分子以史達林為筆名發表了一篇文章，這名男子後來被俄國祕密警察逮捕，流放西伯利亞。這時的阿尼奇科夫在聖彼得堡的皇家軍事學院實驗室裡，他的創見將帶來意外的發現。[9]

這個時期，研究文獻已對動脈粥樣硬化有廣泛的描述，只是細節仍未解開，而且動脈粥樣硬化被認為是自然的——無法治療的——的老化結果。阿尼奇科夫受到同事亞歷山大．伊格納托斯基（Alexander Ignatowski）的啟發，他也是醫生，想藉由兔子實驗了解飲食中的蛋白質是否有毒，並因此導致提早衰老。這是幾年前梅契尼可夫提出的想法。[10] 伊格納托斯基嘗試了其他科學家從沒試過的作法：在動物身上誘發動脈粥樣硬化。他餵兔子吃牛腦、肉類、奶、蛋，幾個星期後，他興奮地發現兔子的主動脈血管裡有斑塊，與人類的動脈粥樣硬化斑塊一模一樣。[11] 他用蛋白複製相同實驗，可是沒有形成斑塊。

阿尼奇科夫想出了一個假設。他注意到在伊格納托斯基的實驗中，蛋黃與腦等富含膽固醇的食物帶來的變化最為顯著。他也記得德國化學家阿道夫．溫道斯（Adolf Windaus）一九一〇年的論文曾描述動脈粥樣硬化斑塊裡的膽固醇濃度，遠高於正常動脈壁上的膽固醇。[12] 在一名醫學生的幫助下，阿尼奇科夫決定複製兔子實驗。他用餵食管把純膽固醇注入兔子的胃裡。幾個月後，主動脈裡開始形成斑塊。他用偏光顯微鏡分析斑塊，閃亮的膽固醇躍入眼簾：

我們的調查重點是……只有特定營養素能觸發生物體內的特定變化，例如蛋黃或腦，這一點已非常明確。餵食純膽固醇也能觀察到相同變化，因此毫無疑問，就是這種物質以液晶水滴的型態沉澱在生物體內，對各種器官造成嚴重損壞。[13]

阿尼奇科夫的想法最初遭到質疑。畢竟兔子不是人類，直接注入胃部的純膽固醇非常大量，遠超過一個人類的正常攝取量。但是阿尼奇科夫的實驗是「脂質假說」的發展起點——也就是說，血中膽固醇偏高是動脈粥樣硬化的主要原因。[14] 隨著時間、努力與深入研究，脂質假說將受到廣泛接受。

二十世紀中葉，劃時代的弗萊明罕心臟研究（Framingham Heart Study）成為脂質假說的推助

❶ 洛布斯坦是率先使用「動脈硬化」（arteriosclerosis）這個詞的人，同時他也發現主動脈內層有發炎現象。他將最早發現這種疾病的功勞歸於西元一世紀的希臘醫生阿萊泰烏斯（Aretaeus of Cappadocia）。

❷ 動脈硬化是描述動脈變硬、變窄導致血液循環不良的一般性詞彙，動脈粥樣硬化（atherosclerosis）是最常見的動脈硬化類型，指的是脂肪、膽固醇與其他物質累積在血管壁上。

力，這項研究以麻塞諸塞州弗萊明罕小鎮的居民為觀察對象，尋找心臟病的風險因子。[15]在弗萊明罕研究之前，人類對心臟病的相關因素知之甚少。事實上，「風險因子」（risk factor）這個詞就是來自這份研究。

動脈阻塞、高血膽固醇與高血壓，在一九五〇年代仍被視為老化的必然後果，藥石罔效。到了一九六〇年代，弗萊明罕研究發現吸菸、高血壓、糖尿病、肥胖症與高血膽固醇，都和心臟病的風險升高有關，而運動則與風險降低有關。明尼蘇達州的生理學家安塞爾·凱斯（Ancel Keys）觀察到，從動物產品中攝取大量飽和脂肪，與血中膽固醇濃度升高及隨之而來的心臟病發作之間有關。遺傳研究也發現遺傳性高膽固醇症候群與兒童早發心臟病之間存在著相關性。

隨著優質的觀察實驗持續發現高膽固醇與心臟病之間的關聯，科學家集中火力研究降低膽固醇的影響。一九八四年有一個冠狀動脈初級預防實驗現在很有名，這項實驗發現有一種降膽固醇藥物可使男性的心臟病發作機率減少十九%。[16]在那之後，美國國家衛生院（NIH）便開始推動常規檢查高膽固醇，並建議積極治療高風險患者。國家膽固醇教育計畫（National Cholesterol Education Program）的使命是預防冠狀動脈心臟病，進而實現公共衛生目標。[17]不久之後，有一種叫做史他汀類（statins）的強力新藥被發現，此類藥物可抑制體內膽固醇合成，進而降低血中膽固醇濃度，預防心臟病學就此進入改革年代。後來又出現一種降膽固醇新藥，叫做PCSK9抑制劑。弗萊明罕研究與其他研究提供的流行病學證據，加上臨床干預試驗提供的數據，都幫助脂質假說在科學界守住最後的一席之地。

動脈粥樣硬化可視為一種炎症

一九七〇年代早期，利比在加州大學聖地牙哥分校學到血中膽固醇是動脈粥樣硬化的重要因素。醫學院院長約瑟夫・斯托克斯醫生（Joseph Stokes）正是弗萊明罕研究的早期研究者之一，他為醫學院的學生提供了生動的說明。過量的膽固醇進入為心臟供血的動脈裡，阻塞血管壁導致血液流動受阻，形成動脈粥樣硬化的脂肪斑塊，也就是洛布斯坦形容的黃色豌豆泥。大致上問題出在管道不通，導火線是脂肪和運動不足：一個很容易想像的、無趣的簡單過程，為當代最致命的疾病之一提供直覺上令人滿意的解釋。

但是，畢業後在布萊根婦女醫院接受住院醫師訓練的利比覺得這個解釋並不完整，但他無法明確指出原因。他最喜歡的兩本教科書《病理學手冊》（*Pathologic Basis of Disease*）與《一般病理學》（*General Pathology*）分別從不同的角度看待疾病。前者的作者史坦利・羅賓斯（Stanley Robbins）著重個別器官系統可能出現的問題，與醫生的專科領域並行，將頭、頸、心、肺、腸、肝、腎、皮膚、骨骼、神經分為專章介紹。《一般病理學》的作者霍華德・弗洛里（Howard Florey）則是深入討論**疾病之間**的共同點，也就是身體從健康走向疾病的潛在突變，例如受傷的組織發炎、癒合，然後形成厚厚的疤痕；或是細胞會自殺死亡（如同晚上睡覺一樣是可預測和控制的例行公事）。但癌症恰恰相反，毫無章法地寄生、複製與生長。

利比對一般病理學深感興趣，尤其是發炎與探究發炎根源、仍埋藏在沃土裡的醫學分支：免疫學。弗洛里的《一般病理學》對他在科學與醫學方面的智識增長極為重要，所以這本厚重的藍色教科書一直都是放在家中他最喜歡的木製書櫃上，而不是放在研究室裡。

把冠狀動脈粗略描繪成一條被膽固醇阻塞、沒有生命的管子，就像廚房水槽底下容易生鏽與腐蝕的金屬管，這樣的觀念在西雅圖受到挑戰。一九七六年八月，西雅圖華盛頓大學的病理學家羅素．羅斯（Russel Ross）與同事約翰．葛羅姆斯（John Glomset），在聲譽卓著的《新英格蘭醫學期刊》（*New England Journal of Medicine*）上發表了一篇論文，呼籲科學家不要將目光全放在脂質上，也要考慮動脈壁在動脈粥樣硬化中發揮的作用。[18] 羅斯提出「損傷反應」假說。他說動脈粥樣硬化開始於冠狀動脈內壁的單層內皮細胞損傷，冠狀動脈就是向心臟供應血液的血管，損傷的原因可能是血中膽固醇過多，也有可能是高血壓造成的破壞。傷口導致底下的平滑肌細胞與其他組織異常增生（類似良性腫瘤），也就是說，因為身體想要癒合傷口，反而造成更多膽固醇在此處堆積。

羅斯認為應該多多研究風險因子（例如高膽固醇、高血壓、糖尿病、抽菸，甚至是遺傳因素）與心臟病的相關機制，尤其是細胞和分子方面的研究。他想知道內皮細胞損傷能否解釋這些風險因子的作用。羅斯的假說指出當時的知識缺口，也建議了未來的研究方向。不過他的這篇論文沒有提到發炎，以及尚未被提出的重要問題：動脈壁受傷是否代表一定會發炎？

利比安然度過住院醫師的最後一年，他知道他可以繼續寫出優質的心肌梗塞論文，順利進入哈佛。但是他成長於一九六〇年代學生運動興盛的加州柏克萊，培養出頑固、特立獨行的個性，他不願意跟別人走一樣的路。直覺告訴他，了解動脈壁的生理機制能回答更多問題。跨出這一步並不容易，因為這意味著他將與恩師布朗瓦德分道揚鑣。

利比曾考慮加入羅斯位於西雅圖的實驗室，可是他的妻子在波士頓工作。因此，他決定另闢蹊徑。一九七六年六月他大步走進布朗瓦德的研究室，單刀直入地說：「我想做不一樣的研究。」他說明了自己的想法。布朗瓦德迷惑地盯著他看了一會兒。然後他拿起電話聯絡認識的人，告訴他們有個優秀的年輕醫生正在尋找血管生物學的基礎科學訓練機會。

不久後，利比一邊接受心臟病學訓練，一邊沉浸在免疫學研究裡，他追尋本能熱情，也就是布朗瓦德說過的「享受追逐的刺激」。心臟病學與免疫學這兩個領域南轅北轍，如同把它們分開討論的醫學文獻。但利比對知識的偶然交會並不陌生。他在柏克萊念大學時對生物化學和法國文學同樣熱愛，他興趣廣泛，喜歡思考巴哈治療，也沉迷於歷史小說。[19]

利比第一次接觸魯道夫・菲爾紹的理論是在柏克萊大學時期的生物課上，當時流行的觀念是omnis cellula e cellula——所有的細胞都來自既存的細胞。菲爾紹的論文描述動脈粥樣硬化在發炎裡扮演的角色，晦澀難懂，卻讓利比著迷不已。早在一八五八年，菲爾紹就已猜測發炎對心臟病發揮關鍵作用，他曾在演講中說道：

> 脂肪變性（fatty metamorphosis）前的一種刺激狀態，類似發炎部位的腫脹、混濁、肥大。因此在這個問題上，我毫不猶豫地同意過去的觀點，承認動脈內壁發炎是所謂動脈粥樣變性的起點。[20]

「過去的觀點」指的是喬瑟夫・霍奇森（Joseph Hodgson）與皮耶・雷爾（Pierre Rayer）等早期醫生的觀點，他們推測發炎與心臟病之間存在著關聯，[21] 但菲爾紹撼動了我們對這種關聯的理解。他以狗為對象進行細緻的實驗，證明血管承受物理與化學壓力時，幾乎會在血管壁的每一層都觸發強烈發炎反應。他創造了畸形動脈內膜炎（endarteritis deformans）一詞來描述這種血管病變。斑塊累積（動脈粥樣化）是血管內壁發炎的產物，這是對刺激物的一種反應，是為了癒合而產生強度等同於癌症的組織增生。

菲爾紹認為發炎是這種疾病的**積極參與**，是罪魁禍首，而不是無辜的旁觀者。他指出動脈粥樣硬化始於血管壁表面下的微小脂肪腫塊，到了晚期則是「表面相對正常，但深處累積大量脂肪」，有可能突然爆發進入血管腔，造成「破壞力不亞於其他劇烈發炎作用的結果」。[22]

不過當時的另一位著名病理學家卡爾．羅基坦斯基（Carl Rokitansky）持反對意見。他不相信動脈粥樣硬化是發炎作用，也不相信發炎扮演核心角色。他認為血液產物在冠狀動脈裡形成黏性斑塊的原因是一種新型態的營養不良，是四種體液失衡的緣故。他承認血管確實發炎了，但可能是繼發性的，也就是因為斑塊而產生的發炎反應，不是可能的病因。兩人激烈交鋒，一直到退休才停止爭辯。

菲爾紹過世後，發炎與動脈粥樣硬化的關係大致上乏人問津，在二十世紀的醫學文獻裡幾乎不見蹤影，僅有少數例外。這個空缺與「心血管流行病學」出現的時機正好吻合，這個領域將重心放在尋找心臟病風險因子。以弗萊明罕研究為代表的研究方法有所提升，掀起心臟病學變革，提高了預測心臟病發作及背後原因的準確度。但隨著研究重心的轉移，不再有人想從生理機制與細胞層面上去釐清到底是哪些力量（包括發炎）觸發了動脈粥樣硬化。出於神奇的直覺，菲爾紹認為動脈阻塞不僅僅是物質的被動累積——表層的故事底下還有一股燃燒的力量，有可能是因為受到刺激——

可惜他的觀點漸漸銷聲匿跡。

不同於古典史，醫學史反覆無常、有稜有角，缺少由戰爭與政權更迭提供的敘事架構。各種運動起起落落，有時平行迭代，最終埋葬在漫長的時間與空間裡，但也有可能敗部復活。獎項會頒給重要的發現（許多發現在問世當下並未獲得認可），個人才華或甚至勤奮也不是得獎的前提。菲爾紹的想法淹沒在無聲的霜雪裡，蟄伏了將近一百年才重見天日。

利比在實驗室裡用菲爾紹做不到的方式觀察發炎。隨著免疫學研究在二十世紀下半葉持續蓬勃發展，發炎反應有了更精確的呈現。新技術連最小的血管也能拍攝，數學與工程方法可將改變量化。化學技術告訴我們，免疫細胞（巨噬細胞、嗜中性白血球、嗜鹼性白血球、嗜酸性白血球、肥大細胞、淋巴細胞等等）製造出強大的發炎介質（inflammatory mediators），這些「信使」可以刺激這把火焰，也可以抑制它。舉例來說，細胞激素（cytokines）與趨化因子（chemokines）雖然是小小的信號蛋白，卻能發揮巨大的影響力。細菌進入體內之後，免疫系統製造的第一批信號裡就有細胞激素與趨化因子。它們會判斷發炎反應的量與質，和胸腺、脾臟、淋巴結等免疫器官溝通，動員更多發炎細胞進入血液。它們可以使附近的血管與組織發炎，或是藉由發燒和心跳加速將影響範圍擴大至全身。許多細胞激素被稱為白血球介素（ILs，interleukins），原因是它們能夠在白血球之間發揮作用。

利比繼續接受醫學訓練的同時，內皮細胞的相關研究正在暴增。電子顯微鏡詳細呈現內皮細胞的結構，它們單層覆蓋在動脈與靜脈的內壁上，與血液直接接觸。內皮細胞在血管內側與周邊組織之間形成一道嚴密的屏障。利比的哈佛同事，包括病理學家麥克・金布羅（Michael Gimbrone）與朗姆茲．康川（Ramzi Contran），找到培養內皮細胞的方法，並且把這項技術傳授給利比。在細胞培養實驗中，金布羅與康川讓內皮細胞接觸促炎的細胞激素，並注意到一個奇怪的現象：受到細胞激素刺激的內皮細胞有不一樣的表現。它們會召喚其他免疫細胞，與這些免疫細胞溝通，促進血凝塊形成，同時放鬆抵禦的屏障，允許液體和細胞滲入組織。

利比觀察到的現象更加驚人：內皮細胞自己也會送出發炎介質。本質上，它們發揮了免疫細胞的作用。內皮細胞既會發炎也會促炎，這個想法簡直離經叛道。只有正常的免疫細胞才會製造發炎介質。利比在實驗中發現白血球介素 IL–1*β* 是內皮細胞承受到最強烈的刺激之一。IL–1*β* 把內皮細胞變成促炎因子，可分泌更多 IL–1*β* 和其他細胞激素，例如 IL–6，吸引包括巨噬細胞在內的免疫細胞。IL–1*β* 也會活化內皮細胞的基因，啟動動脈粥樣硬化的第一階段。利比發現，動脈粥樣硬化斑塊裡的細胞接觸到促炎刺激時會製造 IL–1*β*。他對這些發現感到很興奮，它們證實了菲爾紹早期的研究結果。一九八六年，他把 IL–1*β* 促進動脈粥樣硬化的研究結果寫成論文，並且迅速發表研究數據。

但心臟病學的期刊和學者都對此漠不關心。編輯告訴他，這些發現與心臟病學相關性不高，讀者不會感興趣。後來利比在一本病理學期刊發表這篇論文，它就這樣靜靜埋沒在背景裡，被主流心臟病學切割。他的同事迴避他的論文與計畫補助申請。專業化使醫生與科學家有辦法處理愈來愈多以事實為基礎的知識，卻也將他們孤立成小圈圈。學科分類是現代科學的重要特徵，一九六〇年代，一股跨越學科界線的渴望愈來愈強烈。正如科學史學家亞瑟．席維斯坦（Arthur Silverstein）所言，免疫學是這場變革的重要催化劑。

利比沒有氣餒，繼續努力。一九九〇年代中期，利比與其他科學家聯手重新定義動脈粥樣硬化的機制，每個階段都有發炎的參與。血管不是沒有生命的管道，血管細胞彼此之間不斷溝通，也和環境持續溝通。動脈粥樣硬化的斑塊漸漸長大，最後阻礙動脈血液，造成心臟病發作與中風，這種單純的情況只是一小部分。實際上，大多數的心臟病發作和許多中風之所以會發生，❸是因為發炎的斑塊破裂，大量囤積膽固醇與發炎的細胞和分子穿過血管壁，進入血管腔，最終在動脈裡形成血塊，立即導致心臟病發作或中風。纖維帽（fibrous cap）破裂是由於膽固醇堆積在血管壁**裡面**，而不是如過去以為的是在血管壁上面。

利比深入研究動脈粥樣硬化的機制，發現低密度脂蛋白LDL（「壞」膽固醇顆粒）會鑽進冠狀動脈內壁裡面，有時會因此弄傷內皮，導致下層平滑肌細胞與其他組織異常增生，符合羅素・羅斯的描述。不過它們也會引起發炎反應。就像細菌或創傷可能會使患部發炎，造成紅、腫、熱、痛，低密度脂蛋白也會使冠狀動脈發炎。低密度脂蛋白引發的損傷會改變內皮細胞，作用與細胞激素類似，使內皮細胞失去原本的功能，變成促炎發電廠。內皮細胞放鬆原本緊密的保護牆，變得容易滲透。它們分泌的一氧化氮變得不夠多，一氧化氮是抑制發炎、擴張血管、保持血流順暢、防止血栓的重要分子。處於這種狀態的內皮細胞會召喚免疫細胞，製造更多促炎因子。一個危險的迴路就此

❸ 這本書裡出現的中風指的是缺血性中風（ischemic stroke），這也是最常見的中風類型。當血管突然阻塞、血液無法流到大腦時，就會發生缺血性中風。出血性中風（hemorrhagic stroke）則是大腦內部或周圍出血造成的。

形成：**發炎導致血栓，血栓加劇發炎。**

利比與其他科學家漸漸揭露發炎在動脈粥樣硬化中扮演的關鍵角色，與此同時，他們也發現巨噬細胞參與了每一個階段。「梅契尼可夫的警察」（巨噬細胞），曾經被當成先天免疫系統的退化拾荒者，能夠對付感染與傷口之類的古老致命殺手，此刻它們又出現在最致命的現代疾病的中心位置。❹參與動脈粥樣硬化的免疫細胞以巨噬細胞為大宗，它們大口吞噬低密度脂蛋白顆粒。最後巨噬細胞裡會充滿脂肪小球，在顯微鏡底下看起來很像泡沫，因此被稱為「泡沫細胞」（foam cells）。自菲爾紹的年代開始，泡沫細胞一直被視為動脈粥樣硬化的標誌。巨噬細胞是精良戰士，能夠組裝叫做發炎體（inflammasomes）的專門平台，噴發數十個發炎分子。以NLRP3發炎體為例，它會活化細胞激素IL–1β和IL–18，兩者都已證實與心臟病有關。後天免疫系統的T細胞和B細胞也參與了發炎，只是參與程度較低。隨著血液裡的發炎細胞愈來愈多，它們會附著在動脈的脂肪斑塊上，使得斑塊更有可能堆積、破裂，進而導致心臟病發作或中風。發炎反應原本的演化目的是保護和療癒，但是在動脈粥樣硬化裡發揮的作用卻和自體免疫一樣都會傷害身體，反而製造出更大的斑塊。最容易破裂的斑塊累積了大量脂質、纖維帽很薄，而且含有許多巨噬細胞。這些發炎的斑塊很脆弱，猶如不定時炸彈。

世紀交替之際，把動脈粥樣硬化視為炎症的新觀點正在擴張。一九九九年，西雅圖病理學家羅素．羅斯在他過世的前兩個月於《新英格蘭醫學期刊》發表了一篇論文，指出動脈粥樣硬化「顯然是一種炎症」，「不是單純由脂肪累積造成」。[23] 羅斯是最早提出「損傷反應」假說的人，並呼籲心臟病風險因子的運作機制需要更多相關研究。他在這篇論文中也提到最早的病變型態，亦即在嬰幼兒身上常見的「脂肪斑紋」（fatty streaks），是「純粹的發炎病變，僅由巨噬細胞與T細胞構成」。羅斯猜測導致動脈粥樣硬化的內皮細胞發炎與功能障礙，不可能僅由低密度脂蛋白造成，也包括其他風險因子，例如吸菸、高血壓、糖尿病、基因變異，甚至感染。

我們現在知道心臟病的風險因子確實會聯手發揮作用，例如吸菸的人血液裡的發炎指標❺物質濃度比較高。吸菸會導致氧化物形成（類似管道生鏽），增加低密度脂蛋白的促炎效果，即使低密度脂蛋白濃度正常，動脈也有可能發炎。發炎不只是心臟病與風險因子之間的橋梁：發炎本身也可能是致病因素。接受器官移植的人可能會慢性發炎，因為免疫系統想要排斥外來器官而變得過度活躍，例如曾經罹患兒童白血病的孩子，可能會在痊癒幾年後因為接受過化療而心臟衰竭，然後接受心臟移植。雖然孩子本身沒有心臟病的傳統風險因子，卻在移植幾個月後出現了動脈粥樣硬化，這是純粹因為發炎引起的併發症。與心臟病有關的慢性發炎疾病不只這一個，類風濕性關節炎患者罹患心臟病的機率高於一般人，是他們最常見的死因之一。[24] 上述這兩種情況都有發炎細胞激素的參與，而發炎對他們的心臟病來說都是獨立的預測因素。感染可能會造成低度發炎，滲入血液後擴散到遠端，科學家稱之為「回聲效應」（echo effect）。口腔衛生不佳或是有吸菸習慣可能會導致牙齦炎（有傳染性的牙齦發炎），進而加速心臟病的形成。

❹ 說到參與動脈粥樣硬化的先天免疫細胞，巨噬細胞向來是關注焦點。不過嗜中性白血球也開始得到關注。

❺ 發炎指標包括C反應蛋白（CRP）、腫瘤壞死因子α（TNF-α）與IL-6等等。

然而隨著二十一世紀的到來，動脈粥樣硬化是一種發炎疾病的觀念依然尚未普及，連醫生、病患和醫學院學生都不一定知道。發展這個觀念的人是基礎科學家，他們大多在實驗室裡忙著做動物研究。缺乏人體試驗，加上既有的研究並非毫無爭議，而且有很多人認為發炎只可能是心臟病的結果，而非潛在的病因。與此同時，教學與臨床醫療仍以傳統生物學為依歸。

慢性低度發炎提高心臟病風險

彼得・利比在基礎科學實驗室裡埋頭苦幹的時候，哈佛心臟病學家保羅・里德克（Paul Ridker）試圖從人類身上找答案。他在診間與冠狀動脈加護病房工作時看到病人飽受心臟病折磨，有許多尚未解答的問題困擾著他：為什麼心臟病發作和中風的病患之中，有半數沒有高膽固醇？事實上，其中四分之一根本不具有任何心血管風險因子，例如高血壓、糖尿病、肥胖或吸菸史。包括弗萊明罕研究在內的心臟病研究，是不是漏掉了某個意料之外的層面？有不少心臟病發作的情況發生得很突然：破裂的致命斑塊通常很軟、很淺，不是那種會妨礙血流的堅硬斑塊。因為此類斑塊在破裂之前不會妨礙血流，所以不會造成胸痛，影像檢查也看不出重大異常。此外，傳統療法著重於緩解斑塊梗塞造成的胸痛或呼吸困難，包括氣球擴張術、植入支架，或直接動心臟繞道手術，並未處理不穩定的斑塊，也往往無法預防將來心臟病發作。

直覺告訴里德克免疫系統扮演關鍵角色，很可能是免疫系統刺激發炎反應，導致脆弱的斑塊破裂。他需要一種能夠確認發炎的簡易驗血方法。可是他想確認的發炎不屬於傳統定義上的急性，也不屬於慢性。這種發炎看不見，也沒有名字，是一種**潛藏的低度發炎**，慢慢滲入看似沒有發炎的病患體內。他決定以C反應蛋白（CRP）為驗血目標。發炎部位會釋放細胞激素IL-6，而肝臟對IL-6做出的反應是製造CRP。檢測CRP很便宜，而且只需要少量血液。這種方式很像量體溫，是測量病患的發炎「溫度」。碰到嚴重細菌感染、關節炎發作和創傷等急症，血液裡的CRP濃度會飆升。各種發炎疾病的病患均是如此。除非在抽血前幾週曾有過嚴重發炎（例如感染或創傷），否則血液裡的CRP濃度通常會維持穩定數十年。但里德克感興趣的是健康人類血液中CRP的小幅上升，這可能代表慢性低度發炎的存在。濃度正常與偏高之間的差異很小，所以必須使用一種叫做高敏感度CRP的特殊檢查。

CRP會對任何刺激發炎的壓力源做出反應，卻無法解釋**為什麼**會發炎。有心臟病發作病史的住院病患CRP濃度很高，但是肌肉受傷或死亡都可能引起發炎反應。里德克想知道發炎——慢性低度發炎——是不是在心臟病發作很久之前就已存在，預示大難即將到來。

里德克在哈佛念醫學院的時候對CRP產生了興趣。查爾斯・翰尼肯醫生（Charles Hennekens）是里克的導師之一，也是他的網球與壁球球友。一九八〇年代，翰尼肯發表了劃時代的「美國醫師健康研究」（Physicians Health Study），證明每天服用阿斯匹靈可降低首次心臟病發作的機率。里德克問翰尼肯有沒有保留那份研究的血液樣本。翰尼肯說，它們還存放在冰箱裡。

於是里德克拿到兩萬名健康的中年醫生的基線血液樣本，受試者分別服用阿斯匹靈與安慰劑來預防心臟病，並在接下來的十年接受追蹤，觀察他們是否心臟病發作或中風。里德克著手測量部分樣本的CRP濃度。這些受試者尚未心臟病發作，沒有吸菸習慣，也不一定有其他的心臟病風險因子。實驗結束時，里德克發現一個模式。

根據他的觀察，四十幾歲、CRP 濃度最高的健康男性，未來幾年內心臟病發作的機率是輕微發炎或沒有慢性發炎的男性的三倍，中風機率則是兩倍。這個發現令人毛骨悚然，這表示慢性低度發炎在體內悄悄肆虐，在心臟病發作與中風出現的很多年前就可做為風險指標。里德克還注意到，根據原本的研究測量到的數據，服用阿斯匹靈的好處與潛在的發炎程度直接相關。阿斯匹靈在 CRP 濃度最高的受試者身上發揮了最好的效果。阿斯匹靈是一種抗血小板藥物，可藉由預防血栓來降低心臟病發作與中風的機率，但它也有抗炎效果。里克的研究結果顯示，治療發炎的藥物或許也可用來降低發炎風險。

里德克的數據沒有證明高濃度的 CRP 本身會導致心臟病。CRP 是慢性低度發炎存在的指標。這項以人類為對象的研究，展示了一種不同於課堂上所教授的生物學知識，為利比這樣的基礎科學家的研究提供證據。里德克也從此確立研究方向，他開始追蹤發炎的足跡，時間長達三十幾年。

不過里德克也和利比一樣，他的研究最初遭到質疑。對許多醫生來說，CRP 濃度可預測心臟病發作與中風機率的研究結果，不足以說服他們將 CRP 濃度列入常規檢查。相應的具體抗炎治療還沒有經過驗證，也未被證實可有效降低風險。既然醫生不能為病人提供改變風險的作法，又何必了解這種作法？

里德克一九九七年發表了第一篇 CRP 論文，[25] 幾年之內又陸續發表多篇研究來支持先前的發現。十年前的樣本裡的 CRP 濃度，成功預測昨日的心臟病發作。CRP 是先天免疫啟動後的下游產物，肝臟會在發炎部位釋出細胞激素之後製造 CRP。里德克也成功建立內皮功能障礙與 CRP 濃度之間的相關性（利比和其他基礎科學家也曾研究內皮功能障礙）。以冠狀動脈疾病的患者來說，高 CRP 濃度與內皮細胞功能障礙之間有關，只要 CRP 濃度恢復正常，內皮細胞的功能障礙也會消失。此外，CRP 濃度愈高，內皮細胞製造的保護性一氧化氮就愈少。一氧化氮會破壞泡沫細胞，這些充滿脂肪的巨噬細胞裡裝滿動脈粥樣硬化斑塊，增加了斑塊破裂的可能性。

其他發炎指標也能預測心臟病發作。IL-6 在心臟病發作的幾十年前就會增加。CRP 與 IL-6 等指標揪出的慢性低度發炎，顯然發生在疾病與死亡發生之前，而非之後。CRP 是心血管疾病發作的獨立風險因子，與 LDL 膽固醇及其他風險因子沒有關係。它預測風險的準確度至少和 LDL 膽固醇一樣高（或更高）。不過這兩種檢查針對的是不同的高風險族群，所以最好兩種都做比較保險。

在了解發炎對心臟病有多重要的過程中，還有一個突破來自治療。心臟病學家最初認為，廣泛使用的史他汀類藥物可降低膽固醇，進而預防心臟病發作。可是有半數的心臟病發作與中風發生在膽固醇不高的人身上。里德克認為服用史他汀類藥物有很多好處，不僅只是降低膽固醇這麼簡單。臨床上有些病患服用史他汀才短短幾週，胸痛之類的症狀就已獲得改善，膽固醇不會降得這麼快。里德克相信史他汀是有效的消炎藥，就像阿斯匹靈一樣。史他汀類藥物已證實只要服用一個月就能改善內皮細胞功能，增加製造一氧化氮、擴張血管的能力。

為了驗證這個假設，他在二〇〇一年展開 JUPITER 實驗（Justification for the Use of Statins in Prevention: An Intervention Trial Evaluating Rosuvastatin，意為：史他汀的預防應用：評估瑞舒伐他汀的干預試驗），[26] 這項實驗有將近一萬八千名 CRP 濃度很高、膽固醇濃度正常的病患參與，分為安慰劑組與史斯他汀組。令人震驚的是，高 CRP、低膽固醇的病患服用史他汀類藥物之後，心臟病發作或中風機率降低了四十四%。全因死亡率也降低了二十%。心血管疾病發作機率的降低幅度，超越以往用史他汀類藥物降低膽固醇的所有實驗。JUPITER實驗顯示，高膽固醇不是心臟病唯一的原因，史他汀類藥物可發揮類似消炎藥的作用，治療心臟病。

不過心臟病學界對這個實驗結果半信半疑。如果JUPITER實驗顯示史他汀類藥物可降低膽固醇正常的人心臟病發作的機率，說不定是膽固醇的上限太過寬鬆。或許美國人應該下調膽固醇的安全上限。因此，這個實驗改變了全球預防心臟病學的方針，呼籲醫生進一步降低病患的膽固醇濃度。

里德克坦言他的研究結果只是間接推測發炎在心臟病裡扮演的角色。這項研究沒有釐清服用史他汀類藥物的好處有多少來自降低膽固醇，多少來自減輕發炎。但回答這些問題不是實驗目的，只能算是意外收穫，為發炎與心臟病相關性的基礎實驗提供墊腳石：以特定消炎藥為主角的大型人體臨床實驗，一種不會降低膽固醇和其他風險因子、只會對抗發炎的藥物。這樣的實驗如果真能成功，闡明的將不只是生物學的新觀念，也包括舊觀念，因為它建立在一個被遺忘一個多世紀的假設上。或許有一天，它會帶來醫療上的變革。

里德克與利比一起討論實驗的設計策略。這意味著他們必須為一個許多心臟病學家認為仍處於萌芽階段、只存在於期刊裡、與臨床照護幾乎無關的想法，邀請數千名志願者，斥資數千萬美元。一九八〇年代，利比乏人問津的細胞激素IL–1β論文就已指出，IL–1β在導致動脈粥樣硬化的發炎反應中可能發揮重要作用。IL–1β促使內皮細胞與其他細胞分泌IL–6等細胞激素，IL–6再刺激肝臟製造CRP。里德克的研究發現，血液裡的CRP與IL–6濃度可預測心臟病發作與中風的機率。有趣的是，擁有抑制IL–6活性的基因變異，進而導致全身性發炎的人，罹患心臟病的機率最低。

里德克和利比希望這個新實驗不要以 CRP 為目標，而是針對上游的細胞激素，例如 IL−1*β*，它們是位於食物鏈頂端的分子。[27] 發炎在心臟病裡發揮的作用，將是這個實驗精準鎖定的目標。他們使用一種叫做卡那單抗（canakinumab）的藥物，這是用於治療罕見炎症的抗體（例如幼年關節炎），可阻斷 IL−1*β*。

二〇一一年，里德克開始招募病患參加名為 CANTOS 的大規模隨機對照試驗（Canakinumab Anti Inflammatory Thrombosis Outcomes Study，意為：卡那單抗抗炎血栓症結果研究），由諾華製藥公司資助。這項研究的受試者是一萬多名曾經心臟病發作的患者，他們正在服用高劑量史他汀類藥物。儘管如此，他們的 CRP 濃度依然很高，被定義為「發炎組」。CANTOS 研究檢視卡那單抗能否降低發炎組未來四年再度心臟病發作與中風的機率。

研究剛開始的時候，很多人認為成功的可能性很低。關節炎的消炎藥從未用來治療心臟病患者。雖然多年來已有不少支持這個想法的科學證據，但直觀上這個想法似乎不可行。同事提醒里德克這麼做是在拿自己的事業冒險，可是他沒有被可能失敗的假設嚇跑。他認為科學就是要嘗試回答重要的問題，不問結果。若非如此，做研究又有什麼意義？[28]

CANTOS 研究的設計與進行都遵循嚴格標準，二〇一七年向世界展示卡那單抗可將 IL−6 和 CRP 的濃度降低約四十％（LDL 膽固醇與其他風險因子沒有改變，例如糖尿病與高血壓），進而使患者心臟病發作、中風與心血管死亡的機率降低十五％。[29] 卡那單抗也降低了需要緊急介入的胸痛發生的機率。研究結果一發布即造成轟動，國內外媒體爭相報導。這是第一次有明確證據顯示，單純干預發炎可以改善心臟病患者的預後情況，以及發炎確實會**導致**心臟病。這個實驗也揭露一種劑量依賴效應。患者分別接受低、中、高劑量的卡那單抗。低劑量沒什麼作用，中劑量效果略佳，高劑量效果最好。這是一個很有說服力的發現，意味著發炎的抑制強度與個別病患身上產生的健康益處是連動的。

利比、里德克與其他科學家慢慢建立一套令人信服的論述。卡那單抗不太可能快速出現在心臟病科的處方上，這種藥對多數人來說很陌生、很昂貴，而且如同大部分抑制免疫系統的生物製劑，它偶爾會引發感染。不過，CANTOS研究的價值不在於直接應用，而是它展現了疾病預防與治療的新途徑，打開曾經牢牢密封的鎖。它確立了發炎在人類動脈粥樣硬化扮演的角色，讓實驗室裡的研究有機會實際應用，不僅肯定了三十年來辛苦付出的科學心血，也證實了魯道夫・菲爾紹的早期實驗。在菲爾紹第一次以發炎與心臟病為題發表演講的一百五十多年後，終於有他堅信的明確數據支持他的看法。

更多實驗緊隨其後。[30] 秋水仙素（colchicine）是用秋水仙植物製作的一種消炎藥，古希臘人與埃及人將它用於關節消腫長達好幾個世紀，它可能也對心臟病有好處。秋水仙素能發揮許多抗炎機制，包括抑制NLRP3發炎體，進而抑制IL-1β與其他細胞激素的製造。它也會對細胞激素做出反應，影響免疫細胞的異常活動，通常與痛風及心臟病有關。雖然秋水仙素用於治療痛風，但是有愈來愈多證據顯示，它也能降低心臟病患者的發作風險。二〇二〇年，有一個招募五千多名病患的大型隨機對照試驗發現，服用低劑量秋水仙素的受試者，心血管疾病發作的風險顯著低於服用安慰劑的受試者。

發炎不會取代膽固醇成為風險因子。事實上，兩者經常在心臟病的形成中聯手出擊。但是長期發炎的發生率是膽固醇過高的兩倍，它已經成為心臟病的新勁敵，動脈粥樣硬化的每一個階段都有它的身影，增加斑塊破裂導致心臟病發作的機率。

CANTOS研究也證實病患服用卡那單抗的其他好處，例如罹患關節炎與痛風等炎症的風險大幅降低。不過還有一個好處讓研究者大呼驚訝：病患死於癌症的風險降低五十％，其中死於肺癌的風險更是下降了七十五％。CRP是預測心臟病發作與中風的發炎指標，也是肺部發炎的指標，可預測罹患肺癌的風險。

參與實驗的病患必須沒有癌症。但是以一項針對中年人的研究來說，很可能有各種尚未發現的早期癌症正在受試者體內醞釀。或許卡那單抗阻止了癌症的進展、入侵與轉移。造成心臟病斑塊形成的某種隱性發炎元素，會不會刺激癌症的形成？減輕這種類型的發炎，也能夠降低癌症風險嗎？

忽然之間，心臟病學家與腫瘤學家用全新的目光審視彼此——以及他們的病患。心臟病與癌症是現代人類的頭號殺手，而它們的背後或許藏著一個共同敵人。

Chapter

4・未癒合的傷口

Open Wounds

一八八七年，德國王儲腓特烈三世生病了。這位小名「弗里茨」（Fritz）的王儲是深受自由派德國人喜愛的和平主義者，他們都很期待他繼承王位。一八八七年三月，弗里茨出現聲音沙啞的症狀，醫生用一根滾燙的鐵絲燒掉他左邊聲帶上的一塊小瘜肉。可是到了五月份，瘜肉又長出來了。如果是惡性的，就必須以手術根治，切除整個喉部。除了有生命危險之外，手術肯定會讓他失聲，令他無法執行帝王的職責。

心急如焚的弗里茨同意取下一小片患部的聲帶送去給魯道夫．菲爾紹，由他判斷裡面有沒有癌細胞。菲爾紹診斷這是一塊喉頭贅疣，他寫道，只觀察到發炎，沒有癌細胞。弗里茨死於隔年夏天。為他驗屍的菲爾紹發現「喉部已被癌症徹底破壞……有一個相當於兩個拳頭大小的洞」。[1] 菲爾紹對這次誤診永難釋懷。

癌症和心臟病一樣，是現今全球的主要死因，奪走的人命總數超越以往。癌症的發生率只會愈來愈高，解答癌症**為什麼**會出現至關重要。如同心臟病，菲爾紹在這方面同樣展現了遠見。他是最早提出癌症與發炎密切相關的醫生之一。

兩千年前，希臘醫生蓋倫用「cancer」這個字來描述乳房的發炎腫瘤，這種腫瘤的表淺靜脈腫脹，像蟹爪一樣向外輻射延伸。後來這個名稱把所有惡性的增生組織都含括在內。蓋倫認為癌症的源頭可能是發炎病變，只是它「顏色比發炎更黑，而且不會發燙」。[2]一八六三年，菲爾紹在許多癌症腫瘤裡發現白血球，他猜測組織反覆損傷與發炎是腫瘤生成的前兆。他寫道，癌症是一種慢性發炎。不過他的理論在當時遭到無視。

腫瘤與未癒合的傷口

時間來到一個多世紀後的二〇〇〇年代初期，我還在麻省理工學院念生物系。我馬上就要起床，趕去上一堂叫做「7.012」的生物學入門課。羅伯特．溫伯格教授（Robert Weinberg）在課堂上說明支配地球生物的法則，他說，這些法則可用來解決大問題。溫伯格曾深入思考其中的幾個大問題，例如試圖回答以下這個難題：正常細胞為什麼會變成癌細胞？基因變異導致細胞增生失控、形成腫瘤，可解釋大部分的癌症成因。但癌症是一種極其複雜的疾病。一顆腫瘤裡可能有幾百種基因突變，每一顆腫瘤都是獨一無二的——即使存在同一個器官裡。

二〇〇〇年，溫伯格與另一位生物學家道格拉斯．哈納漢（Douglas Hanahan）在《細胞》

期刊（*Cell*）發表了一篇深具影響力的文獻回顧論文，題目叫〈癌症的特徵〉（The Hallmarks of Cancer）。他們去蕪存菁之後列舉癌症的六大共同特徵，❶在不同的、混亂的病理機制中找到共同之處。癌細胞為了永生不死扭曲生理作用，它們的共同特徵包括不停繁殖的能力、增生新的血管、逃避死亡、入侵組織、擴散至全身等等。這篇論文被下載和引用了數萬次，成為《細胞》期刊最熱門的論文之一。不過發炎沒有受到關注，還得再等等。

科學家長期觀察癌症周圍的發炎反應，一開始他們認為發炎對身體有益，像攻擊細菌一樣攻擊腫瘤。一九〇九年，也就是與梅契尼可夫一起獲得諾貝爾獎的一年之後，埃爾利希發現癌細胞就像細菌一樣，會被免疫細胞監測和摧毀。他稱這個過程為「免疫監視」（immunological surveillance），[3]意思是免疫系統會密切監視身體，在大多數腫瘤演變成癌症之前將它們清除掉。

不過，有一個更黑暗的真相在二十世紀悄悄誕生，呼應菲爾紹的想法。免疫系統確實如埃爾利希所猜測的一樣會對抗癌症，但它也會幫助癌細胞增生與擴散，成為身體的叛徒。癌症可以騙過免疫系統，用低調的方式生長，甚至直接策反抗腫瘤反應，利用抗腫瘤反應求生存。這種「腫瘤叛逃」是晚期癌症的特色，晚期腫瘤裡有很多免疫細胞，卻幾乎不會被免疫系統排斥。

一九九〇年代末，英國科學家法蘭西絲．巴克威爾（Frances Balkwill）提出發炎可能會激發基因變化，進而幫助腫瘤生長。巴克威爾研究了腫瘤壞死因子 α（TNF-α），這是典型的發炎細胞激素，通常由巨噬細胞和其他免疫細胞製造。之所以叫做腫瘤壞死因子，是因為將高濃度 TNF-α 注入腫瘤可殺死癌細胞。不過巴克威爾發現，低濃度的 TNF-α 有截然不同的表現，反而會成為癌症的幫手。她關閉小鼠身上的 TNF-α，消除低濃度 TNF-α 的活性，小鼠沒有長出腫瘤。[4]將

TNF-α 當成抗癌製劑研究的人，看見這種發炎分子居然會幫助腫瘤生長都很驚恐。巴克威爾與義大利醫生阿爾伯托．曼托瓦尼（Alberto Mantovani）繼續攜手合作，發現慢性發炎與腫瘤的微環境存在著許多相似之處。

位於波士頓的貝斯以色列女執事醫療中心（Beth Israel Deaconess Medical Center）是哈佛醫學院的教學醫院，病理學家哈洛德．狄沃札克（Harold Dvorak）在這裡發現癌症與一種常見的慢性發炎存在著相關性，那就是外傷的傷口。狄沃札克藉由對比這兩種病症，讓大家看見發炎如何推助癌症，而不是抑制癌症。一九八三年，狄沃札克發現癌細胞會大量分泌一種蛋白質，叫做血管內皮生長因子（VEGF）。這項發現意義重大。VEGF 蛋白會使血管變得更加「通透」（分子或細胞更容易進出血管），並且刺激血管新生，也就是形成新的血管。如果少了充足的血液供應，實質固態瘤（solid tumor）就活不下去。血管新生幫助腫瘤生長，就像幫助人類胚胎生長一樣，細胞可以獲得豐富的養分和氧，幫助腫瘤瘋狂擴張。因為有狄沃札克與其他科學家的發現提供基礎，[2] 可中止或逆轉腫瘤生長的抗血管新生療法才得以發展。

---

[1] 溫伯格與哈納漢在論文中寫道，大部分（或可說所有）的癌症都會在發展過程中獲得相同的功能，但獲得功能的機制策略各有不同。他們二〇〇〇年發表於《細胞》期刊的論文描述的癌症特徵是生長信號自給自足、抵抗細胞凋亡（apoptosis）、對抗生長信號不敏感、持續血管增生、組織侵入與轉移，以及無限制複製的能力。Douglas Hanahan and Robert A. Weinberg, "The Hallmarks of Cancer," *Cell* 100, no. 1 (2000).

[2] 一九七一年，外科醫生猶大．弗克曼（Judah Folkman）指出實質固態瘤依賴血管新生。他與團隊發現了一種血管新生因子，其他實驗室受到啟發並紛紛效法。Patricia K. Donahoe, Judah Folkman, 1933–2008: A Biographical Memoir, National Academy of Sciences (2014), http://www.nasonline.org/publications/biographical-memoirs/memoir-pdfs/folkman-judah.pdf.

狄沃札克還發現一個出乎意料的關聯：慢性發炎的巨噬細胞也有很高的VEGF蛋白表現，VEGF蛋白透過多種方式促進傷口癒合，例如血管新生。狄沃札克開始密切注意傷口，這是發炎從古至今奮力對抗的麻煩之一。他發現癌症與發炎有一些共同的基本發展機制。一九八六年，他在《新英格蘭醫學期刊》上發表了一篇題為〈腫瘤：沒有癒合的傷口〉（Tumors: Wounds That Do Not Heal）的論文，文中指出實質固態瘤與傷口癒合之間存在著許多共同點，兩者都偏離了正常的生長作用。[5]

他承認當時這只是一個半開玩笑的想法，但往後幾十年出現了其他科學研究支持他的假設，在分子的基礎上為「腫瘤與未癒合的傷口有相同表現」這個想法提供了堅實的證據。[6] 如同細菌和傷口，免疫系統把癌症視為破壞身體平衡的威脅，必須消滅。如果你用小刀在皮膚上劃一下，雖然很快就會停止出血，但發炎會持續好幾個小時，出現紅、腫、熱、痛。血流增加，細胞與體液從通透、發炎的血管滲出，衝到患部的免疫細胞刺激血管新生，分泌生長因子，促使皮膚細胞再生與增生，癒合傷口。只有在修復完成之後，發炎才會消退。

癌症也差不多是這種情況。腫瘤裡大量的失常增生細胞是因為極端的基因變異才失控生長，但它們也會綁架免疫反應來幫助自己巧妙地生存與擴散。就像傷口一樣，腫瘤也會製造基質（stroma），這是一種結締組織與血管形成的支援網路，與慢性發炎很相似。**分泌生長因子來修復傷口組織的免疫細胞，助長了腫瘤的失控增生**，結果癌症非但沒有治癒，反而持續得到養分。

狄沃札克指出，他不是第一個對比腫瘤與傷口的人，他說這個想法可以追溯到菲爾紹。[7] 傷口癒合的環境為腫瘤提供一個趁虛而入的生長機會。一九八〇年代，科學家發現給雞隻注射勞斯氏肉瘤病毒（RSV，一種致癌病毒）之後，只有注射部位或其他受傷部位才會長出腫瘤。[8] 外科醫生很早以前就已發現，腫瘤切除後，癒合中的切除部位周邊容易復發腫瘤。年過八十的狄沃札克退休前寫道：「癌症不會無中生有。」[9] 他打算退休後投入更多時間玩攝影，這是他一輩子的嗜好。「癌症只是惡毒的寄生蟲，把宿主針對其他目標發展的防禦系統納為己用——像是發炎。」

發炎助長癌症

正常細胞是如何變成癌細胞的呢？轉變的核心，或至少其中一個關鍵催化劑，就是發炎。在發炎的驅使下，癌細胞可以獲得溫伯格與哈納漢描述的基本特徵。

在演變成癌症之前，發炎可能會把細胞推上惡性腫瘤之路，或是影響腫瘤的早期生長，但是癌症引起的發炎可幫助癌症持續生長與擴散。發炎不是基因損傷的必要條件，癌症也可能出現在沒有發炎的組織裡。所有的腫瘤都會製造發炎環境，引來免疫細胞的包圍，包括並非由慢性發炎組織演變成的腫瘤。免疫細胞最初的目的是消滅腫瘤。要是做不到這一點，腫瘤會反過來破壞免疫反應，讓免疫反應為自己服務。

有一種蛋白質叫做 NF-κB，綽號「第一小提琴」，[10] 是協調發炎反應的關鍵指揮。NF-κB 是一種基因轉錄因子，是在發炎反應中誘發數百種基因表現的調節蛋白，包括促炎的酶與細胞激素。NF-κB 主宰許多免疫細胞的行為。滲入腫瘤的免疫細胞裡的 NF-κB 被活化，腫瘤又反過來觸發癌細胞裡的 NF-κB，吸引更多免疫細胞進入腫瘤——這個前饋迴圈的終點，是腫瘤失控的瘋狂增長。

參與這個過程的免疫細胞種類繁多，但扮演關鍵角色的是巨噬細胞，通常巨噬細胞會像吞噬細菌一樣消滅癌細胞，但它們也可能變成叛徒。[11] 這些反叛的巨噬細胞叫做腫瘤相關巨噬細胞（tumor-associated macrophages），在大部分惡性腫瘤裡都找得到。❸它們甚至在某些腫瘤裡占據一半體積。含有此類巨噬細胞的腫瘤，通常預後情形較不樂觀。自一九八〇年代以來，癌症研究者已經發現巨噬細胞與癌症病患的腫瘤生長和預後之間存在著相關性。二〇〇一年，愛因斯坦醫學院（Albert Einstein College of Medicine）的科學家傑弗瑞・波拉德（Jeffrey Pollard）證實，巨噬細胞不但會刺激小鼠體內的乳癌發展，也會導致乳癌擴散到其他部位。[12]

腫瘤所呈現的幾個典型特徵，也有巨噬細胞的功勞。巨噬細胞分泌免疫抑制分子，保護腫瘤抵擋免疫系統的攻擊。它們分泌生長因子與 IL-6 和 TNF-α 等細胞激素，幫助腫瘤無限生長。它們製造 VEGF 蛋白，使腫瘤從豐沛的血液中取得養分。巨噬細胞會分解腫瘤的細胞外基質（extracellular matrix），也就是腫瘤的架構，如同它們吞噬傷口裡的細胞殘骸與碎片一樣，使癌症得以擴散到遙遠的其他部位。

二〇一一年，溫伯格與哈納漢又追加了兩個癌症特徵，[13] 這兩個特徵都能幫細胞呈現許多其他的核心特徵。一個是基因組不穩定與突變，另一個是發炎，無論是出現在癌症形成之前或之後，發炎對癌症的每一個生命階段都可能產生影響，[14] 例如最初將正常細胞變成惡性細胞的遺傳（或表觀遺傳〔epigenetic〕❹）影響，[15] 以及在發炎組織裡茁壯的癌症持續生長、擴散、逃脫免疫攻擊（immune evasion），甚至連癌細胞的內在信號都有可能發炎。致癌基因（驅使癌細胞分裂的突變基因）會刺激發炎分子的產生。事實上，許多在癌症裡發揮作用的基因都會影響發炎。它們會在細胞內打開發炎途徑，或是在細胞外製造發炎環境。發炎是癌症這場致命陰謀的關鍵要角，它可以一邊扮演點火的火柴，一邊扮演助長火勢的燃料。

至少有四分之一的癌症源自明顯的慢性組織發炎。[16] 以我的專科領域來說，從口腔到肛門，消化道的任何地方都可能發炎。失控的慢性發炎會造成或輕微或嚴重的胃腸問題，並慢慢增加癌症風險。嚴重的胃灼熱無異於將食道（連接口腔和胃的管子）浸泡在酸液裡，隨之而來的發炎將改變下食道細胞，造成一種叫做巴瑞特氏食道（Barrett's esophagus）的癌前病變。

沒有嚴格避免攝取麩質的乳糜瀉患者可能會長期腸道發炎，增加他們罹患幾種腸癌的機率。克隆氏症（Crohn's disease）與潰瘍性結腸炎患者的結腸處於慢性發炎狀態，需要經常做大腸鏡檢查，因為他們罹患結腸癌的風險較高。健康的人若罹患結腸癌，大多是從瘜肉開始，也就是結腸黏膜的贅生肉，照大腸鏡的時候可順便切除。有些類型的瘜肉可能會演變成癌症，有些則是完全無害。當結腸細胞為了防止慢性發炎而試圖隔絕發炎的結腸組織時，就會形成瘜肉。

與感染有關的慢性發炎也可能變成癌症。螺旋狀的幽門螺旋桿菌會使胃部組織發炎，創造容易形成潰瘍與胃癌的條件。感染B型與C型肝炎病毒或酗酒都可能使肝臟組織發炎，增加肝癌風險。

❸ 腫瘤相關嗜中性白血球也漸漸被發現是腫瘤微環境裡的重要組成元素。Galdiero, Marone, and Mantovani, "Cancer Inflammation and Cytokines."

❹ 表觀遺傳變異（epigenetic changes）指的是藉由將基因「開啟」或「關閉」影響基因表現的DNA修飾。這些修飾不會改變DNA序列，而是改變細胞「讀取」基因的方式。生活方式和其他環境因素，可能會促使DNA發生表觀遺傳變異。

免疫力不僅能夠摧毀腫瘤細胞，還能消滅引起慢性發炎的細菌，保護我們遠離癌症。

其他體內系統也很容易慢性發炎。吸入香菸、空氣汙染與石棉導致肺部發炎後，罹患肺癌的風險更高。肺部的巨噬細胞無法消化石棉纖維，它們在試圖保護和修復肺部組織的過程中會引發嚴重的慢性發炎反應。

只要出現失控的慢性發炎，癌症就有可能緊隨在後，或是有較高的機率緊隨在後。不過也有例外。並非所有的組織發炎都面臨同樣的癌症風險，例如關節或大腦即使嚴重發炎，也幾乎不會增加罹癌風險。這證實了一個理論：駐留細菌較少的部位或許不太容易形成與發炎有關的癌症。[17]

醫生在處理發炎組織時總是很小心。我經常在內視鏡檢查的時候，發現肉眼就能看見的發炎。內視管是可折彎的棒子，前端有攝影機，可伸入中空的腸道裡。若是肉眼看不出，內視鏡檢查時採樣的組織也會由病理科醫師放大檢視，尋找發炎的細胞。此外，我也會利用多種影像與血液檢查。我診斷出消化道發炎時，可借助藥物、改變飲食與生活習慣或雙管齊下的方式治療病患，降低癌症風險。有時候從促炎因子下手，例如細菌、化學物質、特定的食物或其他環境汙染物。有時候需要抑制發炎本身，例如原因不明的自體免疫疾病。大部分的慢性發炎組織都面臨著癌症悄悄醞釀的恐懼。我把切片樣本送到病理科醫師手上，排除癌前病變的可能性。

不過，身體組織裡觀察不到的變化經常在細胞裡上演，發炎引起癌症（或是癌症引起發炎）的微小變化，常規的醫療檢查難以察覺。二〇一七年夏天，CANTOS（見第三章第85頁）的研究結果迫使腫瘤學家與其他醫生不得不重新思考發炎與癌症。以我的臨床經驗來說，我會為病患治療明顯發炎的組織，預防癌症。但是里德克與利比研究的慢性低度發炎一點也不明顯，只有透過 CRP

檢查才能發現。他們猜測在他們以中年人為受試者的研究中，癌症風險之所以降低，可能是因為抑制隱性發炎阻止了未被發現的早期腫瘤發展成完整的癌症。

大部分的慢性發炎疾病都會增加癌症風險，癌症甚至會出現在沒有發炎的部位。但研究並未在兩者之間找到一致性。有些發炎疾病會增加特定的癌症風險、降低其他癌症風險，或是對癌症風險幾乎沒有影響。與癌症相關的發炎無論明顯與否，都是獨一無二、如同指紋，召喚獨特的免疫反應，讓許多不同的細胞藉由大量的信號彼此溝通，可能性無窮無盡，如同癌症本身的面貌。

耶魯醫學院免疫生物學教授魯斯蘭・麥哲托夫（Ruslan Medzhitov）對先天免疫系統的興趣始於一九九〇年代，當時他仍是莫斯科大學的學生。他認為許多醞釀中的腫瘤底下都有默默燃燒的隱性發炎。[18] 他指出健康細胞仰賴充足的氧、營養素與生長因子，缺乏這些資源，或是無用的資源過多，會讓細胞在適應逆境時承受壓力，如果壓力大到細胞難以承受，細胞就會死去。組織裡含有少量或大量的細胞屍體或垂死細胞，會造成不同程度的功能障礙。

細胞屍體通常會被巨噬細胞吞食，在大部分的組織裡，巨噬細胞約占十到十五%。如同梅契尼可夫一百多年前的預測，巨噬細胞不僅是人體防禦的主要角色，還能幫助骨骼更新、肝臟組織再生（有五分之一的肝臟細胞是巨噬細胞），以及大腦神經連結的重塑。組織裡的巨噬細胞幫助細胞保持健康。它們會「嚐嚐看」周圍的味道，感應組織信號，記住組織的健康紀錄，並做出相應的行為調整。[19] 但是碰到最糟糕的情況，例如大量細胞死亡、組織功能嚴重失常，這時會有更多巨噬細胞和其他細胞被徵召到這個部位。當偵測到嚴重發炎時，保護性反應就會變得適應不良。

在明顯發炎的組織以及健康的組織之間，還存在著麥哲托夫所說的**準發炎反應**

（parainflammation），[20]他在二〇〇八年發明了這個詞，用來描述壓力導致健康細胞輕微發炎。準發炎反應雖然可輕描淡寫成先天免疫基因被開啟，其實它也是現代疾病常見的一種隱性發炎。準發炎反應的初衷對健康有益，因為它會幫助組織適應壓力，目的是恢復功能。如果組織持續承受壓力，發炎可能會適應不良，變成一種慢性狀態。準發炎反應有程度之分，對應組織功能障礙的程度，因此明顯發炎與隱性發炎不再是一分為二的概念，而是一個連續體。

有些研究發現隱性發炎與幾種癌症之間存在著關聯，包括淋巴瘤、結腸癌、肺癌、前列腺癌、胰臟癌、卵巢癌。[21]還有研究發現，隱性發炎的指標上升（例如 CRP 濃度）與某些癌症的風險升高有關，並且預示較低的存活率。有些消炎藥可治療隱性發炎，進而預防癌症。加州大學舊金山分校的博士後研究員迪維・艾倫（Dvir Aran）在醫生兼科學家阿圖・布特（Atul Butte）的實驗室工作，他想知道為什麼在患者沒有明顯發炎的情況下，阿斯匹靈與其他非類固醇消炎藥可降低某些癌症的風險，包括結腸癌。艾倫認為其中一個原因可能是準發炎反應與基因突變交互作用，誘發了癌症。[22]他在二〇一七年的一個小鼠實驗中觀察一種極微弱的發炎反應，只有分析腸道黏膜上皮細胞裡的蛋白質才能偵測到。這裡沒有發炎組織裡常見的發炎細胞。艾倫在準發炎組織裡發現一種特定的基因表現模式，並著手在數千個人類腫瘤與癌細胞株裡尋找一種特徵——類似巨噬細胞的基因表現。他在幾種癌症類型裡找到準發炎反應，它是腫瘤發展的重要因素，對預後情況有顯著影響，而且會與誘發癌症的其他基因變化互相配合。艾倫還發現，非類固醇消炎藥可大致關閉人體組織裡的準發炎反應。

以發炎為目標來預防癌症不是一項簡單任務。眼睛看得到的東西才能刺激警覺心：看見明顯的發炎，才可以嘗試消炎。但故事往往在我們察覺到之前就已展開，悄然無聲，一小群孤軍奮戰的細胞承受著環境傷害，也許是我們吸入的空氣，也許是我們吞下的食物。隱性發炎一開始慢慢燃燒，最終猛烈侵襲。例如我有一個親戚在吸入滑石粉的多年之後確診卵巢癌；或是一個朋友小時候呼吸嚴重汙染的空氣，長大後成了父親，孩子還在學走路，命定的那一天突然到來，他的右肺裡發現一堆快速生長、難以處理的細胞。

當然，這些都是天馬行空的臆測。我們不可能即時觀察到癌症發生的當下，也不可能確知所有細節，比如說什麼因素在哪裡發揮作用，一顆好好的細胞（以及接下來的其他細胞）如何以及為何突然叛變。但如果我們真的能夠回到過去，想要找到一個阻擋癌症發生的完美時機，防止傷口（真的傷口和比喻的傷口）從一開始就失去控制，隱性發炎是一個值得下手的目標。以增加罹癌的風險來說，隱性發炎與明顯的發炎同樣值得重視。

Chapter

5 • 生理結構的緊密關係

Anatomical Intimacies

四十歲的凱莉是醫生，一直為體重所苦。她每天工作的時間很長，無微不至地巡房照顧病患。這些年來她的肚腩愈來愈有份量，血壓、膽固醇、血糖持續飆升，她知道這會增加未來心臟病發作的機率。不久後，凱莉開始嚴格控制飲食和維持運動習慣，每天上健身房，對卡路里斤斤計較。後來我找了新工作離開原本的醫院搬到另一座城市，此時她已經改頭換面。她身上的肥肉似乎全部消失，她覺得自己這輩子從沒這麼健康過。「可是我一直覺得肚子好餓。」她說。

幾年後我與凱莉碰面敘舊，她不但復胖，而且比以前更胖。雖然她自律到近乎自虐的地步，但體重已攀升到新高。凱莉問我減肥手術和胃腸科醫生在病患的胃裡放氣球幫助減重的作法，她知道她在對抗的不只是脂肪，還有她的生理機制。

減重之後，恢復體重是身體的自然反應。飢餓感變得更強烈，需要吃更多東西才有飽足感。大腦獎勵暴飲暴食，還會傳送信號叫肌肉減少燃燒熱量。簡言之，身體要對抗自己的脂肪儲量。

不過凱莉的情況還包括另一股力量。這股力量和脂肪不一樣，是無形的。它不僅是肥胖的原因，也會造成肥胖相關疾病（例如糖尿病），需要更複雜的武器才能與之對抗。凱莉發炎得很厲害。

凱莉的減重困境對現代人來說司空見慣，但其實以人類的歷史來說，營養不良才是家常便飯（而且持續到二十世紀，例如前總統胡佛〔Herbert Hoover〕一九二八年的競選口號是：「每個鍋子裡都有一隻雞」來餵飽窮人）。二次大戰後，肥胖人口穩定增長。[1] 人類結束耗費體力尋找植物與獵物的漁獵採集生活，也擺脫了早期農耕看天吃飯的苦日子，食物取之不盡、用之不竭，輕輕鬆鬆就能飽餐一頓。超重與肥胖人口的數量（依照身體質量指數〔BMI〕為依據的醫學定義）都變多了。罹患慢性疾病與英年早逝的可能性也隨著 BMI 一起上升。

與此同時，肥胖的文化觀念也開始改變。中世紀與文藝復興時期描繪豐滿女性與肥胖工業大亨的藝術作品漸漸式微。這些關於美麗、奢華與權力的古老理想延續到二十世紀後，逐漸被大眾的減肥狂熱取代。一九六〇年代，英格蘭超模綽號崔姬（Twiggy）的萊絲莉·亨拜（Lesly Hornby）在時尚界爆紅，她憑藉纖瘦的身材成為青少年偶像。

醫生的看法也產生了變化。過去醫生會鼓勵大家稍微胖一點，甚至多胖個五十磅（約二十二·六公斤）以備不時之需，生病的時候可依賴儲存的「活力」養病。但隨著肥胖的負面影響愈來愈顯著，十八世紀的醫學文獻就已出現相關記載，[2] 醫生的態度也開始改變。到了二十世紀初，體重過重被發現與死亡率上升有關。一九六〇年代，肥胖研究正式展開，[3] 脂肪與各種疾病存在著相關性：糖尿病、高血壓、心臟病、癌症、膽結石、胃灼熱、脂肪肝、睡眠呼吸中止症、自體免疫疾病、關節炎、神經問題、腎臟病、不孕症、憂鬱症等等。

但是，脂肪**如何**讓人生病呢？傳統觀念無法提供完整的答案（以前脂肪被視為單純的能量儲存庫，同時也是好用的緩衝襯墊與隔熱層）。隨著體重增加，在同一個框架裡的脂肪細胞擠在一起，被擠壓變形的框架造成結構缺陷，進而導致各種器官系統承受物理壓力。這可以用來解釋骨關節炎和靜脈血流不暢，但是對大部分因為脂肪過量引發的問題來說，這不是個令人滿意的答案。[4]

一九九〇年代初，利比、里德克與其他科學家忙著證明發炎導致心臟病這個沒人喜歡的想法，此時有個叫做格克翰・荷塔米斯里吉（Gokhan Hotamisligil）的研究生偶然發現發炎與肥胖之間的關係。他在布魯斯・史皮格曼（Bruce Spiegelman）實驗室工作，這間實驗室隸屬於哈佛大學的丹娜－法伯癌症研究所（Dana Farber Cancer Institute）。荷塔米斯里吉觀察胖小鼠與瘦小鼠排排站時，想起了自己的童年。他住的地方距離帕加馬（Pergamon）只有幾英里，帕加馬曾是強盛的殖民城邦，位在愛琴海港口城市伊茲密爾（Izmir）附近，蓋倫醫生就住在這裡。荷塔米斯里吉記得他看過蓋倫西元二〇〇年寫的肝臟論文，蓋倫認為器官的結構對器官的功能、營養的進出、維持體內平衡都至關重要——帕加馬的偉大神廟也是依靠這樣的平衡才能屹立不搖。胖小鼠的骨架與瘦小鼠相同，卻因為肥胖而承受巨大的結構壓力。

不過荷塔米斯里吉覺得除了結構壓力之外，牠們的體內還有許多祕密。他把注意力放在發炎細胞激素 TNF-α 上，也就是法蘭西絲・巴克威爾的實驗裡那種促進腫瘤生長的分子。他突發奇想測試了胖小鼠與瘦小鼠的 TNF-α 表現，結果發現牠們脾臟裡的 TNF-α 濃度很高，這在意料之中，因為脾臟裡有很多免疫細胞與發炎細胞。但令他震驚的是，他在脂肪組織裡發現 TNF-α，而且只有胖小鼠的脂肪組織 TNF-α 濃度很高。[5] 幾年後，荷塔米斯里吉也在人類身上發現相同情況。[6] 他想知道像 TNF-α 這樣的發炎細胞激素為什麼出現在脂肪組織裡？

荷塔米斯里吉做實驗的年代，體脂肪已擺脫只是用來儲存多餘能量的舊形象。包括瘦體素（leptin，調節食慾的蛋白質，由脂肪細胞製造）在內的分子，開始把脂肪組織描繪成擁有自己的荷爾蒙、受體與基因的複雜器官。脂肪做為器官會參與控制**代謝作用**：細胞藉由代謝作用，將蛋白質、醣類、脂肪轉換成熱量，建構身體組織並推動其他維生活動。代謝發生於體內各處，因此代謝問題可能會影響多重器官。攝取過多不健康的熱量加上運動不足，肥胖與相關併發症的風險會隨之升高。凱莉被診斷出所謂的代謝症候群，也就是體內有心臟病和糖尿病的幾個相關風險因子：腹部脂肪、高血壓、高血糖、不健康的膽固醇濃度。

荷塔米斯里吉一九九三年宣布的實驗為肥胖研究帶來新的轉折。傳統上，代謝作用（亦即熱量管理）與免疫反應被視為截然不同的功能，雙方各行其是，專門的研究領域也鮮少交會。代謝作用掌管維生功能，例如將食物轉換成燃料、清除廢物等等，免疫反應負責保護身體。但是脂肪組織除了在代謝作用裡的已知角色之外，還會分泌發炎細胞激素，不光是後來研究發現的 TNF-α，還有 IL-6、IL-1β、IL-1、IFN-γ（干擾素 γ）等等。[7] 這是觀念扭轉的起點：脂肪與發炎有關。

二〇〇三年，兩項由獨立研究中心的科學家所做的研究得到相同的創新結論，其中一項研究發現脂肪發炎的背後有免疫細胞的參與。哥倫比亞大學醫學中心的科學家安東尼・菲朗特（Anthony Ferrante）與位於麻省劍橋的千禧製藥公司（Millennium Pharmaceuticals）的科學家陳宏（Hong Chen），攜手發現小鼠與人類體內由脂肪組織分泌的發炎細胞激素大多來自巨噬細胞。[8] 梅契尼可夫的警察（巨噬細胞）再次出現在意想不到的地方，這次不是衝向入侵者，而是攻擊身上的肥肉。瘦小鼠與人類體內的巨噬細胞散置在脂肪細胞之間獨立作業。相形之下，胖小鼠體內的巨噬細胞緊密聚集，在某些情況下會將脂肪細胞團團包圍，很像慢性發炎疾病裡的巨噬細胞，例如類風濕性關節炎。此外，小鼠與人類脂肪裡的巨噬細胞數量，與脂肪細胞的大小和BMI都是成正比。巨噬細胞在脂肪組織裡的占比，在瘦子體內不到十％，在胖子體內是四十％，在顯著肥胖者的體內是超過五十％。顯著肥胖者的血液裡，巨噬細胞的數量也比較多。

巨噬細胞會對壓力產生反應，但人類的身體還沒演化到能夠控制暴飲暴食，這是現代生活最大的壓力之一。以健康的瘦子來說，脂肪組織裡的巨噬細胞會透過多種途徑維持抗炎狀態，例如分泌抗炎的細胞激素。但是胖子體內的巨噬細胞會改變行為，引發激烈的免疫反應，**肥胖給身體帶來的壓力與感染造成的壓力非常類似**，[9]它們會開啟部分相同的細胞內壓力途徑。此外，肥胖者體內的脂肪細胞因為結構的緣故有隨時破裂與死亡的風險，可謂岌岌可危。醫生史提芬·奧拉希利醫生（Stephen O'Rahilly）形容這樣的細胞很像在灌滿脂肪的沙灘球上煎荷包蛋。細胞裡裝滿脂質，幾乎沒有空間容納執行日常任務的胞器。當超載的脂肪細胞開始洩出有毒的內容物，巨噬細胞會衝過來清理善後，使發炎加劇。承受壓力的脂肪細胞會製造發炎細胞激素，減少分泌脂聯素（adiponectin），脂聯素是協助控制發炎的關鍵蛋白質。

菲朗特的實驗室致力於研究免疫系統與代謝系統如何交互作用，根據他的評估，肥胖者體內脂肪組織的細胞之中，超過一半是免疫細胞。[10]雖然巨噬細胞扮演核心角色，但數據顯示其他免疫細胞也發揮了作用，包括T細胞與B細胞等後天免疫細胞。[11]例如T細胞會製造發炎細胞激素，幫助召喚巨噬細胞進入脂肪組織。於是一個瘋狂的想法漸漸成形：除了結構美學與代謝作用之外，過量的脂肪隱藏著超乎過往想像的邪惡祕密。本質上，過量的脂肪是一種免疫器官。

荷塔米斯里吉發現，與肥胖有關的發炎不是傳統上的急性發炎，如同熊熊烈焰——紅、腫、熱、痛——可以快速熄滅，或是各種自體免疫疾病的明顯發炎。相反地，這種新的發炎型態是低調的長期悶燒，難以察覺，如同溢出的汽油一觸即發，非常危險。有點像里德克透過 CRP 檢查發現的發炎，或是癌前的準發炎。這種發炎需要一個名字，荷塔米斯里吉稱之為**代謝性發炎**（metainflammation）。

儘管程度比較輕微，血液裡的發炎分子濃度也只是稍微上升，但是有愈來愈多證據顯示代謝性發炎會對代謝途徑產生重大影響，也與糖尿病、高血壓、高膽固醇、心臟病有關。源自脂肪的代謝性發炎或許是**使人發胖**的原因之一，舉例來說，慢性發炎或許會刺激身體以脂肪的形式儲存更多熱量，而不是燃燒脂肪、消耗熱量。生醫研究有一個創新領域叫做免疫代謝（immunometabolism），專門研究發炎與代謝之間的緊密關係。[12]

免疫系統與代謝作用

從演化的角度來說，免疫系統與代謝作用相互依賴並不令人意外。[13]代謝作用是物種共有的原始生理機能，自有生命以來就已存在。代價高昂的免疫反應出現得比較晚，但仍比許多體內系統古老。為了保護宿主，免疫反應需要依賴豐沛的儲存能量。能源效率以及對感染發動有效攻擊的能力，都是生存關鍵。兩者共同演化，選擇擅長儲存營養和免疫反應強大（有時過於敏感）的人存活下來。在果蠅這樣的低等生物體內，免疫與代謝反應是由一種叫做脂肪體的共同器官控制。巨噬細胞與脂肪細胞從同一種細胞演化而來，[14] 它原本兼顧免疫反應與代謝作用，所以這兩種細胞有許多共同功能。比如說，它們都會分泌細胞激素，脂肪細胞能夠變成類似巨噬細胞的吞噬細胞、消化異物。接收細胞激素信號的受體以及對胰島素和其他荷爾蒙產生反應的受體，也共享部分途徑。

在顯微鏡底下，脂肪組織裡的巨噬細胞用脂肪細胞將自己團團包圍，[15] 大家緊貼在一起，如此緊密的結構呼應一種功能上的複雜關係，免疫反應與代謝作用確實是密不可分的。脂肪組織裡有許多荷爾蒙扮演著雙重角色，例如瘦體素。瘦體素控制食物的攝取，調節體重，但它也是一種發炎分子。隨著肥胖的身體對瘦體素漸漸產生抵抗力，脂肪細胞會增加瘦體素的分泌量，同時加劇飢餓感和發炎。

免疫反應與代謝反應猶如彼此的傀儡師，互相監督維持體內穩定，保持微妙的平衡，但是攝取太少或太多食物都可能打破這種平衡。在光譜的其中一端，飢餓與營養不良會削弱免疫系統，降低面對入侵者的抵禦能力；另外一端，肥胖導致慢性低度發炎（代謝性發炎），可能會在脂肪與併發症之間搭一座發病橋梁。[16]

並非所有的脂肪都會導致發炎。二十世紀中葉，法國醫生強・瓦格（Jean Vague）發現體脂肪的分布是代謝問題（例如糖尿病與心臟病）的重要決定因素。[17] 他的論點在當時並未受到重視，但科學家漸漸明白位在大腿、臀部與上臂的皮下脂肪通常是無害的，這些部位的皮下脂肪可發揮類似水槽的功能，讓其他組織不會受到營養過剩的有害影響。但是，胃部周圍的皮下脂肪很危險，腹部脂肪過多代表腹腔**內臟脂肪**很高，也就是包裹內臟的「深層」脂肪，此類脂肪非常容易發炎，含有數量最多的巨噬細胞，會分泌大量細胞激素。內臟脂肪與肥胖的併發症有關，包括糖尿病、心臟病與癌症，內臟脂肪也預示較高的全因早死風險。[18] 其他器官周圍的多餘脂肪也會導致發炎，例如心臟和血管，增加罹患慢性疾病的風險。[19]

減重可以減少脂肪組織裡的巨噬細胞數量，逆轉發炎的可能性，降低血液裡的發炎指標濃度。不過就算是BMI正常、自認並不胖的人，器官周圍也可能有頑強的內臟脂肪，將發炎分子釋放到血液裡。原因可能是飲食不健康、缺乏運動或兩者兼而有之。如同內臟脂肪引起的隱性發炎，內臟脂肪本身也藏得很隱密。

第二型糖尿病與慢性低度發炎有關

多年來，凱莉的腰圍一直沒有變小，最終被診斷患有第二型糖尿病，這是全球最常見的成人糖尿病。正常情況下，用餐之後胰臟裡的胰島β細胞會分泌胰島素，這是一種荷爾蒙，會將血液裡的葡萄糖送到脂肪細胞與肌肉細胞裡，以供利用。第二型糖尿病患對胰島素產生阻抗，因此胰臟必須分泌更多胰島素才能把葡萄糖送到組織裡。久而久之，胰臟分泌的胰島素不敷使用，或是分泌的能力變差，於是血糖升高，引起飢餓、口渴、頻尿等症狀。

遺傳會影響第二型糖尿病的患病風險，但糟糕的生活習慣是比較常見的原因，例如飲食不良、缺乏運動與肥胖。而第一型糖尿病是自體免疫疾病，通常小時候就會發病，嚴重發炎破壞了許多胰島β細胞，導致胰島素分泌不足。第一型糖尿病的遺傳標記是與生俱來的，在驗血發現血糖異常之前，血液裡早已出現攻擊胰臟的自體抗體。

第一型糖尿病是大家熟知的自體免疫疾病，而第二型糖尿病過去一直被認為與免疫系統無關。不過有愈來愈多證據顯示，我們對第二型糖尿病的傳統理解似乎不太正確，它既是一種代謝疾病，也是一種免疫疾病。[20] 如同肥胖與心臟病，第二型糖尿病也和慢性低度發炎有關。

胰島素信號會影響身體對糖和脂肪的利用與儲存，是人類最重要的代謝途徑之一。胰島素阻抗和發炎一樣，都是以保護為目的演化而來。從果蠅到人類，胰島素阻抗是生物共有的現象，它的基本功能在千百萬年的演化分歧過程中從未改變。在人類容易死於各種壓力源的年代，例如細菌、掠食者、飢餓，胰島素阻抗能幫助我們對抗這些原始殺手，把肌肉裡的葡萄糖送到發炎細胞裡為免疫反應提供燃料，或是在高壓情境中維持大腦的葡萄糖供應。皮質醇是戰鬥逃跑反應裡的主要壓力荷爾蒙，會引發胰島素阻抗。碰到饑荒，胰島素阻抗幫助人類將更多熱量儲存成脂肪備用。它也對繁殖有幫助，能把營養保留給孕期的胎兒發育。時至今日，許多伴隨強烈發炎反應的感染症（C型肝炎、HIV、敗血症等等）病患體內都觀察到胰島素阻抗。這是身體用危及生命的發炎反應去對抗感染——通常是細菌感染。

對於肥胖者來說，胰島素阻抗的初衷其實有益健康。攝取過多熱量可能會對脂肪細胞與其他細胞有害，如果沒有胰島素阻抗來限制脂肪細胞攝取葡萄糖，脂肪細胞可能會膨脹死亡，減少儲存多餘營養的區域，這將造成惡性循環，因為可以在身體吸收過多熱量時幫忙承受巨大負擔的細胞愈來愈少。脂肪組織崩潰之後，肌肉細胞與肝細胞也將面臨類似的命運，直到生物真的把自己吃到撐死。[21]

不過在凱莉這樣的患者身上，胰島素阻抗太強會導致血糖長期失控，進而形成第二型糖尿病。第二型糖尿病的嚴重併發症包括心臟病、中風、眼睛與神經損傷、腎臟病等等。糖尿病患會服用胰島素增敏藥物或注射胰島素來維持正常的血糖值。

消炎藥阿斯匹靈曾用來治療第二型糖尿病，這表示糖尿病與發炎有關。威廉・艾伯斯坦醫生（Wilhelm Ebstein）在一八七六年六月份的《柏林臨床週刊》（*Berlin Clinical Weekly*）裡寫道：「水楊酸鈉（sodium salicylate）❶似乎確實能影響某些糖尿病患者的症狀。這些症狀……可以完全消失。這對病患來說是一大福音。」[22]艾伯斯坦的文章發表二十五年後，英格蘭曼徹斯特的醫生理察・威廉森（Richard Williamson）也碰巧發現相同現象：他讓糖尿病患者服用高劑量阿斯匹靈，降低了他們尿液裡的葡萄糖濃度。[23]

這兩位醫生的觀察結果直到二十世紀下半葉才得到注意。當時英國有一位正在接受胰島素治療的糖尿病患，因為風濕熱引發關節炎去醫院治療。他服用高劑量阿斯匹靈治療關節炎，醫生驚訝地發現他不再需要每天注射胰島素。隨之而來的研究大力吹捧高劑量阿斯匹靈可治療第二型糖尿病，

❶ 水楊酸是阿斯匹靈最初提取使用的有效成分。水楊酸鈉是水楊酸的鈉鹽，特性與阿斯匹靈相似，但也有少數例外的情況。Robert B. Supernaw, "Chapter 111—Simple Analgesics," *in Pain Management*, ed. Steven D. Waldman and Joseph I. Bloch (Philadelphia: W. B. Saunders, 2007).

可是醫生不知道阿斯匹靈幫助病患的原因與機制，而且這種療法代價高昂，因為高劑量阿斯匹靈的副作用很可怕，包括經常耳鳴、頭痛、頭暈和胃潰瘍。所以醫生繼續使用補充胰島素的治療方式，以免對病患造成太大的身體負擔，也比較符合他們對糖尿病病程的理解。

荷塔米斯里吉於一九九〇年代發現胖小鼠體內的脂肪組織表現的行為類似免疫器官，會分泌TNF-α等發炎指標。當時還有一種現象令他震驚：TNF-α與胰島素阻抗有關。阻斷TNF-α可減輕小鼠的胰島素阻抗。此外，當荷塔米斯里吉給肥胖的糖尿病小鼠注射對抗TNF-α的抗體時，牠們的病情有所改善。TNF-α似乎會誘發胰島素阻抗，荷塔米斯里吉在一九九六年提出說明：胰島素與受體結合之後，TNF-α會破壞胰島素信號，阻止胰島素發揮作用。[24]

在接下來的幾年裡，荷塔米斯里吉與其他科學家持續研究脂肪組織裡，在誘發胰島素阻抗上扮演重要角色的發炎分子。他們發現脂肪細胞、巨噬細胞和T細胞釋放的細胞激素（尤其是IL-1）不但會抑制胰島β細胞分泌胰島素，[25]還會協助破壞胰島β細胞。令人驚訝的是，有研究發現第二型糖尿病病患的巨噬細胞不只存在於脂肪組織裡，也分布在胰臟裡，[26]與它們削弱和破壞的目標依偎在一起。胰島β細胞表現出屬於自己的發炎細胞激素。

值得注意的是，就算拿掉肥胖這個變因，發炎依然與胰島素阻抗有關。注射發炎分子的瘦小鼠也產生了胰島素阻抗，證明發炎本身就是一塊重要的拼圖。發炎的細胞會無視胰島素的指令，迫使胰臟分泌愈來愈多的胰島素，試圖將葡萄糖儲存到組織裡。

與此同時，進行人體觀察的研究者發現，血液中的發炎指標與胰島素阻抗息息相關。一九九九年的〈社區動脈粥樣硬化風險研究〉（Atherosclerosis Risk in Communities Study）發現，發炎指標可以預測第二型糖尿病的形成。在那之後又有許多的研究證實了這項發現。例如里德克的團隊在二〇〇一年觀察到血液裡 CRP 或 IL–6 濃度偏高的患者，更有可能確診第二型糖尿病。

儘管如此，有些批評者懷疑發炎只是特定代謝疾病的症狀，而非潛在病因。[27] 畢竟暴飲暴食後的高血糖或膽固醇濃度異常也可能引起發炎、傷害胰島 β 細胞。但荷塔米斯里吉與其他科學家立場堅定，認為是演化的力量影響了肥胖與胰島素阻抗。發炎、脂肪與胰島素的複雜交互作用曾是為了適應環境而存在，到了現代卻可能對人類有害。荷塔米斯里吉指出慢性發炎會破壞這種作用，而且絕對是病因之一，[28] 他說有實驗證明干預發炎可逆轉疾病，這是可追溯到遠古時代的生理反應，也是今日許多動物身上的共同現象，例如有糖尿病的果蠅藉由切斷發炎途徑可治癒糖尿病，這一招在小鼠身上也有效。不過他指出高等生物（例如人類）的發炎途徑比較複雜，需要付出更多努力才能知道特定的疾病應該操控哪些機制。

血糖或體脂肪過高不一定和長期隱性發炎有關，也不一定對健康有害。肥胖的野生動物很少，但有些動物（例如海豹和北極熊）需要厚實的身體才能在惡劣環境中生存，牠們的天然脂肪與現代人的肥胖不一樣，所以不會面臨相同的風險。每年秋天，冬眠動物（例如熊和蝙蝠）會把自己吃得很胖，以人類的標準而言屬於病態肥胖，有些動物的體脂肪甚至高達八十%。大多數的冬眠動物在累積過量脂肪之後，也會像人類一樣出現代謝症候群的症狀：高血糖、高血壓、不健康的膽固醇濃度。這時胰島素阻抗是牠們的好幫手。胰島素幫忙把葡萄糖輸送到細胞裡，而胰島素阻抗會驅使細胞燃燒脂肪而不是葡萄糖，為身體做好冬眠的準備。

冬眠動物的短暫肥胖不會留下長期影響，牠們能在冬季甩掉多餘脂肪，不會演變成心臟病和糖尿病等慢性疾病。現代人類肥胖的特徵是持續低度發炎，這不會出現在冬眠動物身上。胰島素阻抗是暫時狀態，如同急性發炎一樣猛烈燃燒後快速降溫，在消炎之前獲得充分利用。但凱莉的情況並非如此，她的發炎主要來自內臟脂肪組織，也有少部分來自其他器官，例如心臟、腦、肌肉、胰臟與肝臟。

肝臟，如同脂肪，主要功能是代謝，發揮消化、營養的合成與儲存、解毒等功能，有肥胖症的人，肝臟會堆積脂肪。庫佛氏細胞（肝臟的巨噬細胞）被活化，使肝臟成為代謝功能失調與發炎的主要轉移灶。代謝性發炎可能會導致肝臟疾病，[29] 從單純的脂肪肝（已開發國家最常見的肝病），到嚴重發炎與末期肝臟瘢痕。

肥胖的影響幾乎遍及每一個器官系統，通常只有最嚴重的急性發炎才有如此廣泛的影響力，例如敗血症會損傷多重器官，造成低血壓、呼吸急促、心理狀態變化等等。敗血症患者面臨的康復與死亡機率幾乎一樣，一旦康復或死去，發炎狀態就會消失。但是內臟脂肪造成的低度代謝性發炎可能會悄無聲息危害健康，這種察覺不到的發炎靜靜等待時機，全天候伺機而動，而且目前沒有解決方法。

消除脂肪，對抗發炎

凱莉經常睡不安穩。首先，她的脖子和胃部周圍堆積了很多脂肪，氣管備受壓力、呼吸困難，從而導致睡眠呼吸中止症，血液間歇缺氧加劇隱性發炎。有一年春天，正在等待乳房攝影結果的她連續幾晚睡不好，結果睡眠問題更加嚴重。她自我檢查時發現左邊乳房有一個小腫塊，她知道這個小小的細胞團塊搞不好會縮短或徹底改變自己剩餘的人生。雖然她家沒有癌症家族病史，但是她甩不掉可能罹癌的焦慮。

肥胖與癌症的緊密關係底下存在許多機制，例如胰島素阻抗、高血糖與高膽固醇，這些都是代謝紊亂的證據。發炎帶來巨大的額外風險，[30] 脂肪細胞製造的細胞激素是危險共生關係的起點。與癌細胞一起生長的脂肪細胞會鼓勵癌細胞製造更多細胞激素，然後癌細胞反過來哄騙脂肪細胞製造更多細胞激素，幫助腫瘤生長。如果癌細胞能夠轉移到脂肪組織裡，這個裝滿細胞激素的汙水池將提高癌細胞的存活能力。在體重過重與肥胖的患者的體內，脂肪細胞通常會表現出超多發炎細胞激素，例如 IL-1β、IL-6 和 TNF-α，它們都與更高的罹癌風險有關。難怪許多癌症都發生在脂肪細胞旁邊（例如乳癌），或是脂肪細胞附近（例如胃癌、結腸癌、卵巢癌）。脂肪細胞營造的環境能幫助自己在厚厚的脂肪組織層裡生存，這樣的環境對腫瘤的生存也有幫助。

不久之後，凱莉得知她的乳房腫塊不是癌症。但她必須一年內再做一次乳房攝影檢查，確認腫塊沒有變大和惡化。她如釋重負。雨果曾寫到四十歲「是年輕人裡的高齡」（old age of youth），剛剛年過四十的凱莉似乎仍有充裕的時間。她決定再次挑戰脂肪，視需要借助藥物與手術治療。但是對凱莉來說，保持健康不僅意味著消除肥肉和身體上的負擔，也意味著要對抗某一種力量，這種力量隱藏在痛覺底下，鏡子照不到，而它正在改變她體內的每一顆細胞。隱性發炎扭曲了胰島素信號和其他代謝調節因素，例如瘦體素，使得她的飢餓感更加強烈。她使用的飲食法必須有效打擊低度發炎。

隱性發炎或許能幫助我們了解肥胖如何帶來許多令人身心俱疲的疾病，解釋為什麼同一個人身上會出現不同類型的風險因子——心臟病與糖尿病——也就是代謝症候群。一張複雜交錯的網絡逐漸浮現，而發炎位於這張網絡的核心；「共同土壤」假說（"common soil" hypothesis）把現代最主要的幾個健康威脅串聯起來。經常同時出現的慢性疾病除了心臟病、中風、癌症、糖尿病與肥胖症之外，還包括阿茲海默症等神經退化性疾病。上述任何一種疾病的患者，罹患其他幾種疾病的可能性會更高。事實上，這些代謝疾病也是老化疾病，並非偶然。

Chapter 6 • 大腦灰質 Gray Matter

伊里亞・梅契尼可夫的肚子隨著年齡愈來愈寬肥。記者對他的描述是「凌亂的頭髮糾結成團，像被雷雨摧殘過的小麥田。」[1] 身穿破舊的西裝四處晃蕩，口袋裡塞滿報紙與信件，「很像經常在塞納河畔尋找二手書或印刷品的頹廢收藏家。」他把雨傘忘在火車上，走進室內忘記脫下膠鞋，還經常忘記氈帽和眼鏡放在哪兒。不過在整理研究論文和實驗室器材的時候，他總是能立刻找到他想要的東西。身為堅定的無神論者，梅契尼可夫對來世的想像不屑一顧，而且熱衷於尋找「治療」老化的方法。他展開史上第一場系統化的老化研究，在一九〇三年發明了**老年學**（gerontology）這個詞，他發現大部分的百歲人瑞都是窮人。他的研究重點沒變，依然是巨噬細胞，不過他現在用更細緻的觀點處理這種他珍愛的吞噬細胞。巨噬細胞幫助生物對抗入侵者，也協助維持身體組織運作。梅契尼可夫懷疑，許多老年重大疾病都有巨噬細胞的參與。他認為它們既扮演免疫英雄，也扮演反派角色，遊走於黑與白之間的灰色地帶。

梅契尼可夫對於巨噬細胞和老化的想法在當時能理解的人不多，直到二十世紀晚期才重新獲得關注。科學家發現，巨噬細胞不僅會影響老化，也會影響伴隨老化而來的疾病，例如包括阿茲海默症在內的神經退化性疾病，甚至包括憂鬱症等精神疾病。

義大利老年醫學專家路易吉・費魯奇（Luigi Ferrucci）曾於一九九〇年代仔細研究老化的神祕機制，目前他是馬里蘭州巴爾的摩市國家老化研究所（National Institute of Aging）的科學主任。他觀察到有些老年患者坐輪椅痛苦度日，有些還能去跑馬拉松，年齡似乎不是可靠的健康指標。費魯奇想知道有沒有評估**生理年齡**的方法？或許有一種有力的血液標記，能用來判斷哪些人將更早死於老化。

愈來愈多研究發現慢性低度發炎與心臟病、肥胖症、糖尿病、癌症、失智症和其他常見老化疾病之間的關聯，這令費魯奇感到驚訝。他決定把研究焦點放在細胞激素 IL–6 上，[2] IL–6 已被證實能夠預示心臟病發作、中風、糖尿病，甚至死亡的風險。肥胖者血液裡的 IL–6 不僅來自免疫細胞，也來自脂肪與肌肉組織。費魯奇檢查了健康活躍的中年人血液裡的 IL–6 濃度，追蹤他們長達四年，發現 IL–6 濃度偏高可用來預測哪些受試者會失能，進行走路、吃飯、梳洗、如廁等日常活動時需要輔助。

費魯奇大感吃驚，他把研究結果寄給知名期刊的編輯卻遭到冷眼相待，甚至被嘲笑。審稿人認為費魯奇的發現很荒謬，堅稱他觀察到的發炎只不過是生病造成的，搞不好是因為老年人體內有原因尚未查明的感染。老化是相當複雜的過程，發炎可能是老化的核心作用——或甚至重要的一部分

——這個想法似乎非常可笑。費魯奇投稿遭拒多次之後才終於有機會發表研究結果。後來他發現IL–6不是理想的預示指標：有些人的IL–6濃度不高，卻還是逐漸老化。不過，他的研究熱忱並未因此冷卻。他認為IL–6只是故事的一部分，不是全貌。

在世紀交替之際的寧靜夏夜，費魯奇與朋友兼同事克勞迪歐．法蘭切斯基（Claudio Franceschi）在義大利的摩德納（Modena）共進晚餐。法蘭切斯基是當時義大利國家老化研究所的所長，兩人一如往常聊到發炎與老化的關聯。他們知道低度發炎通常會隨著年齡加劇。與年輕人比起來，老年人血液裡的發炎細胞激素濃度較高，也有更多與發炎相關的基因表現。研究顯示IL–6、CRP、TNF–α、IL–1β和IL–18等指標，與老年人罹患慢性疾病、失能，甚至死亡的風險上升有關。這種類型的發炎值得重視，因此法蘭切斯基認為它需要一個合適的名字。他稱之為**發炎老化**（inflammaging）：老年隱性發炎。

發炎老化

除了會使年輕人發炎的因素之外，老年人也面臨發炎老化的其他因素，有些因素肉眼可見。體脂肪會隨著年齡從身體各處轉移到腹部，形成容易造成發炎的內臟脂肪。更年期的雌激素與睪固酮等性激素濃度降低，也可能導致發炎。性激素控制巨噬細胞與其他免疫細胞，少了性激素，這些細胞會失控紊亂，舉例來說，雌激素可降低骨骼組織裡的巨噬細胞活性，更年期之後雌激素減少，於是骨骼毀損的速度快過重建的速度，慢性發炎本身有可能減少雌激素，製造惡性循環。

法蘭切斯基發明「發炎老化」這個詞之後，發炎老化愈來愈受到關注。[3]二〇一三年，發炎老化被認定為「老化標誌」之一，[4]老化標誌是可能驅使人類老化的幾個基本生理機制，例如基因會隨著時間變得脆弱，也更容易發生突變與表觀遺傳變異。受傷的分子和其他壓力源在逐漸老化的身體內累積，但老化的身體處理此類壓力的能力卻愈來愈差。為身體補充特化細胞的幹細胞數量減少，端粒（telomere）也一樣。端粒是簡短的DNA序列，在染色體末端發揮緩衝器的作用，染色體是細胞裡細細的條狀物，乘載大部分的遺傳資訊，端粒像鞋帶末梢的塑膠鞋帶頭，發揮保護作用，防止鞋帶磨損。研究發現，端粒長的人壽命比較長，也比較健康。

發炎既是指標，也是串連其他指標的共同力量。這些指標並非各自為政，而是不同的作用緊密交織，匯集於發炎老化上，就像車輪上的輻條那樣。任何一個指標都有可能引起發炎老化，也就是老年人常見的慢性低度發炎。這種發炎的主因是先天免疫系統持續受到刺激，如同梅契尼可夫的猜測，巨噬細胞在此扮演關鍵角色。

隨著年齡增長，生理廢物會在體內慢慢累積。受損或死掉的細胞、摺疊錯誤的蛋白質（misfolded proteins），以及其他破碎、突變或錯位的分子碎片，都會堆積在組織與器官裡，對身體形成壓力。每一顆細胞裡都有胞器粒腺體，製造人類維生不可或缺的能量，粒線體可能會受傷而無法發揮作用。這些廢物會刺激巨噬細胞與其他免疫細胞，[5]它們嘗試清除「垃圾」，用對付壞菌的方式做出回應，過程中導致發炎老化。身體之所以累積生理廢物不僅是因為年齡，也因為環境，促炎或抗炎的環境因素，包括飲食選擇，都會對老化的一個或多個指標產生衝擊。[6]

受損細胞的促炎特質不光是刺激免疫反應這麼單純。受損細胞可以自己修正錯誤，也可以自我毀滅，幫助身體抵禦意想不到的後果，例如有缺陷的遺傳物質形成腫瘤。不過它們還有第三種選擇：隨著時間失去功能。[7]它們不再有能力履行職責，停止生長與分裂，但它們依然活著，進入所謂的「衰老」（senescence）退休階段。**衰老細胞**一開始會分泌幫助修復受損組織的物質。不過隨著衰老細胞的數量愈來愈多，它們會破壞器官與組織的結構。衰老不是瞬間發生，而是一個漸進的過程，一開始是短暫、可逆的，後來變成長期、不可改變的。衰老細胞雖然擺脫了原本的職責，卻沒有閒著。它們變成強大的發炎介質，製造 IL-6 和 IL-1*β* 等細胞激素，改變正常細胞的行為，包括它們自己周圍與全身各處的細胞，也包括免疫細胞。衰老細胞隨著年齡增加數量，出現在各種人體組織裡，例如皮膚、肝、肺、腦、血管、關節、腎。它們住在製造胰島素的胰臟細胞裡，也住在心臟肌肉裡。它們在動脈粥樣硬化斑塊裡引起發炎，使斑塊變得容易破裂。它們也在內臟脂肪裡引起發炎，這是它們經常藏身的地方。它們會引發多種慢性發炎疾病。衰老細胞可能是許多老化相關疾病的潛在原因。

器官、骨骼、肌肉的老化疾病

步入五十歲的梅契尼可夫開始恐懼死亡，他經常在演講、寫書和寫文章的時候提及死亡。他試圖藉由實驗釐清死亡令人惶恐的全貌。當他的腎臟無法像過去一樣過濾毒素，只能勉力維持功能時，他的焦慮感變得更加嚴重。他認為鬍子變白是巨噬細胞害的，確信它們吞噬了毛髮的色素。就我們今日所知，這是部分事實：巨噬細胞的生長週期確實會影響色素的消失，動物研究發現，先天免疫發動的持續發炎可能會使毛髮褪色。[8]但這是個複雜的過程，且部分歸因於基因。在經歷過幾次心臟病發作之後，年過七十的梅契尼可夫死於心臟衰竭，他不知道巨噬細胞不僅滲透他的死亡，也早已滲透他的一生。他為醫學研究貢獻遺體，以科學之名接受肢解、面目全非。

梅契尼可夫知道老化疾病通常會成群出現。腎衰竭可能是其他疾病的傳令兵，甚至包括致命疾病。老化進行得很緩慢，所以診斷不出確切的臨界點，也就是導致雪崩的那一小片雪花。器官慢慢變得遲鈍，骨骼漸漸疏鬆，肌肉漸漸無力。人變得虛弱、失能，或許還會失智、憂鬱。這些傳統上被認為八竿子打不著的疾病，其實有一個共同點：安靜無聲、徘徊不去的發炎。研究發現發炎老化與許多常見的老化疾病有關，例如心臟病、肥胖、糖尿病、癌症、腎臟病、關節炎、肺病、肌肉萎縮、骨質流失、虛弱、失智症、憂鬱症等等。

隱性發炎可能會增加罹患腎臟病的風險，[9]而腎臟病加劇隱性發炎則有更堅實的證據。腎臟功能不良，身體會出現促炎因子，[10]包括廢物。廢物充滿液體而膨脹，導致腸道發炎並滲出脂多醣（lipopolysaccharide）等毒素。脂多醣存在於某些類型的細菌外膜裡，是一種細菌內毒素（endotoxin），會引起發炎。脂多醣是先天免疫系統中效果最強的活化劑之一。它隨著血液循環全身，模擬低度發炎，刺激發炎細胞激素的釋放，例如IL-1β、IL-6和TNF-α。除此之外，生病的腎臟無法充分清除殘留在血液和組織裡的發炎細胞激素。發炎會使原有的腎臟病惡化，並催化其他發炎併發症，例如心臟病。心臟病是腎臟病患者最常見的死因。

發炎也會造成骨質流失與關節炎等疾病。發炎干擾骨骼修復，還會驅使破骨細胞（osteoclast，骨骼組織的巨噬細胞）和其他免疫細胞積極分解骨骼，進而導致骨質過度流失。

骨關節炎曾被視為單純的「磨損性」關節疾病，現在則是在某種程度上被視為發炎疾病。[11]骨關節炎的發炎情況比類風濕性關節炎更加微妙，以先天免疫反應為主。❶巨噬細胞對長年使用或過度使用產生的物理壓力和組織損傷做出回應，進入骨關節炎患者的關節；而類風濕性關節炎患者的關節裡則是以後天免疫系統的白血球T細胞與B細胞為主。飽受壓力的關節也會自己製造促炎因子，協助破壞正常組織。增加骨質流失風險的發炎疾病不少，包括自體免疫疾病、肥胖症、老年性激素缺乏等等。

肌肉和骨頭一樣，也會被時間蹂躪。多數人都會在步入中年的時候流失一些肌肉與力量，但隨著時間流逝，老化會在某些人身上明顯加速。有可能是因為營養不良和缺乏運動，不過科學家認為肌肉隱性發炎的有害影響也是原因。[12]如同骨骼，巨噬細胞在此也發揮重要作用。[13]

發炎老化的老年生活非常糟糕。器官退化，走路變慢甚至必須停下，力氣驟減，連握手都變得費勁。摔倒、骨折、各種類型的意外傷害幾乎難以避免。住院、失能與死亡近在眼前。

身體虛弱的老年人更容易罹患腦部疾病與精神疾病。或許梅契尼可夫除了害怕身體失能之外，最害怕的是這個：心智喪失功能，卻仍有許多研究尚待完成。在他辭世將近百年之後，現代科學才漸漸揭露發炎在這些可怕疾病中扮演的複雜角色。

❶ 在骨關節炎患者的滑膜組織裡，巨噬細胞約占發炎細胞的六十%，T細胞約占二十%。Yu-sheng Li et al., "T Cells in Osteoarthritis: Alterations and Beyond," Review, *Frontiers in Immunology* 8, no. 356 (March 30, 2017).

失智症患者腦中的發炎細胞

一九〇六年，德國精神病學家兼神經解剖學家愛羅斯・阿茲海默（Alois Alzheimer）深入檢查五十六歲的奧格絲托・狄特（Auguste Deter）的腦部結構，當時她剛過世不久。狄特在他的療養院住了幾年，這所療養院在法蘭克福附近。她的丈夫在她開始出現異常的偏執、躁動、神智不清與記憶問題後，將她送進療養院。阿茲海默在狄特的神經細胞（神經元）內部與周圍，發現不尋常的纖維與有色團塊。「奇特的物質。」他如此描寫他發現的東西，[14] 並且動手畫下來。他也畫了小神經膠質細胞，這是腦部的巨噬細胞，與神經元緊緊相依。那一年他在圖賓根（Tubingen）的精神醫學研討會發表了這個病例，幾乎沒人感興趣。

阿茲海默症過去很罕見，但現在已是高齡化社會的失智主因。失智是定義廣泛的名詞，描述思考、記憶與決策能力有缺陷。阿茲海默觀察到的「奇特物質」是類澱粉蛋白與 tau 蛋白（tubulin associated unit，微管相關蛋白單位）。阿茲海默症患者的腦部累積了摺疊錯誤的類澱粉斑塊與纏結的 tau 蛋白，兩者都被視為阿茲海默症的指標。基因也與阿茲海默症有關，但全球至少有三分之一的病患是因為缺乏運動、吸菸、空氣汙染、高血壓、肥胖症、糖尿病、高膽固醇與腦傷等後天風險因子而患病。[15]

不是每個人都會落入狄特的下場。驗屍結果顯示，有些老人雖然腦部有斑塊與纏結，卻沒有出現阿茲海默症的症狀。科學家正在努力解開這個謎團，他們認為免疫系統與發炎是部分原因。事實上，菲爾紹在一八五八年的著作《細胞病理學》裡手繪了腦部的非神經元球形支持細胞，跟現代的小膠質細胞很像。[16]一九九〇年代中期，包括費魯奇在內的許多研究紛紛發現發炎與失智之間的關聯，但這時多數科學家依然認為，發炎是身體對組織損傷做出的反應。不過，波昂大學（University of Bonn）的神經科學家邁可・赫內卡（Michael Heneka）有不一樣的猜測。他記得阿茲海默細心手繪的小膠質細胞，他自己也一直懷疑發炎在疾病的發生中扮演更積極的角色。二〇一〇年五月，他為有失智傾向的實驗小鼠移除了一個發炎基因——NLRP3 發炎體。這群小鼠後來都通過了記憶力測試，也沒有出現任何心智障礙。[17]

赫內卡感到難以置信。他的實驗顯示發炎可能與失智症的發生有關，愈來愈多研究指出，發炎在阿茲海默症、帕金森氏症和其他失智症或甚至較輕微的腦部功能障礙中，發揮重要作用。近年來，科學家陸續發現更多與阿茲海默症有關的基因，它們幾乎全都和免疫系統有關，[18]尤其是先天免疫系統，包括將小膠質細胞從保護性質轉變成病理性質的變異基因。

除了神經元之外，小膠質細胞是腦部數量最多的細胞，在發炎與神經系統退化的關係之中，它們扮演關鍵角色。[19]如同身體其他部位的巨噬細胞，它們也參與組織修復並幫助腦部抵禦感染、毒素與任何可能傷害神經元的東西。阿茲海默症的類澱粉斑塊很像晶體，表面分子與某些細菌相似，對經過數萬年演化的先天免疫反應來說，它們是外來物質。小膠質細胞會試圖吞食與消化類澱粉蛋白，很像動脈粥樣硬化斑塊裡的巨噬細胞大啖膽固醇。它們會在這個過程中釋放大量細胞激素，例如 TNF-α、IL-1β 和 IL-6，活化其他小膠質細胞。正常情況下，這個過程很短暫，但是在阿茲海默症患者的腦部卻是持續進行，因為小膠質細胞高度敏感、過度活躍。隨之而來的慢性發炎會損壞神經元，造成失智。神經細胞發炎時，它們之間的連結在學習與儲存資訊的能力會變差。發炎也可能直接增加斑塊與纏結形成的速度，或是削弱小膠質細胞清除斑塊與纏結的能力，導致斑塊與纏結快速形成。[20]

二〇一三年，哈佛大學的神經學家特蕾莎．戈梅茲－伊斯拉（Teresa Gomez-Isla）解剖了充滿類澱粉斑塊與 tau 蛋白纏結的人腦。[21] 奇怪的是，只有部分受試者生前出現失智症的跡象。她發現一個驚人的現象：與沒有失智症狀的人比起來，失智症患者腦中的發炎細胞數量高出許多。她認為發炎有可能是腦部斑塊與纏結的發病前提，類似心臟斑塊與發炎之間的關係。[22] 或許比起斑塊與纏結，發炎才是神經元更主要的死因，進而導致記憶喪失與其他認知問題。

有長達好幾個世紀的時間，科學家曾相信身體突如其來的發炎不會影響腦部，因為腦有一層堅固的血腦屏障，這是由內皮細胞構成的密林，只有非常惡劣的情況，如嚴重腦傷，才能突破這層屏障。幾十年前，腦部仍被視為免疫細胞和發炎蛋白質無法滲透的地方。現在我們知道，巨噬細胞與細胞激素可以穿過血腦屏障，或是接力傳遞發炎信號、穿透內皮細胞，促進類澱粉斑塊與 tau 蛋白纏結的形成，刺激小膠質細胞，損壞神經元。以阿茲海默症來說，當小膠質細胞清除類澱粉斑塊的能力變差時，全身的巨噬細胞都會被徵召，進而加重發炎。

步入中年之後，也就是四十幾歲和五十幾歲，身體發炎與晚年心智能力下降之間有關聯。[23] 中年人若血液發炎指標較高，預示將來會發生腦容量變小、記憶問題和其他認知問題，以及阿茲海默症等嚴重的失智症。[24] 慢性發炎疾病的患者面臨的正是這種情況，例如心臟病、糖尿病、肥胖症、高血壓、關節炎、發炎性腸道疾病等等。慢性發炎疾病的預防和治療，是維持老年後思維敏捷的重要作法。

唇泡疹和牙齦疾病等常見的慢性感染症，或許也會增加未來的失智風險。[25]短暫的嚴重感染也是，例如需要住院治療的肺炎。敗血症是免疫系統對感染祭出排山倒海的免疫反應，導致全身性的發炎與多重器官功能障礙，敗血症患者比較容易快速心智衰退與譫妄。有時候，發炎也會對腦部造成一定程度的永久損傷，例如普通感冒或流感之類的輕微感染時，腦部發炎可能導致暫時的「腦霧」，這種情況在此類疾病不算少見。

中風或腦創傷也會增加失智風險，發炎是許多中風發病的原因與後果。傷害為心臟供應血液的血管的發炎反應，也會傷害為大腦供血的血管。腦創傷患者可能會持續發炎，腦部堆積 tau 蛋白與類澱粉蛋白，例如曾被診斷一次或多次腦震盪的美式足球員。[26]中風與腦創傷可能會使大腦發炎，進而造成認知問題與情緒障礙，例如憂鬱症。今日的科學家認為，隱性發炎與神經退化和精神健康之間都存在著相關性。[27]

發炎推助心智崩壞

在憂鬱的梅契尼可夫嘗試感染疾病、讓身體發炎的一個多世紀後，一九八〇年代的科學家開始發現疾病與憂鬱症之間的關聯。疾病令身體發炎的同時，也會改變心智，病人不僅身體疲勞，精神也感到虛弱，他們或許會變得陰沉焦慮，不想與人互動；食量變小，行動緩慢；睡眠品質不佳，感受不到生活樂趣。疾病行為如此演化，或許是為了讓我們專心養病，減少擔心覓食與消化食物之類的俗務，以及防止我們感染其他人。這些源於先天免疫反應的行為，和憂鬱症的症狀驚人相似。

梅契尼可夫第一次自殺的時候還很年輕，他深愛妻子露德米拉・費奧多羅維奇（Ludmilla Feodorovitch），而她體弱多病，是肺結核患者。結婚短短幾年後她就去世了，梅契尼可夫為自己注射大量嗎啡來淹沒悲痛。他一邊做實驗一邊對抗不時發作的憂鬱症，後來第二任妻子歐嘉染上傷寒，加上大學的工作環境因為政治動盪變差，他再次嘗試自殺，這次他為自己注射一種叫做疏螺旋體（Borrelia）的細菌，會導致反覆發燒。他沒死，歐嘉也活了下來，最後他們在巴斯德研究所迎來更美好的人生。

傳統上憂鬱症被認為是腦部血清素濃度太低所導致，許多抗憂鬱藥物都以增加血清素為目標。一九九〇年代上市的百憂解（Prozac）帶來每年數百萬甚至數十億美元的收益。大約同一時期，聖荷西的精神科醫生史密斯（R. S. Smith）在一本不知名的醫學期刊上悄悄發表了一篇逆風的論文，題目是〈憂鬱症的巨噬細胞理論〉（The Macrophage Theory of Depression）。[28] 他認為巨噬細胞釋出的發炎細胞激素可能會進入腦部，導致憂鬱症。❷後續也有其他研究發現免疫系統和憂鬱症之間的相關性，只是大多並未受到重視。除此之外，基礎科學家發現給小鼠注射發炎刺激物，例如有感染性的細菌、脂多醣、細胞激素，小鼠的行為與接觸到心理壓力源時一模一樣。

巨噬細胞可能影響情緒是一個極具顛覆性的想法，不僅挑戰生物學原則，也挑戰了可追溯到笛卡兒根深柢固的二元論。笛卡兒認為身心絕對分離，令人憔悴的情緒障礙與身體上的疾病毫無關聯。血腦屏障就是這個觀念的實證，只不過它很快就要傾覆——如同它的哲學基礎。

目前為止的研究顯示，發炎影響的不只是身體健康，也會影響心理健康，包含憂鬱症、自殺、焦慮症、創傷後壓力症、思覺失調症、雙相情緒障礙症（舊稱躁鬱症）、自閉症。[29] 基因確實也會影響心理健康，而且對心理疾病的影響有的比較大，如思覺失調症、雙相情緒障礙症，有的比較小，如憂鬱症。許多憂鬱症相關基因都和神經系統及免疫系統有關。

到了二十一世紀初，科學家開始發現憂鬱症患者身上的發炎指標濃度如 CRP 普遍較高，有些憂鬱症患者在確診之前，就已有低度發炎在血液裡潛伏。研究也指出一種線性關係：憂鬱症患者的發炎程度愈嚴重，憂鬱的症狀就愈難處理。比如，二〇一三年有一項大型研究評估了七萬多名受試者的心理痛苦或憂鬱症狀，透過測量 CRP 濃度，發現受試者的發炎程度與出現心理痛苦、憂鬱或甚至因憂鬱而住院的風險成正比。[30] 此外，許多使用先進腦部成像技術的研究發現，身體發炎可能會對腦部與情緒產生直接影響。[31] 人類與動物的腦部成像顯示，**身體發炎會影響腦部的特定部位**，包括與情緒障礙（如憂鬱症）有關的部位，從而改變大腦功能。

心臟病、癌症、肥胖症、糖尿病、失智症、中風、風濕性關節炎、發炎性腸道疾病、慢性發炎疾病、狼瘡、氣喘、過敏等慢性疾病患者，比健康的人更容易罹患憂鬱症，這種影響不能完全歸因於一種或多種慢性疾病帶來的生活品質改變。另一方面，憂鬱症本身會增加罹患慢性發炎疾病與加劇病情的風險。人類接觸促炎刺激物似乎也會誘發憂鬱症，如同早期的動物研究結果，即使原本沒

❷ 目前已有研究在憂鬱症患者身上觀察到先天與後天免疫反應失調。Eléonore Beurel, Marisa Toups, and Charles B. Nemeroff, "The Bidirectional Relationship of Depression and Inflammation: Double Trouble," *Neuron* 107, no. 2 (July 22, 2020): George M. Slavich and Michael R. Irwin, "From Stress to Inflammation and Major Depressive Disorder: A Socia Signal Transduction Theory of Depression," *Psychological Bulletin* 140, no. 3 (May 2014).

有情緒障礙也一樣。研究發現接受發炎細胞激素IFN-α（干擾素α）治療的癌症或慢性感染病患，約有半數後來罹患憂鬱症。就連疫苗也有可能誘發程度足夠嚴重的發炎，[32]引起輕微憂鬱症狀、增加血液裡的細胞激素濃度、改變與憂鬱相關的腦部區域活動。

借助動物實驗，我們認識了發炎導致憂鬱症的可能原因。發炎活化的小膠質細胞爆走，製造發炎細胞激素，破壞腦中影響情緒和行為的神經連結。大腦發炎會減少在神經元之間流動的血清素。細胞研究顯示，發炎或許也會壓抑腦細胞的生成，並加速既有腦細胞的死亡，進而增加罹患憂鬱症的風險。

我們還無法斷言每一個憂鬱症或失智症病例都能溯源至發炎，但是有愈來愈多的證據顯示，發炎在神經退化性疾病與精神疾病中扮演關鍵角色，為持續探索這個浩瀚的未知疆界提供動力。這些證據也符合正在成長的發炎和現代慢性疾病知識體系，這是一套值得關注的知識體系，誕生於不同醫學領域凝聚的共識，用隱性發炎將導致失能和死亡的各種現代疾病串連起來。蠢蠢欲動的發炎不僅是這些疾病的後果，也是潛在的病因，就算隱性發炎不會直接導致疾病，也會降低身體承受打擊的能力。

因緣際會，代謝性發炎與老化發炎在二十世紀晚期幾乎同時被發現，揭露了各種隱性發炎之間的緊密關聯。代謝性發炎的觀念來自研究肥胖小鼠，老化發炎則是源自人類的老化研究，兩者都對隱性發炎做出類似的結論，也發現慢性低度發炎對代謝疾病和老化均發揮核心作用。雖然代謝性發炎與老化發炎的促炎原因時而相同、時而相異，但有部分維持發炎狀態的分子機制是一樣的。

隱性發炎可能是多種慢性疾病的根源，身體不同部位與系統的疾病看似無關，在生理機制上卻有深厚的關聯，這樣的觀念曾經令人咋舌，而且證據也不多。隱性發炎悄然無聲、長期蟄伏，等待爆發的那一天，或許是看似突如其來的心臟病發作、癌症確診，也可能是在健身房如常運動卻出了問題，演變成嚴重殘疾。或許傑伊的脖子受傷之前，隱性發炎早已在他的血液裡蟄伏好幾年，對他後來的發病產生或大或小的影響，風濕科醫生認為確實有這種可能性。隱性發炎的人更容易罹患明顯的自體免疫疾病。

一八一二年，菲爾紹出生的前幾年，第一期《新英格蘭醫學期刊》將感染描述為當時最常見的死因，例如霍亂、肺癆、天花、原因不明的發燒（其他致命疾病包括腹瀉、偶發昏厥、喝冷水、精神錯亂等等）。[33]到了二十世紀中葉，隨著衛生條件改善與抗生素問世，感染造成的死亡（典型的免疫奮戰）在世上許多地方漸漸絕跡，新的疾病開始大量出現。接下來的幾十年，發炎性自體免疫疾病與過敏性疾病在西方國家逐漸蔓延。身體攻擊自己的能力（天厭自毒）曾是科學界避而不談的荒誕想法，但是對許多對抗罕見自體免疫疾病（例如傑伊）與常見自體免疫疾病（例如發炎性腸道疾病、乳糜瀉、類風濕性關節炎、多發性硬化症、氣喘、第一型糖尿病、狼瘡）的患者來說，這已是他們的日常。

除了自體免疫疾病，其他慢性疾病也變多了：心臟病、中風、各種癌症、肥胖症、糖尿病、高血壓、神經退化性疾病、精神疾病等等。如同自體免疫，現在這些疾病都被視為發炎疾病（至少部分是），這個觀念過去二十幾年來受到科學進展的支持。發炎疾病是當今世上最常見的病因和死因，隱性發炎會觸發或加劇各式各樣的疾病，它早就在體內悄悄沸騰，說不定就隱身在疾病的核心裡。菲爾紹對發炎與疾病的許多看法雖然在他的年代不受重視，現在卻迎來華麗轉身。

幾個世紀前梅契尼可夫在海星幼蟲身上觀察到游走細胞，在其他科學家想要消滅它們的時候，他努力證明它們的存在意義。而現在梅契尼可夫的「大食客」也慢慢登上令人仰望的高處，巨噬細胞既是狼也是羊，幾乎所有的疾病都有它們的參與，可說是免疫與發炎的關鍵。巨噬細胞能對抗細菌和腫瘤，促進組織修復，大部分的慢性發炎疾病裡都能發現大量巨噬細胞，包括自體免疫疾病，它們與後天免疫系統的細胞並肩作戰。對潛伏在現代致命疾病裡的隱性發炎來說，巨噬細胞也發揮重要作用。心臟病的每一個階段都有巨噬細胞的身影，它們吞噬動脈粥樣硬化斑塊裡的脂質，釋出幾十種發炎分子，預示著斑塊極有可能破裂並導致心臟病發作。它們住在體脂肪裡，用脂肪細胞將自己團團包圍，贅肉裡的發炎狀態大半是它們製造出來的。它們在胰臟裡群聚，偷偷擊垮分泌胰島素的細胞。它們任由腫瘤綁架自己，以不可挽回的方式背叛身體。它們參與老化和伴隨老化而來的疾病。它們在腦部推助心智的崩壞。

二十世紀初，葡萄牙哲學家費爾南多・佩索亞（Fernando Pessoa）在里斯本的一間小公寓裡生活和工作，獨居的他在這裡用多本筆記簿寫下豐富作品。佩索亞經常改名用不同的身分寫作。[34]他不說自己用的是假名，因為「假名」這個詞無法體現他各個分身的智識深度。他說這些是他的「異名」（heteronym）。例如亞伯托・開羅（Alberto Caeiro），他與姑婆一起住在鄉下，只受過小學教育；阿爾瓦羅・德・坎波斯（Alvaro de Campos），學的是機械工程，詩作慷慨激昂、充滿憤怒；還有里卡多・萊斯（Ricardo Reis），他鼓勵讀者享受當下，不要追逐野心。佩索亞一個人就創造了將近一百個各具特色的分身。他終其一生筆耕不輟卻隱姓埋名，沒有人認識他和他的作品，直到他胃痛和發燒的那一天。「我不知道明天會發生什麼事。」他臨終前在聖路易斯醫院的病床上寫道。[35]他過世很久之後，作品才迎來爆炸性的關注。

發炎就像佩索亞的異名一樣，以多種面貌存在。急性與慢性，明顯的與隱蔽的，途徑和參與者隨著發炎的原因、方式與部位而有不同。腳踝扭傷會出現凱爾蘇斯所說的四大症狀：紅、腫、熱、痛；普通感冒的咳嗽與打噴嚏，是鼻子與喉嚨的黏膜發炎導致；流感病毒使全身發炎，造成肌肉與關節疼痛。長期的隱性發炎不同於張揚的自體免疫，有不一樣的外觀和感受，但其實這些分身都出自同一位作家的想像力。發炎的組織通常會出現免疫細胞浸潤、血管新生和細胞數量增加等情況。我服務的醫院不同科別位在不同樓層，每個樓層參與發炎的細胞都不一樣，像是心臟的內皮細胞、腸道的腸細胞，但發炎反應在根本上大同小異，因為細胞之間的交互作用是一樣的，只不過在組織和器官裡表現各有不同，在某種程度上它似乎是同一回事，卻又各具特色。隱性發炎是偽裝高手，能換上各式各樣的面貌悄悄蔓延，直到混亂爆發。這使我們面臨一個困境：如何預防、察覺或治療這把無聲的火焰，在它變成煉獄之前出手干預。

Chapter

7・消炎解方

Resolution

黑便（melena）——深色的黏稠糞便，裡面有被消化過的血液——氣味獨特，令人難忘。在一個秋天的早晨，我走進紐約長老會醫院的加護病房，惡臭撲面襲來。含有銅和鐵的凝固血液燒焦後與糞便混在一起，有點酸、有點甜、有點腐爛的味道，大概沒有屠宰場那麼腥臭，但噁心程度不減。

病人吐出一坨坨類似粗磨咖啡粉的東西，含血的嘔吐物顏色很深，因為血接觸到她的胃酸。我讓她側臥檢查直腸，濕軟的黑色血塊從她的肛門裡湧出，掉到我的手套上。接著我將內視鏡的管子伸進她的喉嚨裡，這條像蛇一樣的管子和我的食指差不多粗。內視鏡抵達胃部，我看到一大塊坑坑疤疤的白色斑塊，還有一條血管正在噴湧鮮血。我在潰瘍周圍注射了腎上腺素，這是一種收縮血管、幫助止血的藥物。我往內視鏡的切片管道裡放入夾頭，這是一種末端像鑷子的裝置，可以夾住和壓緊組織。我在出血的血管上夾了兩個夾頭，血止住了。這位病患一直在服用阿斯匹靈，而且用量很大，目的是舒緩背痛。

阿斯匹靈等消炎藥是歷史記載中人類最早使用的藥物之一。[1] 古埃及醫學文獻《埃伯斯紙草卷》（Ebers Papyrus）指出，柳樹的樹皮可用作消炎藥物，緩解各種疼痛。幾千年後，當凱爾蘇斯第一次描述發炎的紅、腫、熱、痛時，他也是使用柳樹皮來減輕這些症狀。十八世紀晚期，住在英格蘭鄉間的牧師愛德華・史東（Edward Stone）偶然嘗到他用來治療發燒的柳樹皮，那種苦味使他想起治療瘧疾、含有奎寧的金雞納樹皮。[2]

一八二八年，德國慕尼黑大學的藥學教授約翰・布赫納（Johann Buchner）成功萃取柳樹療效的關鍵成分：一種苦味的黃色晶體，他稱之為水楊苷（salicin）。[3] 一八九七年，服務於拜耳製藥公司（Bayer）年輕聰明的化學家費利克斯・霍夫曼（Felix Hoffman）發明了一種純度高又穩定的水楊苷，❶ 用來緩解父親的風濕痛。一八九九年，拜耳公司推出名為阿斯匹靈（aspirin）的新藥，是裝在玻璃瓶中的粉劑，這款藥物大受歡迎，拜耳因此舉世聞名。

阿斯匹靈最初用於治療疼痛、發燒和發炎，可降低 NF-κB 和許多發炎分子的活性，例如 CRP、IL-6 和 TNF-α。它也是一種抗血小板藥物，有助於防止血栓。現在它經常出現在預防心臟病、中風和某些癌症復發的處方箋上。如同布洛芬（ibuprofen）、萘普生（naproxen）和其他常

❶ 霍夫曼有可能是依照同事阿圖爾・艾興格林（Arthur Eichengrün）的指示做研究。霍夫曼後來還合成出海洛因。Walter Sneader, "The Discovery of Aspirin: A Reappraisal," *British Medical Journal* 321, no. 7276 (Dec. 23–30, 2000).

見藥物，阿斯匹靈也是一種非類固醇消炎藥（NSAIDs）。

非類固醇消炎藥是成藥，世界各地都用它們來緩解現代生活中的各種疼痛，例如肌肉或關節疼痛、頭痛、感冒、流感、發燒等等。非類固醇消炎藥藉由抑制環氧合酶（cyclooxygenase）來消炎止痛，環氧合酶會製造叫做前列腺素的荷爾蒙，前列腺素會在療癒過程中誘發疼痛和發燒等發炎症狀。不過，抑制發炎必須付出代價。前列腺素可保護胃內黏膜抵禦酸害，並通過凝聚血小板來促進血液凝結，因此抑制前列腺素可能會導致胃潰瘍和腸道潰瘍。每年都有成千上萬的美國人死於非類固醇消炎藥引起的出血。[4] 此類藥物還會造成肝臟與腎臟問題，為了減輕胃腸副作用，有些非類固醇消炎藥僅抑制一種環氧合酶，但這種類型的非類固醇消炎藥較不普遍，因為它們會促進血液凝固，反過來增加心臟病發作和中風的風險。

縱觀古今，消炎藥的開發一直專注於抑制或阻斷發炎。從柳樹皮和非類固醇消炎藥，到針對新標靶的大量現代製劑，消炎藥都是以提水救火為目標。然而有愈來愈多的研究告訴我們，對抗發炎還有一種全新策略，如今科學家不僅研究如何抑制發炎，也研究如何逆轉發炎。

用類固醇攻擊發炎

二〇一二年夏天傑伊初次發病，當時他服用布洛芬來緩解脖子上的肌肉疼痛。當這種方法不管用、病情進一步惡化的時候（他的頭完全抬不起來，呼吸和吞咽困難），醫生開了一種叫做普賴松的類固醇藥物給他。

類固醇是一種強大的合成藥物，與皮質醇相似，皮質醇是一種身體自然產生的荷爾蒙。與非類固醇消炎藥不同的是，類固醇不僅能減輕發炎，還能抑制不同類型的多種發炎細胞和化學物質，以廣泛、無差別的方式抑制免疫系統。距今將近一個世紀前，類固醇被譽為神藥。[5] 一九四〇年代晚期，梅奧診所（Mayo Clinic）給一位罹患類風濕性關節炎的臥床年輕女性服用類固醇，原本嚴重的關節腫脹和疼痛隨之消失，臥床多年的她終於可以起身走路（據說她還跑去羅徹斯特市中心血拚一番），此消息震驚全球。法國畫家拉烏爾．杜菲（Raoul Dufy）也是類風濕性關節炎患者，原本必須用膠帶把畫筆綁在手上才能作畫，服用類固醇之後行動大幅改善，他色彩繽紛的樸拙畫作也是。

當然，天下沒有白吃的午餐。非類固醇消炎藥的形象良性無害，使用頻率高，使用起來也很隨意。類固醇的副作用就很可怕了（也因此推動了非類固醇消炎藥的發明）。服用類固醇的那幾個月，傑伊變得焦躁不安，睡不好覺，整個人發胖，臉部浮腫。他的腎上腺漸漸停工，這令他無比疲憊、食慾不振、肌肉無力，他身上很容易出現瘀青。他服用類固醇的時間愈長，就愈有可能出現其他健康問題，例如嚴重感染、骨侵蝕和糖尿病。做為處方藥，類固醇曾於一九五〇年代大量使用，後來因為副作用的緣故，醫生開藥變得十分謹慎，尤其是長時間使用時。我很少開類固醇給病人，除非是極嚴重的發炎，而且主要是為了爭取時間，讓更新、更安全的藥物有機會發揮效果。

話雖如此，面對發炎危機時，類固醇可以挽救器官——和生命。日子一天天過去，我在一旁等待類固醇為傑伊阻擋發炎，帶來奇跡般的康復，或至少是緩慢的、一點一滴的恢復正常。無奈的是，他就算服用最高劑量也不見起色。

我們用來對抗發炎的武器大多不是精準打擊，著實令人沮喪。非類固醇消炎藥像彈弓，類固醇像長柄大槌，它們以無差別攻擊的方式對付發炎、抑制免疫系統。因為瞄準的範圍很廣，難免會造成不同程度的附帶損害。尋找抑制免疫系統的新藥，特異性（specificity）成了關鍵，也就是在抑制免疫反應的能力時盡量選擇特定目標，一方面保持身體自我防禦能力，一方面關閉有問題的途徑。這可以追溯到保羅・埃爾利希的染色實驗，以及他認為抗體和目標如同鎖與鑰匙精確配對的看法。一九〇〇年代，埃爾利希用抗體受體的概念尋找新藥，他想像一種藥物可以經由設計殺死特定的細菌，就像子彈從槍管中發射，擊中特定的目標。他把這種假想的藥物命名為Zauberkugel，意思是「神奇子彈」，[6]最終開發出世上第一款有效治療梅毒的藥物砷凡納明（Salvarsan）。

時至今日，人類仍在努力尋找治療發炎的「神奇子彈」。困難之處在於，這把槍瞄準的是身體內部，目標是一種演化力量塑造出來的機制，而且這種機制對人類的生存至關重要。過去操控免疫系統的作法，主軸是觸發或增強免疫反應來抵禦細菌，疫苗的開發也是如此。積極抑制免疫系統是一個相對較新的概念，原因是科學家漸漸意識到過度激動的免疫反應需要受到限制，無論病理源頭是自體免疫疾病與過敏，還是器官移植等醫療干預手段。

二十世紀下半葉開發出許多免疫調節藥物。若將這些藥物想像成一段階梯，每升一階，藥效就變得更強或是更具特異性，又或者是兩者兼備。它們能緩解自體免疫疾病，讓病人拾回失去已久的能力。以前憤怒的免疫系統會強烈排斥移植器官，有了這些藥物，外來器官可以順利入住新的身體。心臟、肺臟、肝臟、腎臟等器官，從腦死捐贈者體內搬遷到充滿希望的新家。治療發炎猶如一門藝術，擔負此項任務的醫生不僅要決定使用哪種藥物，還要決定是否該從最下層的階梯出發，或是從最上層。一開始下手不要太重，然後逐步升級治療；或是直接火力全開，再視需要減輕藥效。採用何種作法取決於病程、病情的嚴重程度、失能或死亡的機率有多高。

傑伊在芝加哥大學的風濕科醫生卡特知道，他必須從階梯的最上層出發，使用最強大的工具。儘管服用了其他醫生開的類固醇，傑伊仍然快速退化，並且面臨嚴重永久損傷的可能性，甚至更糟。原本必須使用布洛芬緩解的頸部扭傷愈演愈烈，以勢如破竹的姿態每分每秒偷走更多的肌肉功能。傑伊戴著一個笨拙的支架跌跌撞撞度過那段日子，支架猶如救生繩索，幫助他完好無損地生活、工作，因為頸部和背部的肌肉已經無法支撐他維持直立。他擔心現代醫學對付不了他的免疫系統，這場攻擊將以免疫系統獲勝收場。他不知道自己會不會一輩子穿著支架。

卡特醫生碰到大麻煩，他無法完全掌握他正在調查的發炎的樣貌。它展現了毀滅性的怒火，也展現了導致身體功能嚴重喪失的能力，但潛藏在病況底下的原因仍是個謎。發炎的主要症狀不僅肉眼看不見，連現代醫學檢查也幾乎偵測不到，卡特無法預測傑伊對治療的反應。每個人對免疫調節藥物的反應都不一樣，部分取決於病患個人的基因組成，對體內無數條發炎途徑來說，每一種藥只針對某個特定部分發揮作用。

發炎是保護我們免受環境傷害（包括與我們共同生活在這個星球上的生物）的原始機制，準確揪出發炎是一項巨大挑戰。對維持生命來說至關重要的免疫反應演化出無用的冗餘功能。免疫反應是眾多分子共同策畫的結果，只以一個或幾個分子為攻擊目標可能還不夠。這是一個經過微調的過程，有固有的感測器與回饋路徑，抑制發炎的其中一個關鍵成分，可能會觸發另一條途徑的代償反應。即使克服了這些挑戰，若比較一下服用免疫抑制藥物的好處與風險，會發現風險不一定能令人接受，例如致命的感染。

卡特醫生決定在黑暗中放手一搏，試試強行緊急關閉傑伊的免疫系統，他打算拿出火力最強大的武器，讓它們同步發揮作用。傑伊被這個想法嚇到，但絕望的他也願意賭一把。卡特繼續讓傑伊服用類固醇，除此之外，他加開了他克莫司（tacrolimus），這通常是器官移植後服用的藥物，可防止身體對外來組織啟動發炎攻勢。他克莫司會抑制T細胞，而T細胞的作用是幫助身體對抗感染。服用他克莫司的嚴重風險包括腎臟受損、癌症和嚴重感染。傑伊必須避免與感染病患密切接觸，身上任何大小傷口都要保持清潔，也不能吃生蠔與貝類等特定食物。卡特還在傑伊的療程中加入了硫唑嘌呤（azathioprine）。硫唑嘌呤是一種化學物質，會抑制DNA合成和減少免疫細胞的製造來抑制免疫，副作用包括胃腸問題、某幾種癌症，以及可能導致貧血的骨髓抑制。

卡特也試過其他辦法。那年夏天我去了一趟醫院的注射室，傑伊坐在一張桃紅色的躺椅上，他身旁的推車上掛著一個裝有透明液體的點滴袋。這袋液體看起來像無害的生理食鹽水，其實裡面有來自大約一千名捐血人的免疫球蛋白（又稱抗體）。這種療法叫做靜脈注射免疫球蛋白，用來治療自體免疫疾病，它會在免疫系統執意要攻擊某個目標時，試圖分散免疫系統的注意力，就好比用閃亮的新玩具讓哭泣的孩子分心，把攻擊身體的抗體和細胞激素挪開，或是解除它們的攻擊力。

不過這些想法都是通則，沒有人知道或證明靜脈注射免疫球蛋白如何幫助發炎患者。一個星期前，傑伊焦慮地閱讀靜脈注射免疫球蛋白治療可能碰到的問題，包括腎衰竭、心臟或肺臟血栓、腦部發炎。但是面對令人日漸衰弱的神祕發炎，用同樣神祕莫測的方法來治療似乎相當合適。他靠在躺椅上坐了八小時，雙眼輕閉、緩慢呼吸，插入靜脈的導管將液體送入他的體內。今天是第一次，同樣的注射治療往後還有許多次。

消退發炎反應

卡特為傑伊進行的緊急治療基本上是傳統作法，以抑制發炎為目標。距離他放手一搏大約二十年前，在將近一千英里外的一個實驗室裡，有一位醫生開始用全新的方法治療發炎。察爾斯・瑟翰（Charles Serhan）不僅想了解如何抑制發炎反應，也試圖了解如何逆轉或**消退**發炎反應。一九八九年他從波士頓去了日本一趟，他在東京與京都的街道上漫步，在研討會上演講，品嘗各種美味的拉麵和魚，度過了美好時光。回到波士頓之後，他突然病得很重。一開始他認為起因是前一天晚上吃的外賣，因為他回國後一直沒空自己做飯。他的胃劇烈疼痛，感覺起來異常僵硬，摸起來卻非常柔軟。他的症狀一直沒有減輕，而且開始發燒，於是他被緊急送往布萊根婦女醫院，他最近剛在這裡成為醫學系的教學研究科學家。醫生的診斷是腸穿孔，也就是腸道有一個小洞，外科醫生緊急為他手術，縫合開孔。

沒人知道為什麼會發生這種事。瑟翰是一個三十多歲的年輕人，從沒生過病，也沒有任何腸道問題，像是大腸憩室炎和發炎性腸道疾病。他躺在病床上，身上多了一個新的人工造口，穿透腹腔壁皮膚直通腸道，用來排泄糞便。他想知道自己的身體到底發生了什麼事，於是請實驗室的一名博士後研究員為他抽取多份靜脈血樣，發現發炎指標的濃度很高。他才剛因為腸道發炎而接受手術，這樣的結果在意料之中，不過，因為止痛藥作用而昏昏沉沉的瑟翰對自己體內的這場大戲感到無比好奇。他覺得，他的醫生並不了解發炎。

瑟翰接受了第二次手術把腸道重新接好，回到實驗室後，他決定進一步調查。他在小鼠身上重現發炎，與破壞他的腸道的發炎類似但不完全一樣。如同在他自己體內一樣，急性發炎是小鼠抵禦傷害的第一道防線，也就是多種細胞聚集起來，包括嗜中性白血球和巨噬細胞。這些細胞會製造強大的促炎因子，例如細胞激素和趨化因子。血管擴張，血流增加，液體和蛋白質滲出血管、進入組織，一旦刺激減弱——無論是細菌還是傷害——發炎細胞就會離開現場，發炎隨之消失。

瑟翰跟同時代的大多數科學家不一樣，他感興趣的是消炎之後的現象：火焰漸漸熄滅，戰鬥結束後死掉的細胞與殘骸。自從有了顯微鏡以來，這種過程已在文獻中留下詳實紀錄，但它被認為是一種被動過程，意思是免疫細胞與它們分泌的化學介質會隨著時間自然減少，從而減弱作用。瑟翰在小鼠身上仔細觀察這個階段發生了哪些事。他記錄了發炎細胞最初開始撤退的時刻，以及它們完全消失的時刻，並且詳細描述發炎反應消失的速度。他想知道背後是否還有其他原因，有沒有隱密的信號主導這些細胞的命運。他心想，說不定大家都想錯了，說不定發炎疾病最大的難題不在於是什麼啟動了發炎，不是「打開」開關，而是消炎的機制壞掉了，也就是「關上」開關。

整個一九九〇年代，瑟翰和研究團隊不斷做研究，到了二十一世紀初，他們發現發炎的消退確實是一個主動的過程。[7]當然，發炎的組織不會恢復到原本的狀態，收拾善後和修復系統的行動仰賴特定的抗炎細胞激素、生長因子與其他分子。引起急性發炎的細胞，也就是巨噬細胞和嗜中性白血球，會在發炎消退的時候切換開關，釋放新的化學物質，這正是瑟翰一直在尋找的隱形介質。他將這些分子命名為**消退素**（resolvins）。

在接下來的幾十年裡，瑟翰與研究團隊和世界各地的科學家合作，繼續發現愈來愈多的這種分子，最終形成一個「專門促消炎介質」（specialized pro-resolving mediators）❷超級家族，成員包含消退素、脂氧素（lipoxins）、保護素（protectin）和maresin❸。促消炎介質是獨特的免疫信號分子，大多取自脂質而非蛋白質，能幫助消炎，並清除體內殘留的發炎細胞激素和殘骸。它們減緩免疫細胞浸潤，並促使巨噬細胞吞噬死掉的細胞，這是推動巨噬細胞切換到消炎狀態的信號之一。許多動物研究和部分人體研究都已證明，這些小小分子可以逆轉疾病中的發炎狀態，並強化療癒反應，促進組織再生和傷口修復。促消炎介質會減緩腫瘤生長，輔助癌症治療，還能減少發炎的體脂肪，也可以預防缺血性中風和阿茲海默症。瑟翰的實驗證明在手術過程中，當血液回流到缺氧組織、引起發炎時，促消炎介質可以發揮消炎作用。它們還特別擅長消除發炎最嚴重的症狀之一：疼痛。

促消炎介質會刺激一種叫做調節T細胞（Tregs）的特殊白血球。調節T細胞是維持發炎穩態與抑制過度發炎的關鍵要素，只要輕輕碰觸免疫細胞，就能降低免疫細胞的活性。它們能控制和安撫各種先天和後天免疫細胞，包括巨噬細胞、樹突細胞、B細胞，以及某些與慢性疾病和器官排斥反應有關的高度促炎T細胞。調節T細胞會製造IL–10等抗炎細胞激素，對於幫助身體抵禦不必要的免疫反應和消炎來說，抗炎細胞激素非常重要。調節T細胞叫身體容忍自體抗原，預防既可怕又致命的自體免疫。它們幫助移植患者接納外來器官，避免器官排斥。調節T細胞對許多隱性發炎相關

❷在發炎消退時出現的專門促消炎介質大多是由巨噬細胞與嗜中性白血球製造的。根據研究指出，肌肉與脂肪組織也會製造和釋放某些專門促消炎介質。目前尚未發現會製造專門促消炎介質的其他組織，例如胎盤和人類母乳（以上資訊來源是察爾斯．瑟翰與筆者於二〇一九年二月時的訪談）。本書會以「促消炎介質」簡稱專門促消炎介質。

❸譯注：查無正式中文譯名。這是一種取自巨噬細胞的消炎介質，這也是「maresin」的命名由來（macrophage mediator in resolving inflammation）。

疾病有幫助，包括心臟病、肥胖症、糖尿病、發炎性腸道疾病、類風濕性關節炎、狼瘡等等，除了胸腺、骨髓、淋巴結、脾臟等淋巴組織，皮膚、頭髮、肺、肝、脂肪、大腦、胎盤裡也有許多調節T細胞。肥胖者的脂肪組織通常會堆積促炎的T細胞，沒有調節T細胞的存在空間。

消炎並不等於單純抑制發炎。傳統消炎藥的作法是關閉發炎途徑，造成意外損傷的風險反而會升高。促消炎介質既可抗發炎，亦可促消炎，以解決問題的根本為目的，而不是遮掩發炎的影響。它們會加強而非阻礙演化了數萬年的信號途徑，召喚自然的抗炎機制，幾乎或完全沒有抑制免疫的風險，事實上，促消炎介質積極幫助身體殺死和消滅細菌。消炎途徑和發炎途徑一樣獨特，不一樣的人罹患相同疾病，以及同一個人體內的不同組織，都可能各自擁有獨一無二的消炎途徑。正如一位科學家所說，這就好比走進酒吧裡看到有人在打架，不知道是誰先動手，也不知道這場紛爭將如何結束。[8]但從本質上來說，消炎策略的守備範圍會比傳統作法更寬廣。

現代藥物大多無助於消炎，有些甚至阻撓消炎，例如，非類固醇消炎藥雖可減輕發炎的強度，緩解紅、腫、熱、痛，卻也會延長消炎的時間，發炎減輕後，可能會在體內停留得更久，難以察覺。不過阿斯匹靈是個例外，❹它既會阻斷促炎因子，也會刺激某些促消炎介質的製造。阿斯匹靈的使用可追溯至古代醫療，是少數既能抑制發炎也能逆轉發炎的現代藥物之一。促消炎藥物的開發仍處於初期階段，例如牙周病患者可安全使用的漱口水、含有淚液中促消炎介質的眼藥水、預防或治療神經退化性疾病和發炎性腸道疾病等自體免疫疾病的促消炎藥物。

檢測是治療隱性發炎的難處之一，隱性發炎看不到也感覺不到，卻有可能在幾年或幾十年後釀成災難。消退素在這方面同樣大有可為。慢性低度發炎可能隱藏在組織、器官和血管裡，目前大多數的檢測方法都是測量血液中的發炎指標濃度，各項指標的檢測成本和用途各有不同。肝臟會製造 CRP 分子來回應細胞激素 IL–6，因此體內有促炎因子或發炎疾病的患者 CRP 濃度會偏高。里德克在早期實驗中尋找的高敏感度 CRP，連最微幅的 CRP 濃度上升都能偵測到。它可以揪出隱性發炎，還能用來預測心臟病的風險。TNF–α、IL–1β和 IL–6 等重要細胞激素的檢測比較昂貴，這些細胞激素都在發炎疾病中發揮作用，例如心臟病、肥胖、糖尿病與某些自體免疫疾病。雖然現有的血液指標與各種發炎疾病、甚至與死亡風險有關，但是用這些指標做為隱性發炎的常規檢查可能會有問題。它們提供的是一張血液的拍立得照片，告訴我們發炎是否存在，卻無法告訴我們發炎為什麼持續存在，或是已經存在多久。比如說，健康的人因為受傷或感冒而急性發炎時，體內也會產生發炎指標，其中有些指標與會造成慢性疾病的隱性發炎是一樣的。

隨著研究日積月累，或許會有更多具體的發炎指標模式和群組——發炎「特徵」——能協助釐清隱性發炎的狀態，並且幫助我們了解隱性發炎的源頭。除了發炎指標在體內的濃度之外，我們或許也能測量它們回應發炎時的上下起伏。[9] MRI 磁振造影或電腦斷層掃描之類的放射攝影檢查，可為發炎提供有價值的量化資訊，例如它們可以標記和測量血管周圍的發炎情況，或者找出動脈粥樣硬化斑塊上有可能破裂的發炎部位。

❹ 阿斯匹靈不會消除環氧合酶的活性，而是改變它的作用，令它停止製造促炎的前列腺素，並開始製造促消炎介質。Charles N. Serhan, Stephanie Yacoubian, and Rong Yang, "Anti- Inflammatory and Proresolving Lipid Mediators," *Annual Review of Pathology: Mechanisms of Disease* 3 (2008).

還有幾種常規血液檢查也能用來檢測發炎。例如空腹胰島素和糖化血色素（A1c）濃度。糖化血色素是與葡萄糖結合之後的血紅蛋白（血紅蛋白是攜氧的血紅素）。空腹胰島素或糖化血色素的濃度高，表示體內存在與糖尿病或其他疾病相關的過度發炎，糖化血色素也用來追蹤糖尿病的控制情況。血液裡有一種胺基酸叫同半胱胺酸，是心臟病的危險因子，透過飲食和生活習慣可改變同半胱胺酸的濃度。同半胱胺酸過多與發炎指標和慢性發炎疾病之間存在著相關性。

瑟翰認為，量化消退素也有助於診斷隱性發炎。他找到一種測量血液中促消炎介質濃度的方法，並發現慢性發炎疾病患者體內的促消炎介質濃度通常偏低，例如糖尿病患者的血液中細胞激素過多，消退素過少。他的猜測是在各式各樣的病理機制中，「關上」開關可能與「打開」開關扮演同樣重要的角色，例如慢性傷口、類風濕性關節炎等典型的自體免疫疾病，以及其他與隱性發炎有關的現代疾病，如心臟病、癌症、肥胖症、糖尿病、神經退化性疾病等等。

進入二十一世紀，檢測和治療隱性發炎的新興方法所仰賴的策略，依然與傳統慢性發炎疾病類似。但隱性發炎的狀態有其獨特的調節迴路，沿用為傳統發炎狀態量身打造的重型武器來處理它可能不太適合。不知如何撲滅的悶燒，或許更適合讓它慢慢消退、低風險的解決方法，盡量減少附帶損害。

從根源對抗隱性發炎

沒有「神奇子彈」能醫好傑伊的病。但服用了他克莫司、硫唑嘌呤並接受多次靜脈注射免疫球蛋白之後，他體內的持續發炎終於停止，不再出現新的損傷。傑伊接受了幾年辛苦的物理治療，頸部肌力大約恢復了一半，部分肌肉細胞為了代償遭到破壞的肌肉而變得肥大。他可以脫掉支架，也能騎自行車、健行，跑步仍是個挑戰。由於肌肉無力，他跑步時很難保持核心肌肉穩定，也很難維持直立的姿勢。每天晚上他的脖子都會再次出現抬不起頭的沉重感，使人想起之前失能的可怕過程，以及未來可能復發的可能性。

卡特醫生在一次國際風濕病學會議上介紹了傑伊的情況。傑伊的病很可能是一種非典型的**壞死性自體免疫肌病變**（necrotizing autoimmune myopathy），他的免疫系統對頸部肌肉和身體其他部位的肌肉展開猛烈攻擊。如同老化與老化疾病、自己和非己、甚至先天免疫和後天免疫之間的人為界線，在發炎光譜上，發炎是形態不斷變化的實體。傳統作法是一旦辨識發炎，就直接跳到用藥物抑制發炎，藥物可以有效解決導致失能甚至喪命的各種發炎反應，這一點在傑伊和許多其他患者身上都得到了證實。

但是隱性發炎呈現了一個特殊的困境，肥胖症與老化、憂鬱症與心臟病等毫無關聯的疾病之間存在著相同的生理機制，此一觀點改變我們對人類健康的理解。我們開始思考這些疾病的共同預防或治療，不是分開處理，而是將病患的整體身心狀況都納入考量，包括生活在我們體內和體表的細菌。十九世紀的生物醫學框架多以器官系統劃分，特定病因導致特定疾病，但對今日困擾我們的大多數健康問題已不再適用。

想要有效對抗隱性發炎，首先要深入探究根源。相對穩定的基因與壽命變長，都無法解釋過去幾十年來慢性發炎疾病的驟增，[10] 生活習慣是塑造人類命運的主要力量。疾病與許多環境因素有關，隱性發炎是將它們連繫起來的重要生理機制。以癌症和心臟病為例，兩者都是二十一世紀的頭號殺手，也都是現代生活型態的產物，基因發揮的影響要小得多。[11]環境致癌物與生活習慣，像是吸菸、飲酒、汙染、飲食、慢性感染等，都會傷害DNA並導致組織發炎，為癌症的扎根和生長營造理想的環境。除了高血糖和高血壓之外，它們也會對形成冠狀動脈內壁、單層的內皮細胞造成傷害，使內皮細胞發炎；冠狀動脈向心臟供應血液，而心臟是人體循環系統的支柱。

隱性發炎無法幫助我們抵禦最嚴重的現代危害，反而會助紂為虐。我們居住的現代環境是助燃這股沉默火焰的主力，而食物已漸漸成為最致命的因素之一。[12]

Chapter 8・無聲的對話

Quiet Conversations

奧莉維亞三十多歲，留著紅褐色的短直髮。她工作的時間很長也很辛苦，不是因為她熱愛工作或賺錢，而是因為她不喜歡生產力低下的感覺，這會令她備感焦慮。她穿著一件背後綁帶的珊瑚色夏季洋裝，看診時她塗了指甲油的指甲經常輕輕敲打錢包，與落在窗玻璃上的雨點節奏相互呼應。這裡是哥大醫學中心赫伯特・歐文館（Herbert Irving Pavilion）八樓的胃腸科門診。此時天色灰暗，診間顯得更加狹小。

幾個月前，奧莉維亞開始嚴重胃痛，而且糞便裡有血，她做了大腸鏡檢查。正常的結腸是有光澤的淡粉色組織，一節一節整齊排列，就像摺疊的手風琴風箱一樣。然而，胃腸科醫生在奧莉維亞的腸道黏膜上看到的是坑坑窪窪的潰瘍，中間夾雜著鮮紅色條紋。她的腸道黏膜腫脹變形，一塊塊病變把平滑的皺褶變成畸形的馬賽克。她罹患克隆氏症（Crohn's disease），這是一種自體免疫發炎性腸道疾病，患者的免疫系統會攻擊胃腸道的黏膜，導致發炎和出血。常見的情況是症狀時好時壞。患者通常會胃痛、腹瀉帶血、營養不良，發炎也可能出現在胃腸道以外的地方，例如口腔潰瘍、皮疹、關節痛、結膜炎等等。

奧莉維亞的醫生最初為她開了類固醇，腸道發炎很快獲得改善，但是類固醇的副作用很強，不宜長期服用。於是她繼續服用硫唑嘌呤，這也是卡特醫生開給傑伊的藥物之一。此外，奧莉維亞每隔數週還會注射一種生物製劑，這是用活體細胞製作的藥物。她注射的生物製劑叫英夫利西單抗（infliximab），是透過基因工程製作的抗體，以巨噬細胞和其他免疫細胞分泌的發炎細胞激素TNF-α為攻擊目標。阻斷TNF-α可產生下游效應，因為TNF-α會觸發一連串的發炎分子，引起各種疾病，這些發炎分子包括IL-1β（這是卡那單抗阻斷的細胞激素，卡那單抗也被歸類為生物製劑）與IL-6。有時候對病情最嚴重的發炎性腸道疾病患者來說，多管齊下的效果最好。不同的藥物用不同的方式治療腸道發炎，不如讓它們攜手合作。

奧莉維亞接受治療後體重上升，身體也舒服許多，但她對這些藥物存有疑慮。雖然長期而言使用這些藥物比類固醇安全，因為嚴重感染的風險比較低，但危險仍然存在。TNF-α能預防某些感染，例如結核病，而使用英夫利西單抗的患者無力抵抗這些感染，他們也可能罹患淋巴瘤和其他癌症，只是風險比較低。此外，許多治療發炎性腸道疾病的藥物會隨著時間失去效果。

藥物可改善克隆氏症的症狀，也有助於預防可怕的併發症，例如腸道瘻管、腸道狹窄，甚至癌症，但是克隆氏症基本上無藥可醫。因此奧莉維亞想盡一切努力預防或治療發炎，尤其是營養方面的建議。網路上充斥著發炎性腸道疾病患者如何改變飲食、改造飽受折磨的發炎腸道，從而改變人生的故事。大量的書籍和部落格文章聲稱，抗炎飲食可以治癒自體免疫疾病、心臟病、癌症等各種疾病。但是關於抗炎飲食的內容似乎沒有共識。穀物，特別是含有麩質的穀物，可以吃嗎？乳製品和豆類呢？

奧莉維亞不是唯一想靠飲食改善病況的人。許多走進我診間的病患都想知道，他們應該吃什麼來預防或治療發炎，包括對小麥敏感和各種食物不耐症，以及其他嚴重的自體免疫問題，例如發炎性腸道疾病。就連身體健康的人也愈來愈注意發炎與疾病之間的關係，想要尋找具體可行的作法。在主流文化中，發炎已經成為一個流行名詞，而抗炎飲食是最令人渴望也最令人困惑的主題之一。二十一世紀依然面臨傳染病大流行的威脅，人類渴望藉由飲食與生活習慣來提高免疫力。

腸道是免疫系統的大本營，這裡是與外在世界密切接觸的地方。促炎因子透過三個主要管道進入我們體內：皮膚、肺臟，以及特別容易侵入的胃腸道。❶從本質上來說，中空的胃腸道屬於身體內部的體外空間（因為可與外部環境相通）。胃腸道也就是消化道，始於口腔，這裡是消化的起點。我們咀嚼食物的時候唾液幫助分解食物，食物吞嚥後進入食道，肌肉構成的食道是一條中空的管子，把食物推擠到胃裡，食物在這裡停留並混合。彎彎繞繞的小腸很長，若拉直測量長度約有二十英尺（約六公尺）。胰臟分泌的消化酶與肝臟分泌的膽汁在小腸裡徹底分解食物，小腸也負責將營養素吸收到血液中。然後，由食物殘渣和細菌組成的廢物通過結腸，結腸吸收水分之後，將糞便送

❶ 促炎因子進入體內的其他管道還包括眼睛、耳朵、泌尿生殖道。

入直腸、排出體外。如果將胃腸道縱向切開攤平，黏膜（與外界物質接觸的那一側）的表面積相當於一間小套房。

先天免疫反應是一種古老的機制，歷經數億年的演化，可接受身體的召喚對抗細菌、毒物與創傷。先天免疫也會對現代一種看似無害的常見入侵者做出反應：食物。人類免疫系統最原始的反應，在食物、腸道細菌與其他環境因素的交互作用中舉足輕重，而這些環境因素都會觸發與現代慢性疾病有關的隱性發炎。

食物可以直接觸發或抑制免疫系統的發炎反應。先天免疫細胞——包括巨噬細胞、嗜中性白血球和樹突細胞——以及腸道內壁的上皮細胞都仰賴原始的模式辨識受體（pattern recognition receptors）❷來仔細檢查細菌與其他物質。這些嵌入細胞膜的受體會辨識外來物質，激起強烈的發炎或抗炎反應，啟動基因並產生一連串信號。從昆蟲、植物到人類，演化出這種反應的生物很多，它們甚至可以回應全身各處的細胞發出的求救信號。簡單來說，免疫系統會以打擊細菌的方式對付食物。[1]

食物也可能透過我們體內的微生物來影響發炎。若要全面而細緻地回答奧莉維亞的問題，就必須探索食物、細菌和發炎之間錯綜複雜的關係網。過去幾十年來的飲食與疾病研究，以及近年來對於細菌（尤其是腸道細菌）如何影響人類健康的深入認識，都是揭露抗炎飲食真相的關鍵。這個故事的源頭帶領我們回到巨噬細胞（位於現代疾病核心的吞噬細胞），以及巨噬細胞與微生物之間的對話。

梅契尼可夫的腸道細菌實驗

一八九〇年代初，第五次也是最後一次霍亂大流行席捲全球，奪走了數十萬條人命。和當時的許多歐洲科學家一樣，伊里亞·梅契尼可夫也急於了解這種疾病。他一開始做的實驗風險很高：拿自己當白老鼠，喝了一瓶又一瓶充滿逗號形狀的霍亂弧菌的水，分別取自塞納河、凡爾賽的噴泉，甚至是感染者的糞便。喝了霍亂雞尾酒的梅契尼可夫沒死，但他十九歲的實驗室助手沒有活下來。飽受罪惡感折磨的他決定不再冒然進行人體實驗。

梅契尼可夫想知道**為什麼**霍亂會殺死同一個社區裡的某些人，其他人卻沒事。他在實驗室的培養皿中發現某些微生物會刺激霍亂生長，某些微生物會阻礙霍亂生長。他想知道人類的腸道裡是否也有類似的情況，說不定是微生物決定受到感染的人會不會生病。他在一八九四年一篇關於霍亂的論文中寫道：「關於人類胃部菌群的研究少之又少，至於腸道菌群——更少。」[2]

梅契尼可夫不僅在人類身上做了腸道細菌實驗，也用了蝌蚪、大鼠、兔子、天竺鼠和獼猴做實驗，他還從印度購買世界上體型最大俗稱「飛狐」（flying fox）的蝙蝠。一九〇一年，已經快要

❷ 包括類鐸受體（toll-like receptors）在內的模式辨識受體主要藉由吞噬細胞表現，但它們也會在其他免疫細胞裡表現，包括後天免疫系統的細胞。幾乎體內所有的細胞都有某種類型的模式辨識受體（Daniel M. Davis, *The Beautiful Cure. The Revolution in Immunology and What It Means for Your Health* (Chicago: University of Chicago Press, 2018).）。模式辨識受體不僅會被細菌刺激，也會被引起「無菌」發炎的非感染性物質刺激（Tao Gong et al., "Damp- Sensing Receptors in Sterile Inflammation and Inflammatory Diseases," *Nature Reviews Immunology* 20, no. 2 (Feb. 2020).）。

退休的梅契尼可夫指出，腸道細菌可能有無害的，也有致命的。他寫道：「重點是準確定義這兩種細菌，讓有益的細菌去對抗有害的細菌。」[3]他認為有些細菌會產生毒素，尤其是大腸裡的細菌，毒素穿過腸壁、滲入血液，導致動脈硬化並傷害其他器官。「腸道菌群，」他寫道，「是生命驟逝的主要原因，讓一條寶貴的生命忽然之間就消失了。」[4]他相信微生物可能會跟免疫系統互動，釋放刺激巨噬細胞的毒素，間接導致老化和疾病。這個看似簡單的猜想——微生物與巨噬細胞的合作——將帶來超乎他想像的重大意義。

腸道菌群對免疫和發炎的影響

在複雜動物出現的很久很久之前，微生物已在地球上生活了數十億年，幫助植物從土壤裡吸收重要養分。微生物住在我們身上、我們周圍和我們體內。我們的皮膚、肺臟、腸道、口腔、生殖器、眼睛，都有大量細菌、病毒、原生動物與真菌，其中腸道的微生物數量和微生物種類都高於身體的其他部位。微生物在身體的孔口處最為密集，例如口腔，在酸性的胃裡數量降低，在小腸數量上升，到了結腸數量飆升，形成「腸道菌群」（microbiome）。與人類共存的微生物吸引科學家的關注，而最受關注的正是腸道菌群。腸道菌群的細胞和遺傳資訊，是人類宿主全身上下的好幾倍。它發揮的功能如同重要器官，代謝能力超過肝臟。腸道菌群碰到有害的環境變化時也會生病，如同生病的器官，腸道菌群也可以移植替換。

在物質匱乏的古代世界，忙著覓食的人類與微生物漸漸形成一種共生關係，這種關係對雙方都有利。腸道微生物發酵我們消化不了的食物，吸收熱量並製造維生素、礦物質與其他有益的化合物。它們能降解有毒物質，包括致癌物。它們幫助我們抵禦致命細菌，細菌會製造彼此廝殺的抗生素，但是跟人類的自體抗體比起來，這些抗生素造成的附帶損害很小。早期的腸道菌群研究發現上述作用與其他關鍵功能，漸漸地，科學家意識到腸道細菌對免疫和發炎來說同樣舉足輕重。

二十世紀中後期的科學家先鋒研究了動物的腸道菌群和疾病，但直到二十一世紀的頭十年，科學家才開始深入研究腸道菌群。研究者漸漸發現隱性發炎與常見慢性疾病有關，與此同時，微生物研究也隨之蓬勃發展。在接下來的幾年裡，科學家側耳偷聽微生物與巨噬細胞和其他免疫細胞之間的對話。腸道細菌既塑造免疫系統，也由免疫系統塑造，它們在免疫反應中扮演重要角色。微生物和免疫細胞之間的緊密關係會影響看似命中注定的事件，例如死於致命感染、季節性過敏，或是接種疫苗卻無法產生免疫力；也影響著出現隱性發炎的風險，以及罹患慢性發炎疾病的風險。

微生物和免疫細胞的對話有助於預防疾病，其中一種重要的方式是訓練身體辨別哪些食物與細菌是無害的，哪些是有害的。此類對話大多發生在腸道裡，腸道是體內巨噬細胞最多的地方。[5]腸道巨噬細胞的一生既短暫又辛苦，不斷被血液裡的年輕後輩取代。除了像在其他組織裡一樣癒合傷口、對抗細菌，它們還要學會與大量腸道微生物共存，在層層複雜的腸道免疫系統裡盡忠職守。

腸道內壁是「自己」與外部世界的介面，矩形的上皮細胞像磚塊一樣緊密貼合，防止有害物質進入體內。這些細胞吸收養分，並分泌一層光滑的黏液保護膜覆蓋消化系統，黏膜裡含有一種叫做免疫球蛋白A（IgA）的抗體，可阻擋毒素與壞菌。黏膜免疫系統不僅存在於腸道裡，會與外在環境接觸的其他體腔裡都有，例如鼻孔、肺臟、眼睛、口腔、生殖器。進一步深入腸壁，免疫系統的層層構造將過去分散的免疫學知識連貫起來。穿過上皮細胞的屏障後會來到固有層（lamina propria），這個結構鬆散的組織含有大多數的腸道免疫細胞、血管和淋巴管。先天免疫細胞和後天免疫細胞在這裡混雜共處，例如巨噬細胞、樹突細胞、B細胞、T細胞。固有層裡還有與腸道相關的淋巴組織，這是人體最大的淋巴器官，包含遍布腸道的特殊淋巴組織斑塊與遍布腹腔的淋巴結。免疫細胞在這些區域群聚，隨時準備向對手展開發炎攻勢。

當細菌和其他物質入侵身體，試圖穿過腸道屏障進入血液時，先天和後天免疫系統會聯手出擊，把有害的東西擋在門外。先天免疫細胞是第一道防線，由巨噬細胞擔任哨兵。接著樹突細胞會警示後天免疫系統，刺激T細胞與B細胞採取行動。

食物抗原、微生物、從口腔進入體內的東西源源不絕，腸道免疫系統必須決定哪些東西可以接受，哪些不行。這是一項艱鉅任務。身體必須一邊抵禦致命細菌，一邊在面對無害的食物顆粒或益菌時保持冷靜。在維持這種微妙的平衡時，腸道傾向**耐受**，並選擇抑制免疫反應，之所以演化出這種傾向，是為了防止對良性物質啟動非必要的免疫攻擊與發炎。腸道巨噬細胞是腸道內安靜的守門人，與身體其他部位的巨噬細胞大不相同，健康的腸道巨噬細胞學會耐受之後，辨識微生物結構與啟動發炎反應的能力會受到抑制。[6]於是在受到微生物刺激時，它們保持耐心，能夠在必要時淹沒、吞噬、殺死對方，卻通常選擇不製造發炎細胞激素。可是這種反應偶爾會出錯，例如基因與環境因素攜手破壞了平衡狀態，造成食物過敏、乳糜瀉、發炎性腸道疾病或其他問題。雖然腸道免疫細胞被訓練出耐受微生物和其他物質的能力，但這種模範行為並非偶然：仔細觀察腸道微生物和免疫細胞的交互作用，會發現微生物本身也參與訓練這種耐受力。

在腸道菌群研究的早期，多數科學家都認為免疫系統根本不在乎腸道微生物。加州理工學院（California Institute of Technology）的微生物學家薩奇斯・馬茲曼尼恩（Sarkis Mazmanian）剛投入研究生涯時，他的同事都覺得他的研究屬於冷門科學。腸道的細菌多達數千種，只有一小部分對人體有害。何必關心一群不一定會導致疾病的微生物呢？

但馬茲曼尼恩就是對這些細菌很著迷。他在大學主修英語，有寫詩的才華，不過在上了一門必修的微生物學課之後改投科學的懷抱，他從未感到後悔。二〇〇〇年代初期，馬茲曼尼恩對無菌小鼠的免疫系統為何如此疲弱產生興趣。這些小鼠通常以剖腹產出生，一離開母體就送入塑膠箱。牠們吃無菌的食物、喝無菌的水。牠們的身體表面與體內都沒有細菌，嚴格的實驗室規定確保牠們處於無菌狀態。隨著小鼠在各自的塑膠箱中成長，重大的健康問題逐漸浮現：心臟和肺臟變小，腸道畸形，大腦缺陷，免疫系統發育不健全，無法抵禦感染，卻動不動就攻擊自體組織。二〇〇五年，馬茲曼尼恩證明有一種常見的腸道細菌叫脆弱擬桿菌（Bacteroides fragilis），[7]這種細菌可修復一種重要的T細胞，進而解決無菌小鼠的部分免疫系統問題。他發現小鼠不需要完整的脆弱擬桿菌就能得到這種功效：僅需要外壁上一個特定的糖分子就夠了。馬茲曼尼恩的研究證明免疫細胞和腸道微生物的對話，對免疫系統的發展來說至關重要，這也是最早的相關研究之一。

這些年來，科學家發現了更多的相關性。紐約大學的免疫學家丹・利特曼（Dan Littman）與依瓦洛・伊萬諾夫（Ivaylo Ivanov）❸在小鼠體內發現了一種特殊的細菌，這種細菌能顯著增加一種叫Th17的促炎T細胞❹，Th17細胞製造的細胞激素叫做IL-17，[8]Th17細胞與多種自體免疫疾病有關。東京慶應義塾大學的微生物學家本田賢也對無菌小鼠缺乏調節T細胞感到好奇。調節T細胞有助於控制發炎，在腸道中數量繁多，是腸道耐受細菌的重要原因。調節T細胞會抑制Th17細胞。本田尋找誘發調節T細胞繁殖的微生物，結果發現這樣的微生物不止一種。他發現了被稱為「梭菌群」（clostridial clusters）的抗炎細菌，它們是有害的困難梭菌（C. difficile）的遠親，卻會在體內發揮相反的作用。不同於困難梭菌，梭菌群會刺激調節T細胞，並且緩解發炎。在第一個相關人體研究中，斯隆－凱特琳紀念癌症中心（Memorial Sloan Kettering Cancer Center）的生物學家喬奧・賽維爾（Joao Xavier）和同事發現，血液中不同類型的免疫細胞濃度變化與腸道微生物的物種變化之間存在著相關性，證明微生物可能會影響免疫細胞在骨髓裡的製造，也可能影響免疫細胞之後在全身增殖。[9]

免疫系統的複雜全貌逐漸浮現。光靠動物的遺傳密碼，尚不足以打造成熟、健康的免疫系統，這項精細任務需要微生物的協助才能完成，與世隔絕的無菌小鼠承受的痛苦就是證明。從人類、蒼蠅到斑馬魚，對各式各樣的物種來說，微生物是免疫系統發展的關鍵要素。微生物參與免疫細胞的製造，也參與存放免疫細胞的器官的形成，微生物會在身體的許多部位遇到免疫細胞，例如呼吸道、皮膚、生殖器，但最重要的對話主要發生在腸道，是這些對話形塑並定義了免疫行為，腸道內的免疫細胞和上皮細胞會察覺到形形色色的細菌、病毒、真菌和寄生蟲。微生物可透過許多方式影響免疫細胞：類似人類擁抱的直接接觸、微生物分子的化學信號，甚至是改變基因表現。這支永不停歇的舞蹈從出生時就已開始，微生物不僅影響先天免疫細胞，也影響後天免疫細胞，包括B細胞和T細胞。**塑造免疫系統是微生物最重要的工作之一**。

住在腸道的免疫細胞可以選擇離開，到身體的其他部位尋找新家。例如在心臟、肝臟或脊髓液等大致無菌的地方再次出現，和新鄰居分享它們與腸道細菌打交道的心得，向組織發出危險警示。因此，微生物調整免疫系統的地方不限於腸道，也遍及全身，[10]而它們最早密切接觸的是先天免疫系統的古老細胞。

移植腸道菌群

糞便移植是一種有潛力的治療方式，這是微生物和免疫細胞對話的另一個例證。移植腸道微生物，如同移植器官，可以改變受贈者的腸道菌群，緩解腸道發炎。我在現代糞便移植剛興起的時候認識了奧斯卡，一位八十多歲的滄桑老人，他把妻子的糞便裝在一個塑膠保鮮盒裡走進診間。當他躺在床上等待大腸鏡檢查時，我和護士在糞便裡加了一些水，然後倒進果汁機裡。臭氣沖天，內視鏡檢查室與我們的鼻腔裡充滿屎味。

過去一整年奧斯卡飽受嚴重腸道發炎的折磨，經常因為困難梭菌引發的胃痛和腹瀉跑醫院。最後一次發作導致血壓驟降，腎臟受損，差點要了他的命。我開了各種抗生素給他，包括長達數月的間歇藥物治療，可惜成效不彰，感染沒有消退。因此我們決定與其消滅一種頑強的細菌，不如反其

❸ 依瓦洛・伊萬諾夫當時在丹・利特曼的實驗室做博士後研究員。他們在日本的合作夥伴本田賢也在這項發現中扮演不可或缺的角色。

❹ Th17 細胞也能協助抵禦病原體。不過 Th17 細胞引起的過度發炎是許多自體免疫疾病的根本原因之一。Keiko Yasuda et al., “Satb1 Regulates the Effector Program of Encephalitogenic Tissue Th17 Cells in Chronic Inflammation,” *Nature Communications* 10, no. 1 (2019).

道而行，用糞便移植將許多細菌送入他的腸道，[11]希望它們可以擠掉困難梭菌。這是最骯髒的一種治療方法。我把內視鏡伸進奧斯卡的結腸，一路噴灑糞水。治療結束後，他在恢復室裡打了個盹。一天後，腹瀉停止了。幾個月過去，一切正常。又過了幾年，困難梭菌再也沒有出來搗亂。

糞便移植不是新療法。古代阿育吠陀文獻建議吃牛糞治胃病，西元四世紀的中醫使用以新鮮或乾燥糞便製作「黃龍湯」來治療嚴重腹瀉。很多動物不像人類一樣厭惡糞便，牠們經常互吃對方的糞便交換微生物。在西方醫學，首例糞便移植發生於一九五八年，科羅拉多州的外科醫生班・艾斯曼（Ben Eiseman）用糞便移植治癒了一名感染困難梭菌的病危患者。在那過後不久，抗生素萬古黴素被用來治療困難梭菌，糞便移植退居幕後。進入二十一世紀，這二十幾年來人類對腸道微生物重燃興趣，糞便移植重出江湖，包括用自願捐贈者的糞便製成的藥丸。有愈來愈多的證據支持糞便移植可治療某些頑固的腸道發炎，受困難梭菌感染的患者，其中無法以抗生素治癒、反覆發作的人，糞便移植的治癒率高達九十%。

糞便移植的效果，似乎來自無害或有益的新細菌取代了致命的腸道細菌。奇怪的是，即便使用無菌的糞便濾液（不含微生物）進行移植，仍可對困難梭菌感染發揮效果。糞便移植展示了改變腸道微生物的驚人治療潛力，同時也突顯出深入了解這種療法的必要性。如何解釋無菌糞便的療效？此外，生病的腸道菌群與健康的腸道菌群之間有什麼差異？

二〇〇四年，聖路易斯市華盛頓大學的內科醫生兼科學家傑佛瑞・戈登（Jeffery Gordon）與研究團隊在小鼠身上進行糞便移植，幫這個問題找到答案。戈登將肥胖小鼠的腸道微生物移植到苗條的無菌小鼠體內，[12]他驚訝地觀察到無菌小鼠漸漸變得肥胖。幾年後，戈登從肥胖與苗條的人類雙胞胎身上取得微生物，移植到苗條的無菌小鼠體內。[13] 他觀察到相同的現象：移植肥胖雙胞胎微生物的小鼠變胖了。肥胖似乎就和傳染病一樣，不健康的腸道菌群可能傳染肥胖。

戈登大部分時間都在實驗室裡，也不喜歡媒體的關注。他是第一個探索微生物可能導致動物肥胖的人，將研究聚焦於腸道細菌。科學家開始發現腸道微生物的**菌群失衡**（dysbiosis）與各種疾病之間的關係，例如肥胖症、心臟病、糖尿病、白體免疫疾病、肝病、癌症、神經退化疾病、精神疾病。菌群失衡一詞通常僅用來描述腸道菌群，直譯的意思是「活在痛苦之中」。[14] 失衡的腸道菌群是一個遭到破壞的生態系統，微生物的物種多樣性、它們製造的化學物質與它們刺激的基因都產生了變化。菌群失衡似乎不僅是肥胖症與其他慢性發炎疾病的潛在原因（某些疾病在數據上有較高的相關性），也是這些疾病的結果，就像一個不斷自我強化的惡性循環。[15]

失衡的腸道菌群通常**正在發炎**，與隱性發炎或明顯的發炎有關，發炎可能始於腸道，再漸漸蔓延全身，形成疾病。戈登早期的實驗啟發了法國克萊蒙費朗大學（University of Clermont-Ferrand）的年輕科學家班諾瓦・沙桑（Benoit Chassaing），他因此攻讀微生物學博士學位。沙桑對腸道細菌可能導致肥胖症的想法很有興趣，但他更想知道這一切是**如何**發生的。這種生理機制晦澀難明，菌群失衡肯定會影響熱量的吸收，逼人不得不從食物中吸收更多熱量，進而累積更多脂肪。❺ 但沙桑認為這樣的描述並不完整，他想起格克翰・荷塔米斯里吉的實驗結果，慢性低度發炎或代謝性發炎可能導致肥胖症、糖尿病、心臟病和其他代謝併發症。說不定是戈登從胖小鼠移植到瘦小鼠身上的失衡菌群引起了隱性發炎。

無論是健康還是生病，腸道微生物時時都在調整免疫反應，就像傀儡師微調木偶的動作一樣微調發炎的強度和時間。它們幫助免疫系統在有需要的時候觸發和抑制發炎，對威脅做出反應卻又不至於過度反應，預防致命感染和慢性發炎疾病。隨著腸道菌群研究的發展，科學家藉由人體和動物研究，發現各種程度的腸道發炎均能經由腸道微生物移植傳播，就像肥胖一樣。沙桑與世界各地科學家的研究都指出，腸道菌群失衡之所以會對健康產生負面影響，慢性發炎的產生是其中一個重要的機制。[16]

腸道菌群發炎時，原本的狀態遭到改變，細菌變得敏感、具破壞性，迫使巨噬細胞和其他免疫細胞的行為變得莫名其妙、難以捉摸。但這種發炎狀態很難明確定義。有些微生物會「抗炎」（例如本田的梭菌群），有些微生物會「促炎」。有的細菌擁有叫做鞭毛的細長鞭狀觸鬚，而且細胞壁帶有特定毒素，這種細菌較有可能是促炎細菌。不過，大部分的細菌很難直接貼上完全有益或完全有害的標籤。就像狄更斯小說中的人物以及大多數人類，人格是有層次的，而且會隨著環境影響而不斷演化。

很多細菌扮演雙重角色，既能促進健康，也會導致疾病，關鍵在於它們發揮怎樣的影響和身處怎樣的環境。例如幽門螺旋桿菌會導致胃潰瘍，在少數人體內還會增加胃癌風險，引發了一場劇烈的幽門螺旋桿菌根除運動（一九九七年《刺胳針》〔*Lancet*〕期刊上的一篇論文寫道：「好的幽門螺旋桿菌只有一種：死掉的。」）。但早在哥倫布發現新大陸之前，墨西哥北部的木乃伊身上就有幽門螺旋桿菌，而且它們已在人類身上住了五萬多年，協助調節免疫系統。[17] 幽門螺旋桿菌會刺激調節T細胞的產生，降低出現胃灼熱、過敏、氣喘和其他發炎疾病的風險，甚至可以抵禦某幾種食道癌。[18] 父母服用抗生素殺死幽門螺旋桿菌，這種細菌就不會傳到下一代身上。如此代代更迭，生活在西方國家的孩子內臟裡這種細菌愈來愈少。

人類與微生物之間經過演化錘鍊的共生關係並不完美，如果沒有妥善管理，可能會出現各種衝突。無論是個別菌種還是細菌全體，都帶有傷害宿主的意圖。困難梭菌平常乖乖住在健康人體的腸道裡，與之競爭的細菌一方面利用腸道裡的食物與空間，一方面也讓困難梭菌不敢造次。當這些細菌被抗生素破壞之後，困難梭菌就會激增並且變得有毒。跟壞菌廝混在一起，原本無害（或甚至有益）的細菌可能會改變行為，變成致命細菌。

奧斯卡的妻子捐出糞便，治癒了一種兇猛的疾病，她認為她的腸道菌群非常健康。不過，評估菌群健康狀況的困難之一是缺乏可靠的參考點，一個人體內的菌群之間差異甚鉅，人與人之間的菌群亦是如此。人類的一隻手上就住著超過一百種細菌，其中只有少數幾種是雙手都有，或是你有我也有。雖然科學家已經確認「核心」細菌，也就是經常出現在特定族群身上的細菌種類，但是腸道微生物的數量與種類就像指紋一樣因人而異。所有的相關研究都發現「胖子」和「瘦子」的腸道菌群存在著顯著差異，但要從不同的研究裡歸納出穩定一致的差異非常困難。腸道細菌會隨著時間與空間不停改變，在日出日落、日常飲食、與宿主細胞之間的對話中慢慢演化，「抗炎」與「促炎」腸道菌群的迭代確實有可能存在。但研究也發現健康的腸道菌群有一個模糊而明確的特徵：種類豐

5 研究持續發現腸道菌群在人體吸收、儲存與消耗食物熱量的過程中發揮重要作用。Judith Aron-Wisnewsky et al., “Metabolism and Metabolic Disorders and the Microbiome: The Intestinal Microbiota Associated with Obesity, Lipid Metabolism, and Metabolic Health—Pathophysiology and Therapeutic Strategies,” *Gastroenterology* 160, no. 2 (2021).

富，也就是多樣性。多樣化的腸道菌群比較可能含有能夠對抗（而不是散播）發炎的細菌。多樣性可使人類腸道變得強健，這一點並不令人驚訝，因為世界各地的生態系統亦是如此。少了多樣性，發炎疾病會逐漸茁壯，具傳染性的細菌也找到可乘之機。

微生物生活的地點與行為，或許比種類更加重要。研究顯示，腸道細菌的位置與作用是引起發炎的關鍵因素，對腸道有益的微生物，若進入血液可能足以致命。腸道內壁有緊密排列的上皮細胞，阻擋細菌與毒素的入侵，上皮細胞會分泌滑滑的黏液，形成雙層黏膜，微生物把自己固定在結構鬆散的外層黏膜上，大啖營養的碳水化合物，它們大多不願侵犯結構緊密的內層黏膜，因為裡面有許多致命的抗菌分子。黏液為免疫細胞和微生物提供專屬空間，這是雙方能夠盡情對話的安全管道。黏膜微生物對免疫系統的影響，可能超越腸道內部的微生物。沙桑發現當微生物破壞規定、湧入內層黏膜時，就會出現低度發炎。

微生物製造成千上萬的化學訊息（代謝物），並透過這些訊息與身體溝通，進而促進健康或導致疾病。這些代謝物有些會驅動巨噬細胞分泌促炎的 NF-α、IL-1β 和 IL-6 等細胞激素，有些可以抗炎。它們可能會模擬人體抗原，觸發自體免疫，或甚至離開人類的身體，藉由空氣將信號散播出去。雖然微生物通常被擋在血液的大門外，但它們的代謝物卻可以自由穿過黏膜，跨越上皮細胞屏障，不僅能與免疫細胞互動，也能與其他類型的細胞互動，例如神經元。這些代謝物隨著血液抵達遙遠的器官（例如大腦），刺激全身的免疫細胞，影響發炎的強度。微生物仰賴代謝物與免疫細胞對話，代謝物是細菌**實際作為**的證據。無菌的糞便濾液或糞便雖然不含微生物，卻可能充滿足以改變免疫系統或發揮其他作用的代謝物。[19]

特定的細菌造成特定的感染是一種線性因果關係，但是發炎、腸道細菌與疾病之間的關係比較像是一種循環。魯汶天主教大學（UCLouvain）是比利時的一所國際大學，這裡的派楚斯・卡尼教授（Patrice Cani）研究食物、腸道細菌與導致慢性疾病的長期低度發炎之間的交互作用。他的研究室門上掛著一塊牌子，上面寫著：「我們相信腸子」（in gut we trust）。二〇〇七年，他與研究團隊餵一組小鼠吃以豬油和玉米油為主的高脂飲食，對照組吃的則是普通食物。[20] 一個月後，高脂飲食組明顯比對照組更胖，並且出現低度發炎、胰島素抗性和脂肪肝。

牠們血液裡的微生物分子脂多醣濃度比正常值高出二至三倍，脂多醣是啟動先天免疫系統、引起發炎的內毒素。卡尼為另一組小鼠直接注射純脂多醣，讓牠們血液裡的脂多醣濃度上升到與高脂飲食組的小鼠相同，他驚訝地發現這一組小鼠出現同樣的健康問題，除了增加一樣的體重之外，也觀察到隱性發炎、胰島素阻抗和脂肪肝。細菌毒素能穿過腸道屏障，進入血液，引起身體發炎，從而導致代謝疾病。卡尼稱這種現象為「代謝性內毒素血症」（metabolic endotoxemia）。

在卡尼最初的實驗中，促炎腸道細菌碰到食物會蓬勃生長。身體裡的內毒素大多來自腸道菌群，科學家發現，一模一樣的腸道菌群製造的脂多醣與其他發炎分子數量可能天差地遠。這是一個重大轉折：豬油和玉米油可能不只影響了腸道微生物的種類，還會影響它們的核心行為，使它們借助免疫系統的語言表達自己對特定食物的厭惡。二〇一八年，另一項類似的人體實驗也支持卡尼的研究發現。[21] 這項中國青島大學的隨機對照試驗為期六個月，研究者讓兩百多名成年的年輕受試者以混入脂肪的白米與小麥麵粉為主食，脂肪比例分別占每日總熱量的二十%、三十%與四十%，他們吃的脂肪是大豆油，這是亞洲最廣泛使用的食用油。飲食的大豆油比例愈高，受試者體內的腸道菌群發炎程度就愈高，多樣性降低，脂多醣與其他促炎代謝物變多，抗炎代謝物變少。血液裡CRP等發炎指標的濃度也隨著飲食中的脂肪含量升高而增加，造成全身性的發炎。

卡尼與其他科學家發現，發炎、細菌與疾病之間存在著錯綜複雜的循環關係。碰到一種或多種環境傷害（例如食物），就有可能改變腸道細菌的平衡與行為，細菌因此侵入腸道黏膜屏障，以發炎分子的形態表現（例如脂多醣），在腸道乃至全身引起隱性發炎，因為有更多脂多醣被吸收到血液裡。發炎的腸道上皮細胞會變得結構鬆散，屏障不再固若金湯，形成「腸漏症」，讓更多物質，像是食物抗原、細菌毒素、其他有害元素等等，得以進入腸壁深處或進入血液。微生物還可以直接改變影響腸漏症的基因與蛋白質表現。發炎既是腸漏症的原因，也是腸漏症的結果。腸漏症與多種慢性發炎疾病有關，不僅出現於腸道，也出現在胃腸道的其他地方，例如食道。健康的腸道難免偶爾有小小的腸漏情況，例如運動或承受其他環境壓力的時候，這是免疫系統邂逅異物、鍛鍊自己的機會。

發炎的腸道菌群除了散播隱性發炎，也會散播明顯的發炎，造成代謝症候群、肥胖症、心臟病、糖尿病、脂肪肝與其他疾病。患有上述一種或多種疾病的人體內細菌基因的數量較少，原因是缺乏微生物多樣性，以及血液裡脂多醣與發炎細胞激素的濃度很高。脂多醣浸潤脂肪與肝臟組織，活化巨噬細胞，進而刺激發炎基因與蛋白質，甚至可以觸及腦部，影響情緒與行為。細胞激素會改變某些受體的運作方式，這些受體包括回應胰島素、瘦體素與控制體脂肪的其他分子的受體。細胞激素也會進入阻塞的血管，導致斑塊破裂。疾病讓菌群失衡變得更加嚴重，同步引發其他問題，以肥胖症來說，脂肪組織會製造更多發炎，加劇腸漏症，吸收更多促炎微生物代謝物。發炎的腸道菌群陷入惡性循環，足以對宿主造成重創。

但即使是健康的腸道菌群，也難免會製造一些發炎分子，例如脂多醣。人類腸道是一種免疫器官，大批細菌出現在這裡自然會受到關注。細菌誘發輕度發炎，猶如不間斷的呢喃——這是微生物與免疫細胞之間互惠夥伴關係的證明。腸道微生物吸引巨噬細胞從血液進入腸道。在病理上，腸道菌群發炎是一種相對概念，而不是絕對概念。腸道微生物的隱性發炎開始對身體造成傷害的臨界點，目前尚未釐清，但隱性發炎會在全身各處引發疾病是確知的事實。我們必須努力防止情況惡化。

以食療改變免疫力

對奧莉維亞來說，抗炎飲食可以從簡單樸素的餐點出發。迄今為止的臨床實驗顯示，對發炎性腸道疾病患者來說，有兩種飲食介入可抑制和減輕發炎：一種是元素飲食（elemental diet），一種是聚合飲食（polymeric diet）。元素飲食由胺基酸、單糖與脂肪酸組成，分別是蛋白質、碳水化合物與脂肪的基本元素，另外加上維生素與礦物質。聚合飲食稍微精緻一些，有完整的蛋白質與更複雜的碳水化合物跟脂肪。這些混合的流體食物並不可口，通常是在醫院裡以鼻胃管的方式餵食。

雖然元素飲食與聚合飲食各有缺點，但是確實有用。由於缺乏傳統飲食為免疫系統帶來的多樣化食物抗原，這兩種飲食能夠對發炎性腸道疾病發揮強大的抗炎效果，在某些情況下效果不亞於類固醇藥物，而且沒有類固醇的有害副作用。事實上，讓發炎性腸道疾病的病童接受這兩種飲食療法在全球各地都很常見，幫助病童預防骨骼發育與生長方面的問題，亦能避免類固醇有害副作用。

有證據顯示食物（雖然簡化到最基本的元素與樣態）——可用吃或喝的方式提供營養、維持生命的物質——能發揮強大的抗炎效果，緩解嚴重的自體免疫疾病，證明「食療」擁有無限潛力。元素飲食與聚合飲食只是一小部分，為我們開啟通往食療世界的一扇窄窗。

有些飲食不但可口，還能夠**同時抑制與消除發炎**。大部分的藥物都不含消退素，但有些食物卻富含消退素。真正的抗炎飲食也可以促進消炎，效果不輸藥物，甚至超越藥物。除了影響發炎，飲食與其他生活習慣，還能改變免疫力。重要營養素為免疫細胞提供養分，加強它們保護身體的能力，營養不良與不健康的飲食及生活習慣都會抑制免疫力。

抗炎飲食的發展發掘出此類食物的基本元素，使我們看見食物與細菌如何共同影響發炎，既能促進健康，也能誘發疾病。最早試圖解釋這些觀念的大規模科學研究始於將近一百年前，目的是探索飲食與心臟病之間的相關性，堪稱是營養學史的里程碑。

Chapter 9・脂肪大戰 Fat Wars

明尼蘇達大學的生理學家安塞爾・凱斯負責管理一所研究機構，它規模龐大，需要一個美式足球場才安置得下。凱斯的早期研究以體育系的運動員為研究對象，起初只有這個機構能做這樣的研究。[1]他的生理衛生實驗室初創時規模很小，往後幾十年漸漸擴充到兩萬平方英尺（約五六二坪），入口在球場的二十七號門。凱斯用這些臨時改造的場地做飲食與健康實驗，為現代的營養學觀念奠定基礎。

凱斯生於一九〇四年的科羅拉多泉（Colorado Springs），父母生下他的時候仍是青少年，兩人都沒有念過大學。路易斯・特曼（Lewis Terman）對一千五百名「天才兒童」做過縱向研究，凱斯是受試者之一。年少時，個性放蕩不羈的他做過各種短期工作，當過伐木工人、平價超市沃爾沃斯（Woolworth's）的收銀員，還在郵輪威爾遜總統號（S. S. President Wilson）上當過輪機室工人。

他曾經在炎熱的亞利桑那州沙漠待了好幾個月，把一堆堆蝙蝠糞便鏟進粗麻布袋裡。最後凱斯還是念完了大學，在柏克萊取得生物學博士學位之後，在哈佛與梅奧診所做過研究方面的工作，最後在明尼蘇達州的明尼亞波利斯市（Minneapolis）落腳。

一九四〇年代晚期，凱斯研究一群特定的明尼亞波利斯男性受試者，他們定期到實驗室做身體檢查。[2]他們的平均體重稍微超過標準值，每次來都是西裝筆挺。其中約四分之一的人是知名企業的總裁或副總裁，錢包跟胃口一樣膨脹，死於心臟病的機率也隨之升高。心臟病在一九二〇年代仍相對罕見，但是到了二十世紀中葉，心臟病以驚人的速度奪走中年男性的生命，成為主要死因。[3]美國總統艾森豪也心臟病發作數次。

凱斯發現這些明尼蘇達商人血液裡的膽固醇濃度很高，他懷疑這就是心臟病發的主因。隨著脂質假說逐漸受到接受，科學家普遍認為血中膽固醇濃度愈高，心臟病發作的機率就愈高。但凱斯想知道的是，哪些食物可能會導致血中膽固醇上升？

當時的營養學才剛起步，研究主力是探索維生素，不過也有少數醫生開始進行飲食與疾病的正式實驗。杜克大學（Duke University）的醫生華特·坎普納（Walter Kempner）的研究令凱斯大感震驚，坎普納要求高血壓與心臟病患者以白米與水果為主食。坎普納寫道，多數患者的病情均有所改善，血中膽固醇濃度也降低了。當時連他自己也不知道，他的研究是史上第一個了解**飲食如何影響發炎疾病**的嚴謹實驗。

一九五一年，凱斯在英格蘭的牛津作休假研究。他的妻子瑪格麗特與他同遊，她是生物化學家，也是他的研究夥伴。在羅馬的一場國際研討會上，義大利生理學家吉諾·貝嘉米（Gino

Bergami）告訴凱斯，在他工作的拿坡里「沒有心臟病的問題」。凱斯想知道這件事是不是真的。一九五二年他與瑪格麗特接受拿坡里大學（University of Naples）的邀請，他把一些實驗器材裝上一輛小汽車之後，兩人動身前往拿坡里。他們冒著暴風雪開車進入瑞士，然後轉乘火車，穿過十二英里長（約十九公里）的隧道抵達義大利。迎接他們的是微風徐徐與鳥兒啁啾，他們在多莫多索拉（Domodossola）享用了第一杯濃縮咖啡。凱斯後來對那一天的描述是：「我們由裡到外感到溫暖，不僅是因為豔陽高照，也因為當地人的熱情。後來從直布羅陀海峽一路到歐洲的盡頭，我們在整個地中海地區都感受到相同的溫馨。」[4]

凱斯在拿坡里檢查了消防員與其他市府員工的血中膽固醇濃度，確實遠低於明尼蘇達州的商人。貝嘉米所言不虛，心臟病患者在公立醫院很少見，這非常奇特。事實上，義大利南部是世上百歲人瑞最密集的地區。

在這趟旅程中，凱斯經常品嘗拿坡里人的簡單食物：自製義大利蔬菜湯，種類繁多的現做義大利麵配番茄醬（偶爾也會撒上起司或肉末），份量充足的豆類料理，「出爐不到幾小時」的麵包，[5]大量新鮮蔬菜，每週吃一次小份量的魚肉或其他肉類，甜點一定是新鮮水果，其他甜食留到特殊場合才吃。跟美國人比起來，他們的飲食裡肉類、乳製品和蛋份量極少。凱斯指出，他們吃的肉類和美國人大不相同。當地人很常吃鱈魚，不是最新鮮的魚就不吃。他們吃的雞很老、很瘦，雞皮偏黃色，這是因為雞隻的飼料以天然草料為大宗，裡面富含胡蘿蔔素。這裡不吃明尼蘇達州那種帶油花的牛排，而是瘦肉牛排，他們愛吃小牛肉，小牛肉本就比成年牛肉更瘦。他們也不吃帶脂肪的培根，取而代之的是帕瑪火腿，這是醃過的生豬肉，而且使用瘦肉，是義大利最珍貴的火腿。

凱斯也觀察到一些例外的情況。例如比起消防員、市府員工、碼頭工人、鋼鐵廠工人，拿坡里扶輪社的有錢人會吃較多的肉類與乳製品。他們的血中膽固醇濃度很高，與明尼蘇達州的商人相近，跟其他拿坡里人不一樣。他們躺在舒服的私人診所裡死於心臟病。凱斯偶爾會接受這些有錢人的款待，享用有多道菜的豐盛晚餐。拿坡里大學是一幢十九世紀的建築，有中庭、棕櫚樹與修剪精緻的花園。凱斯坐在窗檯旁，為一項壯闊的大規模研究制定計畫，[1]這將是同類研究的先行者，可用來驗證他日益強烈的直覺：飲食與疾病的關係密不可分。

這項始於一九五八年的研究就是現在非常有名的七國研究（Seven Countries Study），僅一年前，弗萊明罕心臟研究才宣布了他們對心臟病風險因子的重大發現。如同弗萊明罕心臟研究，七國研究也是觀察性研究，凱斯的目標是記錄世界各地健康人類的飲食，並另外收集血壓與膽固醇濃度等數據。他對受試者進行多年觀察，確認每一組受試者的心臟病發生率或死亡率，進而判斷特定類型的飲食（或其他基線標準）是否與心臟病的風險上升有關。

在那個沒有民用噴射機、電腦與網路的年代，凱斯建立了一個國際合作團隊，這群知名科學家是七國研究的成敗關鍵，也證明凱斯擁有高超的政治與社交手腕。他在美國、義大利、希臘、芬蘭、荷蘭、日本與南斯拉夫共招募了大約一萬兩千名中年男性受試者，均來自農村地區或小鄉鎮。他之所以選擇這七個國家，不僅是因為這些國家的飲食模式明顯不同，也有後勤和預算方面的考量。凱斯在他已經建立人脈的地方尋找支持，這些國家為他提供研究所需要的資金與基礎建設，在充分的跨機構與政府合作之下，凱斯獲得醫療系統的配合與可靠的人口普查數據。他對於前不久曾被納粹占領的地區格外小心，如同他在後來的論文中所述：「戰爭與戰後對許多國家的飲食造成長期影響，這一點不容忽視。」[6]有些國家像是法國、瑞典、西班牙，因為缺乏興趣、資金或兩者都欠缺，所以拒絕參與七國研究。凱斯在葡萄牙找到「最純正」的地中海飲食，可惜葡萄牙的獨裁者不希望國家的名字跟所謂的「窮人飲食」扯上關係。

凱斯的實驗室有一條座右銘，那就是數據必須「最精準、最有效、最可靠、與主題最相關」。[7]他對於同一種疾病在不同國家有不一樣的描述方式感到沮喪，所以他在七國研究制定了一套健康診斷分類標準，並堅持所有的心電圖都要送到明尼蘇達大學分析。他對於確保飲食數據的真實性煞費苦心，即使以現代的標準來看亦是如此。營養研究通常仰賴受試者對飲食的記憶。凱斯更進一步，他請營養師抽樣測量每一組受試者的食物與飲料重量，並將這些食物冷凍乾燥之後，送到明尼蘇達大學做化學試驗。

凱斯詳實記錄他的世界之旅。❷如同義大利，心臟病在日本也很罕見。年輕的日本心臟科醫生

❶ 從一九五二至一九五六年，凱斯與瑪格麗特走訪世界各地（波士頓心臟科醫生保羅・達德利・懷特〔Paul Dudley White〕經常和他們同行），這是他們規畫七國研究的契機（資料來源是亨利・布萊克波恩〔Henry Blackburn〕於二〇二一年五月寫給筆者的電子郵件）。在馬德里、薩丁尼亞、南非、芬蘭與日本做了試點研究之後，凱斯充滿信心，於是著手進行正式的系統化跨國比較研究，也就是後來的七國研究。

❷ 七國研究以系統化的調查收集數據，分別在第〇、第五、第十年收集數據，往後持續系統化追蹤五十年，至今仍是進行式。凱斯在即將結束漫長的學術生涯之際，描述了七國研究的設計、執行與發現，包括他對研究結果的討論與重要性的詮釋（Ancel Keys et al., "The Diet and 15-Year Death Rate in the Seven Countries Study," *American Journal of Epidemiology* 124, no. 6 (1986).）。亨利・布萊克波恩寫道：「流行病學家與歷史學家都會回顧凱斯等人一九八六年的論文，一方面是因為好讀易懂、內容豐富、結論簡要，另一方面是因為七國研究對流行病學與公共衛生都影響深遠。」（Henry Blackburn, "Invited Commentary: 30-Year Perspective on the Seven Countries Study," *American Journal of Epidemiology* 185, no. 11 (June 1, 2017).）

木村登曾在凱斯的實驗室工作過，他從母校福岡大學醫學院收集了一萬份驗屍數據，顯示日本人的心臟與動脈比凱斯看過的美國人健康許多，然而加州的日本移民卻和明尼蘇達州的受試者一樣。蔬菜、米飯、魚肉、黃豆製品是日本料理的主要食材，但值得注意的是，日本的人均鹽分攝取量是世界之冠，高血壓與中風的發生率很高。大部分的鹽分來自正餐，但醬油也是來源之一，日本家庭都會購買以夸脫（約九四六公升）為單位的大罐醬油。凱斯記得餵食大鼠大量的鹽足以導致高血壓，因此他不建議大量攝取鹽分。

凱斯在芬蘭的卡雷利亞（Karelia）與當地的伐木工人一起蒸三溫暖，他們的身材精瘦健壯，和明尼蘇達州的商人大不相同。儘管體格令人欣羨，但他們的心臟病發生率是歐洲之冠，壽命則是歐洲最短。凱斯看著他們大啖和麵包一樣大的起司片，而且上面還塗了厚厚的奶油，搭配啤酒一起吃。這趟旅程結束的時候，他非常想吃沙拉、蔬菜和水果。

凱斯發現芬蘭人、荷蘭人、美國人愛吃的油脂，與義大利和希臘等地區大不相同。「這片土地的油脂來自橄欖，」凱斯如此描述地中海地區，「幾乎沒人知道奶油是什麼，牛奶裝在小罐子裡，烹飪時只用一點點。但是橄欖油！橄欖油是唯一的烹飪油。」[8]希臘克里特島的橄欖文化已有四千年歷史。考古學家挖出米諾斯文明的巨大陶罐，寬四英尺（約一・二公尺）、深六英尺（約一・八公尺），用途是存放橄欖油。橄欖採收後第一次榨出的油叫做「初榨」橄欖油，若以密封容器盛裝、存放在蔭涼的地方，橄欖油可保存多年，通常是直接使用，如此才能品嘗橄欖油細緻的風味。有一小部分橄欖會保持完整形態送上餐桌。成年人大約每天吃六顆小橄欖，包括入菜的橄欖。在地中海地區的大多數地方，一個人每天攝取的熱量有十五％到二十％來自橄欖與橄欖油。

不過，克里特島人的飲食對凱斯來說是「高脂」飲食，約有三分之一的熱量主要來自橄欖油。但他們與義大利人一樣很少罹患心臟病。「比起地中海飲食，美國飲食有一個重要特點，」凱斯指出，「那就是從肉類、牛奶和其他乳製品裡面攝取大量看不見的飽和脂肪。」[9]飽和脂肪包括固態動物脂肪，例如豬油、牛油、奶油。飽和脂肪的脂肪酸鏈大多是單鍵結構，被氫「滲透飽和」。許多植物油（例如橄欖油）都是單元或多元不飽和脂肪，這意味著它們的分子結構缺少一個或多個氫原子（椰子油與棕櫚油都屬於飽和脂肪）。

隨著七國研究收到第一個五年和十年的追蹤數據，[10]凱斯的分析發現，年齡、血中膽固醇、血壓與吸菸，都和罹患心臟病的風險有關（與其他研究的發現相符），不過凱斯是第一個透過大規模研究發現飲食也與心臟病風險有關的人。他遊歷全球的飲食體驗除了激發他所有的感官，也歸納成黑白圖表印製出來，突顯出有一種飲食元素的攝取量上升時，血中膽固醇濃度與心臟病風險也隨之升高，那就是：飽和脂肪。美國男性的心臟病發生率是義大利男性的兩倍，是希臘、日本與南斯拉夫男性的四倍，凱斯認為原因在於飲食。他強調**脂肪的種類**才是關鍵，而不是脂肪的總攝取量。美國人必須少吃肉類和乳製品，這些東西富含飽和脂肪，他們應該多吃植物類食物，多攝取不飽和脂肪，例如橄欖、堅果、種子、酪梨等等。

凱斯發現飽和脂肪似乎比膽固醇本身更容易導致血中膽固醇濃度上升。在義大利薩丁尼亞島的卡利亞里（Cagliari），許多家庭都有養雞，也經常吃雞蛋，這是膳食膽固醇最豐富的來源之一，是「營養豐富的重要物質，但遺憾的是它有沉積在動脈血管壁上的傾向。」凱斯寫道。[11]膽固醇是維持生命的要素，對腦部與神經細胞尤其重要，就算完全不吃含膽固醇的食物，身體也會製造自己需要的膽固醇：幾乎每一種人體組織都會製造膽固醇。凱斯發現每天吃一顆蛋的男性，血中膽固醇濃度沒有高於每週吃一、兩顆雞蛋的男性。他在後來的一篇論文中寫道，「為了控制血清濃度，膳食膽固醇不應被徹底忽視，但是只聚焦於這項因素也沒什麼用。」[12]典型的地中海飲食裡膽固醇與飽和脂肪的含量都很低，而且通常來自同樣的食物。

如同任何科學研究，七國研究也會碰到許多限制，例如源自研究設計的局限性。[13]比如說，研究目的是以各種飲食模式為基礎，探索飲食與疾病的關係，而不是隨機挑選受試者。想要將研究結果投射到其他的時間與空間，並不是一項簡單任務。舉例來說，不管對哪一群受試者來說，二十世紀中葉的飲食都尚未包含現在我們熟知的如此大量的過度加工食品。

但七國研究發展出重要的工具，將營養學研究標準化，凱斯的同事持續追蹤受試者的數據，時間超過五十年。迄今為止已有各式各樣的營養學研究問世，包括其他大規模觀察性研究、隨機對照飲食干預試驗，以食物、細菌與發炎的關係為主題的研究數據也日益增加。若以這些研究結果對照七國研究會發現，飽和脂肪過多的飲食模式是一種警訊。我們現在都知道，飽和脂肪不只與血中膽固醇濃度升高有關，也與發炎有關，兩者都有可能導致心臟病。

無論是培養皿與動物實驗，還是觀察與干預的人體實驗，有愈來愈多的新證據顯示脂肪類型會左右巨噬細胞和其他免疫細胞的行為。[14]飽和脂肪活化 NF-κB，刺激 IL-6、CRP 和 TNF-α 等發炎分子，[15]它們驅動巨噬細胞引起發炎、造成損傷，[16]促使巨噬細胞聚集 NLRP3 發炎體，再由 NLRP3 發炎體製造幾十種發炎分子，包括細胞激素 IL-1β。研究心臟病、糖尿病、癌症、神經退化性疾病、關節炎等慢性發炎疾病的科學家，一直都把 IL-1β 當成研究焦點。棕櫚酸是最常見的飽和脂肪，奶油、起司、牛奶、肉類、棕櫚油裡都有棕櫚酸。富含棕櫚酸的食物會增加人體內的IL-1β濃度。飽和脂肪比不飽和脂肪更容易進入脂肪組織，它們會在這裡增加巨噬細胞的數量，提升體脂肪的發炎機率，也會改變抗炎的「好」膽固醇：高密度脂蛋白（HDL），導致HDL功能異常和發炎。[17]

脂肪大多在小腸裡消化和吸收，但有一部分會進入結腸，成為腸道細菌的食物。飽和脂肪過量會降低微生物多樣性，為促炎細菌提供養分——包括與發炎性腸道疾病及其他腸道發炎有關的細菌——增加促炎細菌的代謝物。[18]被飽和脂肪淹沒的細菌會逐漸靠近腸道黏膜，製造強效的內毒素，例如脂多醣，這些內毒素進入血液循環，模擬低度細菌感染，導致隱性發炎與腸漏症。有了飽和脂肪的推助，脂多醣更容易穿過腸道屏障，進入血液。

飽和脂肪與人類的演化密不可分，但過多的飽和脂肪卻會刺激免疫系統，我們很難欣然接受這兩種情況同時存在，畢竟許多食物都含有飽和脂肪，例如橄欖、堅果、種子、酪梨的植物脂肪都含有少量飽和脂肪。值得注意的是，飽和脂肪之間也存在著差異，它們引起發炎的能力各不相同。比起牛排裡的飽和脂肪，黑巧克力的飽和脂肪比較不會引起發炎。[19]飽和脂肪的攝取量會影響發炎，攝取方式也會，包括整體的飲食模式以及個別的食物細節。在大部分的植物性食物裡，飽和脂肪的含量遠低於不飽和脂肪、纖維、維生素、微量元素與叫做多酚的有益營養素。母乳的飽和脂肪為嬰兒提供可輕鬆吸收的能量，但裡面亦含有消退素。不過在大部分的動物性食物裡，飽和脂肪都是與促炎物質為伍。

抗炎消炎的多元不飽和脂肪 omega-3

並非所有脂肪都用相同的方式影響免疫系統（與健康）。凱斯展開七國研究的數十年後，有一位科學家協助證實了這個觀點。[20] 華特．威列特（Walter Willett）從小就是種植高手，經常接受密西根州哈特市（Hart）四健會（4H club，編按：美國農業部管理的非營利青年組織）的表揚。威列特十三歲的時候，他的父親死於腦癌，父親一直鼓勵他好好念書。幾年後威列特錄取密西根州大學，學費大多來自他在鄰居的農場幫忙打工種植甜玉米、番茄和幾種蔬菜。他後來成為全球最受崇敬的營養學家之一，取得醫學與流行病學的學位，並成為哈佛公衛學院營養學系的教授。

一九八〇年威列特開始收集大約十萬名護士的飲食數據，[21] 他們是護士健康研究（Nurses' Health Study）的受試者，這是營養學史上規模最大的流行病學研究之一，[22] 後來他還做了護士健康研究二與三。威列特的研究產出數千篇論文，說明了飲食對疾病的廣泛影響，使我們了解脂肪與碳水化合物的微妙影響，並指出這些巨量營養素（macronutrients）的來源很重要，這觸怒了當時的主流營養學家。在那個年代，**少吃**飽和脂肪的觀念漸漸演變成**所有**的脂肪都要敬而遠之，富含飽和脂肪的動物性食物被精製碳水化合物與糖分取代。威列特的數據顯示這樣的改變只是換湯不換藥，一點也不健康。重要的是，他的證據支持凱斯過去的觀察，也就是單元與多元不飽和脂肪（主要來自橄欖、堅果、種子、酪梨等植物性食物）有助於抵禦我們現在認為的慢性發炎疾病，包括心臟病與癌症等頭號殺手。

在各式各樣的植物油之中，**橄欖油**是醫學文獻最關注的一種（橄欖油與橄欖是傳統地中海飲食的主要脂肪來源）。[23] 用橄欖油取代動物性食物裡的飽和脂肪，或許能降低 LDL 膽固醇濃度、減輕發炎，進而預防心臟病。橄欖油主要由單元不飽和脂肪構成，含有橄欖油刺激醛（oleocanthal）等抗炎的多酚物質，如同非類固醇消炎藥，橄欖油刺激醛也能抑制環氧合酶。

威列特最愛吃的脂肪來自各種**堅果**，在他頻繁的旅行中，餐盒裡會裝著堅果、沙拉和水果。堅果富含不飽和脂肪。有大量數據顯示——包括觀察性研究與隨機對照試驗——堅果有助於預防許多慢性發炎疾病，包括心臟病、中風、癌症與糖尿病，以及任何原因造成的過早死亡。[24] 堅果可降低膽固醇、減輕發炎，[25] 尤其是用堅果取代肉類、乳製品、蛋和精製碳水化合物的時候，CRP、IL-6 與 TNF-α 等發炎生物指標都會變少。堅果富含纖維、多酚、維生素、礦物質，每天吃少量堅果可降低罹患慢性發炎疾病的機率，延年益壽。

一九九〇年代，波士頓的醫生察爾斯．瑟翰意外發現某些不飽和脂肪與消退素之間的關係。當時他正在辨識實驗室小鼠身上的消退素，想知道身體如何產生這種珍貴的物質，他驚訝地發現，小鼠用來製造消退素與大多數促消炎介質的原料，來自一種特殊的**多元不飽和脂肪：omega-3**。他給小鼠吃的是一種類似糞便的黃褐色飼料，裡面添加了 omega-3。

omega-3 是必需脂肪酸，也就是身體需要卻無法像膽固醇那樣自行製造的營養素，只能從飲食中獲得。omega-3 來自植物，植物在行光合作用時會製造 omega-3，葉綠體的細胞膜裡充滿 omega-3，幫助葉綠體收集光線。植物性食物富含 omega-3，包括深色綠葉蔬菜（尤其是野生種）、核桃、亞麻籽、大麻籽、奇亞籽等等。海藻裡也有很多 omega-3，例如海草，因此 omega-3 進入海洋食物鏈，許多海鮮裡都含有 omega-3，例如牡蠣、沙丁魚、鮭魚等等。有愈來愈多研究強調

omega-3 可對多種慢性發炎疾病發揮重要作用。

人腦是人體中脂肪含量最高的器官之一，而且它特別喜歡 omega-3，有些科學家認為，缺乏 omega-3 可能會導致自閉症與注意力缺失症等問題。[26] omega-3 可稀釋血液，協助防止血栓，已證實可幫助動脈粥樣硬化患者預防心臟病發作、中風，甚至死亡。[27] 影像研究也顯示，omega-3 可縮小動脈粥樣硬化斑塊，有助於穩定斑塊，降低斑塊破裂的風險。[28] 人口研究顯示，飲食裡的 omega-3 含量愈高，與全因死亡風險降低之間存在著相關性。

omega-3 對免疫系統發揮顯著影響，[29] 可一方面抑制發炎基因調節因子（如 NF-κB），一方面活化抗炎基因調節因子，幫助預防動物與人類體內的巨噬細胞遷移到脂肪組織裡，減輕脂肪組織引起的發炎，omega-3 可降低發炎細胞激素與血液裡發炎指標的濃度，包括 CRP、IL-6 和 TNF-α。omega-3 的副產品可減輕與消除發炎，以二十二碳六烯酸與二十碳五烯酸為例，這兩種 omega-3 脂肪酸是製造消退素與其他促消炎介質的必要原料。

多年來，omega-3 一直不受食品工業青睞，因為 omega-3 比其他類型的脂肪更容易變質，因此植物育種業者通常會選擇 omega-3 含量較低的作物。食品工業則是用 omega-6 這個更穩定的必需多元不飽和脂肪酸來取代 omega-3。廣義來說，omega-3 會製造最有效的抗炎化合物，而 omega-6 會製造促炎化合物，還會促進血栓形成。雖然這兩種脂肪酸看起來互不相干，其實它們都在人體內發揮重要作用，研究者正在努力了解它們的許多作用。omega-6 有時也會沿著抗炎途徑移動，堅果與種子的 omega-6 和 omega-3 含量各不相同，但兩者攜手合作、促進健康。

真正的困難之處在於 omega-3 與 omega-6 的平衡。它們在細胞膜裡爭奪同樣的酶與空間，因此這是一場零和遊戲：飲食裡 omega-6 過多，會妨礙身體處理 omega-3 的能力，也會妨礙身體製造抑制發炎與消除發炎的化合物。橄欖油富含 omega-3，但有不少植物油（不是全部）的 omega-6 含量非常高。提煉植物油的方法會濃縮 omega-6，這使得 omega-6 成為加工食品與多數餐廳業者使用的主要成分。除了砂糖之外，omega-6 是最便宜的熱量來源，人類祖先攝取的 omega-6 大約是 omega-3 的四倍，但現代飲食中的 omega-6 含量是 omega-3 的十五到二十倍，導致 omega-3 攝取量嚴重不足。一般而言，用不飽和脂肪取代飽和脂肪對健康有益，但飲食不均衡仍有可能引起發炎。

均衡攝取不飽和脂肪對免疫細胞有正面影響。不飽和脂肪（尤其是 omega-3）會誘發出巨噬細胞參與組織修復與消炎的潛在益處，omega-3 影響巨噬細胞之後會出現抗炎效果，例如 IL-1β、IL-6 和 TNF-α 變少，抗炎細胞激素 IL-10 變多。不飽和脂肪，尤其是來自堅果、種子、酪梨等完整的植物性食物，會發揮如同益生元（prebiotics）的效果，**益生元為腸道微生物提供養分**，是對人類健康有益的食物。不飽和脂肪可增加抗炎微生物的種類，使它們的行為變得活躍，特別是 omega-3 能促進微生物多樣性，[30] 刺激製造短鏈脂肪酸的細菌生長，短鏈脂肪酸是對人類健康有許多好處的代謝物，甚至有助於抵消飽和脂肪對腸道細菌造成的傷害。

加工肉品與反式脂肪

早在凱斯進行七國研究之前，就已出現一種全新的、生產植物油的化學處理法，不但導致食品普遍缺乏 omega-3，也製造出可說是從古至今最危險的脂肪。二十世紀初的人類用固體動物脂肪煎肉塊，通常是使用豬油，也用柔軟的奶油或較硬的羊油與牛油做菜，人們認為植物油不可食用，所以廚房裡沒有植物油。但後來德國化學家威爾罕・諾曼（Wilhelm Normann）發現加入氫能使液態植物油變得像固態脂肪，美國實業家威廉・普克特（William Procter）與詹姆斯・甘博（James Gamble）抓住了這個機會。氫化棉籽油（棉籽是生產棉花的農業廢料）外觀像豬油，用法也一樣，而且非常便宜，幾乎免費。一九一一年，第一款純植物製造的烹飪油Crisco問世，品名想傳遞一種新鮮、乾淨的感覺，是crystallized cottonseed oil（結晶棉籽油）的簡寫。[31] Crisco沒有特別的氣味或味道，就像目標客群一樣，它很保守低調。

厄普頓・辛克萊（Upton Sinclair）一九〇六年的小說《魔鬼的叢林》（*The Jungle*，繁體中文版由柿子文化出版）出版之後，美國人變得稍微沒那麼愛吃肉，Crisco順勢以動物脂肪的「純淨替代品」之姿上市。辛克萊出生於維吉尼亞州的一個古老家族，內戰期間家財盡失，他本人是「有男孩魅力的沒落南方貴族」。[32] 他見過人類與動物的屠宰場，兩者的惡劣環境都把他嚇得不輕。在大型的肉類加工區，到處可見堆滿糞便的畜欄，牛隻身上沾滿臭雞蛋與腐肉的惡臭，空氣裡摻雜著附近飯店廚房飄來的牛肉煮馬鈴薯的氣味。

辛克萊在書中描述男女老幼的新移民住進城市垃圾堆旁擁擠的廉價出租公寓，在陰暗悶熱的空間裡從事危險的工作。他們就像一幫站在生產線旁的「殺戮狂徒」，各自負責「碎骨」、「開膛剖肚」、「斷腿」、「掏空內臟」的工作。[33] 牛隻就算滿身爛瘡和感染結核病，仍會被送上生產線；[34] 老鼠碎肉被混入腐爛的火腿與香腸裡，[35] 但是「跟香腸裡的其他東西比起來，毒死的老鼠肉簡直是珍饈。」內臟、骨頭、脂肪等動物殘骸也進入豬油與肥料裡；「雞肉罐頭」裡說不定也含有豬油與牛肉碎屑。產線工人失去身體某部位——或生命——並不稀奇。辛克萊提到工人跌進大熱油桶的一段敘述非常有名：「多日無人發現，直到他們身上除了骨頭之外的東西全都成了杜翰牌純豬板油（Durham's Pure Leaf Lard）。」[36]

「我似乎正在挑戰一座名副其實的壓榨堡壘，」辛克萊在談到肉類加工業時如此寫道，這是美國最有勢力也最成功的產業。「如何衝破高牆，或攀越高牆，是一個軍事問題。」[37] 辛克萊的寫實小說在美國引發轟動。作家傑克・倫敦（Jack London）說《魔鬼的叢林》是薪水奴隸版的《黑奴籲天錄》（*Uncle Tom's Cabin*），他說：「這本書既寫實又溫暖，充滿生命的殘酷。血汗交織，聲淚俱下。」[38]《魔鬼的叢林》引發群情激憤，老羅斯福總統因此簽署了「純淨食品與藥物法案」（Pure Food and Drug Act），禁止食品與藥物使用帶有誤導性的標籤，並催生了聯邦食品藥物管理局（FDA）的成立。

與此同時，寶僑公司（Procter & Gamble）推出二十世紀初最厲害的廣告之一，精妙的說服手法堪稱行銷傑作，讓美國人願意用實驗室裡的植物油煎煮炒炸，取代熟悉的牛油和豬油等動物脂肪。珍珠白的輕盈油脂裝在錫罐裡，外面包上一層白紙，強調純淨無汙染的狀態。

賞心悅目的廣告為一個渴望潔淨、時尚的國家，在新的世紀裡傳遞進步主義的氣氛。幾十年來美國與農場漸行漸遠，推崇實驗室裡的科學家，穿著西裝的學者肯定能夠解決任何問題。歷史學家蘇珊・斯楚瑟（Susan Strasser）寫道，美國人對新奇古怪的東西來者不拒，例如牙膏和玉米片。在這樣的氛圍裡，Crisco 以「創新文化的人工製品」的姿態問世。[39] 一九一六年，也就是推出後才短短幾年，Crisco 的年銷售量就達到六千萬磅。這種柔滑的固態植物脂肪被拿來製作鬆軟的派、蛋糕和麵包，被美國的男女老幼吃進肚子裡。

寶僑公司還贈送一本免費食譜叫《Crisco的故事》（*The Story of Crisco*），介紹六百一十五種用Crisco製作的料理。這本食譜反映出那個年代的飲食偏好，收錄了腰子煎蛋捲、烤腦、牛肚、小牛頭油醋醬、填料心臟、燉牛舌、炸胰臟與小牛胸腺等菜餚。食譜說：「美國向來有胃弱大國的稱號。現在這個國家的人吃得愈來愈健康，也因此變得愈來愈快樂。改善國民消化系統的每一個因素都功不可沒，值得嘉許。」[40]

其他公司也紛紛效法。不完全氫化的植物油持續綁架食品工業，把豬油踢出美國人的廚房，許多人造奶油與植物油都是不完全氫化油。二次大戰後的奶油配給制加速了這種轉變，植物油很快就被重新包裝成健康食品，並成為食品工業最重要的原料之一。不完全氫化油比天然的橄欖油便宜許多，還可以發揮防腐劑的作用，增加包裝食品的保存期限與利潤。不完全氫化油也在速食店的商用油鍋裡，滿足反覆大量油炸的需求。

二十世紀中葉出現愈來愈多關於飲食如何影響慢性疾病的相關研究，[41]例如心臟病、癌症、肥胖症、糖尿病等等，科學家漸漸發現在植物油裡注入氫分子來重製脂肪，會產生一種叫做**反式脂肪**的特殊物質。氫化過程也會一邊增加omega-6，一邊消滅omega-3。

免疫系統無法耐受反式脂肪。反式脂肪不會單純以脂肪的形式儲存，而是取代體內每個細胞膜裡的正常脂肪酸，讓自己與生理機制緊密交織在一起。如此一來，細胞無法如常發揮功能，並大量製造叫做自由基的揮發性分子，而自由基會傷害健康細胞。自由基是維持生命的必備工具，巨噬細胞與其他免疫細胞會在對抗細菌、毒素時產生自由基，但是自由基過多會形成氧化壓力（oxidative stress），也就是身體無法製造足夠的抗氧化劑來中和自由基。氧化壓力的原因包括食物熱量的質與量出錯以及其他環境因素，無論是什麼原因，氧化壓力都會增加發炎基因的表現。氧化壓力可能會對蛋白質、脂質、遺傳資訊與體內其他物質造成不可逆的破壞，刺激免疫系統，並對細胞功能產生負面影響。慢性發炎既是氧化壓力的因，也是氧化壓力的果。舉例來說，LDL 膽固醇被過量的自由基氧化之後促炎性會上升，活化巨噬細胞，引起有害的免疫反應。動脈粥樣硬化斑塊裡的膽固醇，有一大部分是氧化的 LDL（低密度脂蛋白）。

許多研究顯示反式脂肪與慢性低度發炎有關，[42] 因為血液裡的發炎指標濃度上升。反式脂肪會促進自由基的形成，或直接影響細胞膜上的先天免疫受體，進而開啟 NF-κB，也就是發炎基因與細胞的主要活化因子。反式脂肪會讓脂肪組織與動脈粥樣硬化斑塊的發炎環境變得更加惡劣，逼迫巨噬細胞變得更加活躍。它們讓血管壁的內皮細胞發炎，使內皮細胞減少一氧化氮的產量，一氧化氮是緩解發炎、防止血栓形成的必要氣體。[43] 反式脂肪不僅影響發炎，也會影響脂質，因此與罹患心臟病的風險有關。飽和脂肪會使 LDL 膽固醇濃度顯著上升，但反式脂肪在這方面更勝一籌，反式脂肪也會增加三酸甘油酯濃度，這是另一種與心臟病有關的脂肪。不同於飽和脂肪的是，反式脂肪會減少 HDL 膽固醇，而 HDL 膽固醇是有助於預防動脈粥樣硬化的「好」膽固醇。

到了二十世紀末、二十一世紀初，相關研究已證實反式脂肪與心臟病、中風、高血壓、肥胖症、糖尿病、癌症、生長問題、學習障礙、不孕症之間存在著相關性。弗萊德・庫莫羅（Fred Kummerow）是伊利諾大學厄巴納－香檳分校的生物化學教授，他從一九五七年就開始提醒大家反式脂肪的危害，但是生化領域並不重視他的看法，他也經常面臨業界巨頭的報復。他出版了數百篇相關論文，直到臨終前仍在持續表達憂心。二〇一三年，高齡九十八歲的他控告美國FDA與衛生及公共服務部，希望逼迫他們回應他要求禁用不完全氫化油的請願書。FDA終於在二〇一五年六月裁定反式脂肪應被踢出「公認安全」的GRAS名單（Generally Recognized as Safe），並要求食品供應鏈停止使用反式脂肪。GRAS認證制度始於一九五八年，允許企業評估和判斷自己使用的物質是否可被接受，再由FDA審核評估結果——FDA也可以選擇不審核。GRAS允許製造商在不通知FDA的前提下販售使用新的食品添加劑的商品。到了二〇一八年，大部分的食品供應商已不再使用反式脂肪。

反式脂肪的故事教我們學會謙卑，每當我們想要操控、改變食物的時候，應當像拿著手術刀的外科醫生一樣小心謹慎，理解相關風險。人造食物如同移植的器官，也有可能遭到免疫系統排斥，反式脂肪是最早的例子之一。移植的肺、肝或腎遭到劇烈排斥時會嚴重發炎，這種突發的、明顯的發炎可藉由醫學檢查捕捉，但是長期攝取反式脂肪與其他促炎食物造成的發炎可能比較低調，如同耳邊的呢喃，微不可察的滲透，日積月累的威脅程度不亞於嚴重發炎。

脂肪的質與量失衡會引起發炎，過量的糖分、精製碳水化合物與鹽分也一樣。早在七國研究與護士健康研究等系統化營養研究出現之前，十九世紀已有一位醫生出於直覺意識到這件事，他堅信飲食對健康至關重要。他很快就想出一個將會顛覆食品工業的主意——也顛覆了他自己的人生。

Chapter 10・致命糖與鹽

Sweet, Salty, Deadly

約翰・哈威・家樂（John Harvey Kellogg）是家裡第五個兒子，他的父母是來自新英格蘭的墾荒者，祖上六代都定居在麻薩諸塞州的哈德利鎮（Hadley），家樂的父母決定離開家鄉，前往充滿森林的西部。因為不想拚老命耕種貧瘠的土壤，他們往西來到密西根的新家開疆拓土，在這裡建造一座農場，每天日出而作、日落而息，在荒野中討生活。家樂的父母是位於巴特溪市（Battle Creek）基督復臨安息日會（Seventh Day Adventist）的教會成員。在教會領袖的贊助下，家樂就讀紐約市的柏衛醫院醫學院（Bellevue Hospital Medical College），一八七五年完成學業，當時他二十三歲。[1]

柏衛醫院是美國歷史最悠久、規模最大的公立醫院旗下的附屬醫院，滿腔熱血的年輕醫生爭取進入這家醫院的機會，穿過醫院的鐵門與入口的紅磚斜坡，穿梭在由實驗室、病房、手術室、太平間等單位組成的建築之間，他們希望公立醫院住院病患身上的各種疑難雜症能幫助他們吸收經驗。在家樂那個年代，痛苦貧困的紐約人湧向醫院，每天晚上的住院病患超過一千人。受限於當時的醫療水準，十五%以上的住院病患無法活著出院。有效的醫療方法不多，外科醫生的手術刀比較有可能奪命，而不是救命。醫療人員鮮少洗手，也不會丟掉身上血跡斑斑、沾到嘔吐物的衣服，感染的情況很猖獗。

另一方面，十九世紀下半葉，尤其是美國內戰結束後的幾十年內，滿足口腹之欲成了好日子的同義詞。美國人在經濟能力允許的情況下大吃大喝，富人的午餐會吃肉類搭配肉汁、奶油燉菜、麵包與奶油、起司、全脂牛奶，甜點是布丁與水果派，晚餐也差不多，所有的脂肪都與美味和健康畫上等號。在密西根州的遙遠林區，農家享用大量的醃製豬肉與鹽滷牛肉，逢年過節餐桌上一定會有小牛肉、羊肉或牛舌，或是宰殺後迅速上桌的其他獵物，想吃甜的，糖蜜與蔗糖糖漿唾手可得。不過當地人都面臨著新鮮蔬果短缺的問題，連農夫也一樣。能否買到新鮮蔬果取決於經濟狀況與季節，他們吃的蔬果都是以罐頭、醃漬與果凍的形態保存，這些早期的保存作法會添加大量的鹽來彌補流失的風味。

準備早餐一點也不容易，相當費時。除了穀物與馬鈴薯，上桌的還有火腿或培根等醃肉，會先用凝固的脂肪煎一煎。「在十九世紀中產階級的早餐桌上，」飲食史學家艾比蓋爾·凱羅（Abigail Carroll）寫道，「熱牛排漸漸被視為不可或缺的一道菜。」[2]這些食物裡的大量鹽分進入體內，會讓人非常口渴，所以不能不喝點東西。供應酒精飲料的酒吧一大早就開門，他們也提供咖啡、茶與可可。

當時最常見的疾病是消化不良，從脹氣與胃灼熱到腹瀉、便秘與胃部不適，都可以叫做消化不良（現在的消化不良診斷須滿足更具體的條件）。一八五八年，詩人惠特曼（Walt Whitman）描述消化不良是「美國之大不幸」。[3]胃腸問題在美國很流行，也是經常被拿來討論的萬年話題，報章雜誌頻繁報導，如同現在我們討論肥胖症、心臟病、癌症等慢性疾病。十九世紀的《新英格蘭醫學期刊》上有一篇文章將消化不良與傳染病並列為人類頭號殺手。[4]商人推銷最新的補品與藥水，聲稱可治癒腸道問題。但家樂相信，答案不在藥罐裡，他告訴台下急切的聽眾：「我小時候，大家對飲食所知無多……那時我認為用烤箱烤得金黃焦脆的牛尾是全世界最好吃的東西。」[5]

剛成為外科醫生的家樂帶著尊貴的學位回到密西根州，他的贊助人邀請他管理西方健康改良研究所（West Health Reform Institute）。他們承諾讓他根據最新的科學研究全權管理這間研究所，安息日會絕不插手干涉。家樂接受了這份工作，但他有更宏大的目標。當時的料理習慣使那個年代被後世戲稱為「了不起的美國胃痛年代」，身受其害的他相信，需要有人教導大眾如何以天然、健康的方式生活。他融合自身安息日會的信仰以及科學與醫學的訓練背景，將研究所改名為巴特溪療養院（Battle Creek Sanitarium）反映他的願景，這所療養院後來也簡稱為「San」。在家樂的領導之下，巴特溪療養院從原本的兩層樓改造住宅，漸漸擴張為一個占地廣人的豪華醫療中心。

巴特溪療養院的常客貧富皆有，而且不乏知名人士。家樂不僅是提倡藉由飲食和運動促進健康的先驅，他的許多觀念在當時都相當先進，例如路易・巴斯德的細菌理論與約瑟夫・李斯特的手術室無菌操作。不過，他也支持（尤其是晚年）當時很流行的科學理論：優生學。雖然他拒絕在療養院對黑人進行種族隔離，並在這裡訓練黑人醫生與護士，還與妻子艾拉領養了四十幾個不同族裔的孩子，但他確實對美國的優生學運動發揮推波助瀾的作用。優生學最終被視為帶有種族歧視、沒有科學依據的觀念，這是他身後留下一個汙點。

家樂是最早告訴病患飲食對健康至關重要的醫生之一，「猴子吃什麼，你就吃什麼——簡單飲食，而且不要過量。」他如此建議病患。[6] 療養院的菜單上有奶油燉花椰菜、燜葡萄乾、卡菲爾茶（kaffir tea）、鳳梨醬、全麥餅乾等等。這些樸素的食物沒有添加糖與動物產品，與十九世紀的典型飲食形成鮮明對比。這些食物大幅減少鹽分的攝取，進而消除了口渴——與發炎。

過量鹽的危害

如同需要水，人體也需要鹽才能生存。鹽有助於調節體內的液體平衡，使肌肉與神經可以正常運作。但攝取量是關鍵。鹽的高攝取量與各種健康問題有關，包括心臟病、高血壓、某幾種癌症、腫脹和中風。

後來科學發現鹽具備改變免疫功能的潛力。[7] 少量的鹽聚集在皮膚的傷口處，可驅使巨噬細胞癒合傷口（為「在傷口上灑鹽」這句話賦予新的意義）。但是大量的鹽會讓巨噬細胞陷入混亂，促使它們召集 NLRP3 與其他發炎體，釋出數十種發炎分子。巨噬細胞也會製造過多的自由基。

鹽分過剩會活化促炎T細胞 Th17（直接活化，或是透過巨噬細胞活化），Th17 細胞與多種自體免疫疾病有關。在實驗檯上的培養皿裡，浸泡在鹽的飽和溶液裡的先天與後天免疫系統的細胞會不斷分泌發炎指標物質。攝取高鹽飲食僅需短短幾天就能導致身體發炎，如同正在遭受細菌攻擊或是罹患自體免疫疾病。IL–6與IL–23等發炎細胞激素變多，IL–10等抗炎細胞激素會變少。鹽會讓調節T細胞喪失功能，這種發揮調節作用的白血球是抗衡發炎的關鍵角色。[8] 它們叫身體耐受自體抗原，預防自體免疫。它們既可製造IL–10，又可抑制促炎的Th17細胞，有助於消除發炎。

以高血壓為例，血流異常曾被認為是高血壓的唯一原因。動脈粥樣硬化的動脈又厚又硬，正是未受控制的高血壓所造成，而動脈粥樣硬化亦會造成高血壓，此外高血壓也會導致心臟病發作與中風等致命的併發症。我們已從人體研究和動物研究中得知，高血壓算是一種發炎疾病，這種觀念可追溯至一九七〇年代。[9] 隱性發炎與動脈硬化有關，[10] 高血壓病患的血液裡有較高的發炎分子濃度，Th17細胞在高血壓的發炎中扮演重要角色，巨噬細胞、調節T細胞及其他免疫細胞也是。鹽導致高血壓，其中一條可能的途徑正是發炎，鹽會幫助免疫細胞滲入血管與腎臟，釋出發炎細胞激素令血管難以放鬆，或是阻礙腎臟排除廢物，這兩種情況都會造成高血壓。

飲食中鹽分過多可能會引起隱性發炎，也可能會使發炎加劇，導致慢性發炎疾病，包括自體免疫疾病，例如類風濕性關節炎、狼瘡、多發性硬化症與腸道發炎，甚至會對移植器官產生排斥。有位研究者發現鹽會造成皮膚問題，誘發兒童濕疹等自體免疫疾病，[11] 這項發現證實了一百多年前德國兒科醫生芬克爾斯坦（Heinrich Finkelstein）在著作《鐮刀型紅血球急病教科書》（*Textbook of Sickling Diseases*）裡提出的觀察。

在家裡自己做菜可適量灑鹽也不會破壞風味，但隱藏在加工食品與速食裡的鹽分通常高得嚇人。在熱門餐廳裡吃一餐攝取到的鹽分，可能是每日建議攝取量的**好幾倍**，也就是幾天份的鹽。

家樂兄弟分道揚鑣

巴特溪療養院的飲食很簡樸，沒有過量的鹽與動物性食物，這裡也是現代早餐穀片的發源地，不過是完全不含添加糖與精製碳水化合物的版本。家樂還在念醫學院的時候，有天下午他在雜貨店買到一包「蒸熟」的燕麥，拿回家煮，發現跟其他熱食穀粒一樣要煮很久。家樂非常失望。他想知道為什麼穀粒總是這麼難煮？為什麼店裡買不到即食穀粒？幾十年後他將這段經歷描述為他創意人生的轉捩點，是他的「頓悟」時刻。美國各地疲憊不堪的家庭主婦都面臨相同的問題，她們天一亮就起床，站在熱氣蒸騰的燒柴爐火旁攪拌大麥、碎麥、燕麥或玉米好幾個小時。

多年以後，家樂與妻子艾拉、弟弟威爾（Will）一起在巴特溪療養院的廚房絞盡腦汁，想要創造出既方便又健康的植物性食物。他們製作一種濃郁的花生抹醬，最早的名字是「堅果奶油」（nutbutter），將來有一天它會出現在數以百萬計的孩子的午餐盒裡。有一種素肉也是用花生做，叫 Nuttose，嘗起來像「冷的烤羊肉」。[12] 另一款素肉叫 Protose，原料是堅果與穀物，做成仿雞肉或仿牛肉販售。家樂利用大量麩質為這些素肉增加濃稠度和塑形，他很喜歡麩質，認為麩質幾乎不會引起不良反應，即使是腸道最脆弱的病患亦可安全食用。

有一天，研發三人組發現他們可以先把全麥蒸熟，再送進厚重的滾筒將麥粒壓成薄片，而不是將全麥磨成麵粉。除了小麥之外，其他穀物也可以製作穀片。

穀片在巴特溪療養院一炮而紅，病患的胃痛獲得改善，排便也更加規律。威爾建議公開販售穀片，可是家樂不同意，他研發穀片主要是為了緩解病患的消化問題，不是為了賺錢。

不過威爾一直在偷偷改良穀片的配方。他用有系統的方式努力尋找正確的風味與口感，最後他捨棄小麥，轉而投向玉米的懷抱。玉米是最經典的美國穀物，很便宜、很甜，而且產量豐富。威爾用沸騰的鍋爐蒸熟玉米，然後把玉米粒和油油的外殼與胚芽分開，分開之後，剩下的玉米粒磨成「薄片粗粒」，再烘烤成金黃色的鬆脆薄片，後來的廣告商稱之為「玉米甜心」（sweetheart of corn）。威爾添加了比例精準的糖和鹽，使玉米片帶有堅果香氣，非常美味。

家樂發現威爾的所作所為之後勃然大怒，尤其是他認為鹽和糖過量有害健康。威爾離開療養院，投入食品業。兄弟倆反目成仇，還為了誰有權使用「家樂氏」這個名字纏訟多年。威爾的公司生意好得不得了，不但成為家喻戶曉的名字，也徹底改變了美國人的早餐習慣。短短幾年威爾就成了百萬富翁，即使在經濟大蕭條時期，威爾依然生意興隆。反觀約翰・家樂，他的巴特溪療養院陷入困難。到了一九三〇年代，療養院背負的債務超過三百萬美元，最終接受破產管理，曾經充滿活力、備受讚譽的家樂醫生變成無名小卒。往後的歲月，許多糖分過量的暢銷早餐穀片將擺滿超市貨架，用甜食迎接每一天成了美國人的習慣。

身體需要的糖

凱斯在一九五〇年代忙著研究飽和脂肪的時候，他的勁敵營養學家約翰・尤德金（John Yudkin）大聲疾呼糖的害處。尤德金服務於倫敦的伊莉莎白女王學院，他想要證明飽和脂肪不是心臟病猖獗的主要（或唯一）潛在因素。「人類對糖沒有生理上的需求，」尤德金寫道，「在糖的已知影響之中，如果只有一小部分公諸於世，換成任何一種食品添加劑都會被立刻禁用。」[13]

尤德金指的不是天然水果裡的糖，而是在加勒比海地區的甘蔗園生產的白糖或紅糖，這些甘蔗園靠買來的奴隸為動力，使利潤豐厚的現代糖業得以順利運作。他在一九七二年出版了《致命純白》（*Pure, White and Deadly*）一書，概述了他為什麼反對糖，也提出科學證據。尤德金說飲食含糖量過高可能會增加心臟病、糖尿病、肥胖症、蛀牙與某幾種癌症的發生率，這些疾病通常會在個人與群體中同時出現。他在書中指出，糖也會傷害眼睛、關節與皮膚，糖可能會造成消化不良，甚至造成嚴重的腸道發炎。這本書一開始很暢銷，但很快就遭受抨擊，世界糖業協會（World Sugar Association）說這本書是「科幻小說」，英國糖業局（British Sugar Bureau）說它「充滿情緒性的武斷觀點」。[14]個性溫和的尤德金與批評者言詞交鋒，最終還是沒能捍衛自己的想法。

凱斯的七國研究發現糖與心臟病之間的相關性，但是在更精密的統計分析之後，飽和脂肪與心臟病之間的相關性更加顯著，糖只能排在後面。至於吃糖為什麼可能造成心臟病發作，也缺乏廣為接受的生理機制原因。另一方面，科學家已知道飽和脂肪會增加血中膽固醇，進而阻塞動脈。不過，儘管凱斯認為飽和脂肪是心臟病猖獗的原因，並且指出尤德金的數據漏洞百出，但凱斯對於添加糖也持反對態度。他寫道，「從營養方面來說，我們現在攝取的熱量大多來自糖，如果能用更多天然食物替代會更好。糖是精製的化學物質……美食家一致認為美國人在烹飪上的常見錯誤是加太多糖，甜膩的味道淹沒了更加細緻的風味。」

凱斯與尤德金都沒有宣稱他們的飽和脂肪研究或糖的研究，能證明這兩種物質會導致心臟病，他們提供的只是線索。兩人都提出珍貴的見解，這將成為發炎進入現代營養學討論的契機。「最後的證據，」凱斯寫道，「不管在任何領域都是最難掌握的。冠狀動脈心臟病的形成非常緩慢，要預防這樣的疾病極為困難。」

儘管凱斯與尤德金在知識方面激烈爭論，但兩人都是食品業的眼中釘。不過凱斯的數據在品質上相對可靠，而且在廣泛的研究領域已占有一席之地，因此他的觀點得到愈來愈多支持。相形之下，尤德金沒有受邀參加國際營養學研討會，論文投稿期刊也屢遭拒絕。雖然他們的人生軌跡看起來大不相同，但他們的飲食與健康的觀念有許多相似之處，避免攝取過量的動物性食物、鹽和糖，家樂肯定也會認同這樣的建議。

和鹽一樣，糖本身也不是毒物。母乳裡有乳糖，蘋果裡有果糖，我們的血液裡隨時都有葡萄糖。除了天然食物提供的糖之外，身體不需要另外攝取糖，也就是添加糖。十六世紀的毒理學之父帕拉塞爾蘇斯（Paracelsus）曾說，**劑量決定毒性**。如同鹽與飽和脂肪，糖的劑量與攝取方式會決定糖對身體產生何種影響。

一九八〇年發布的第一版《美國飲食指南》（*Dietary Guidelines for Americans*）已對吃糖過量提出警告，只是火力不如針對飽和脂肪那麼猛烈。飲食指南說，雖然糖不會導致心臟病，但是糖會侵蝕牙齒。不過有愈來愈多的科學證據顯示，口腔裡發生的事也會影響心臟和其他器官，我們知道牙齦炎等牙齒疾病會造成全身各處的隱性發炎，是心臟病與其他慢性發炎疾病的風險因子。牙齒疾病造成細胞激素從口腔釋出，在血管壁上激發相同反應，在因為遺傳或環境因素而容易發炎的人身上，這種反應會更加嚴重。口腔衛生除了預防口臭和蛀牙，也能對抗隱性發炎。

從免疫系統的角度來說，家樂的蒸壓全麥穀片與未加工天然水果，和威爾的玉米片形成強烈對比。威爾的玉米片先剝除含有許多營養素的外層，再用添加糖調味。身體分解穀物、水果、蔬菜與其他碳水化合物，吸收它們的單糖來為細胞與器官提供能量，被天然食物裡的纖維控制的葡萄糖分子，以緩慢的速度進入血液，葡萄糖分子刺激胰臟分泌胰島素，引導葡萄糖進入脂肪與肌肉細胞。演化讓人類以緩慢的速度吸收天然食物裡的有限糖分。當人類經常攝取大量的精製穀物與砂糖，也就是去除纖維和其他營養素的食物，血糖和胰島素濃度會急遽上升——然後急遽下降——這會對身體產生壓力，進而活化發炎基因調整因子，例如 NF-κB。[15]

攝取充滿糖與精製碳水化合物的食物之後，血管內壁的內皮細胞製造的一氧化氮會變少，脂肪組織裡的巨噬細胞製造更多發炎細胞激素。糖分過多會對肝臟造成壓力，肝臟負責將膳食碳水化合物轉化成脂肪酸，這是形態最單純的脂肪分子。[16] 脂肪酸過多會刺激自由基的形成，造成全身各處發炎，活化 NF-κB 與 CRP、IL-6、TNF-α 等分子。早上吃酥皮點心配咖啡，中午喝汽水，晚上飯後吃一球冰淇淋，這樣的習慣就足以增加死於心臟病的風險。[17] 一天一罐汽水或幾片吐司麵包，就可能增加血液裡的發炎指標、LDL 膽固醇、肝臟脂肪與腹部內臟周圍的脂肪——也就是高度促炎的內臟脂肪。[18]

二十世紀下半葉有愈來愈多的證據指出糖的危害不僅僅是蛀牙。迄今為止的研究顯示，過量的糖與其他精製碳水化合物（缺少營養素但充滿熱量）都和隱性發炎及慢性發炎疾病有關，例如心臟病、肥胖症、高血壓、糖尿病、癌症、脂肪肝、神經退化性疾病、關節炎、發炎性腸道疾病等等。

不同於精製穀物與砂糖，未加工的天然水果雖然是甜的但能放心食用，而且想吃多少都可以，吃水果還能對抗發炎。[19] 例如家樂醫生的鳳梨水果泥含有鳳梨酵素（bromelain），這種酶能有效對抗發炎，用來治療扭傷與拉傷後的疼痛。若是將蘋果榨成果汁、丟掉果肉，或是剝除小麥的麩皮與胚芽，經常攝取此類食物對身體反而有害。

一個多世紀以來，醫生與有遠見的科學家一再告訴我們有害的脂肪與鹽糖過量會打擊健康。儘管如此，促炎食物在美國標準飲食或「西方」飲食裡依然隨處可見，這種飲食習慣在大部分的工業化國家，以及愈來愈多的非工業化國家，都相當流行。西方飲食是隱性發炎與慢性發炎疾病的強力推手，充滿高脂動物性食物、鹽、糖、精製碳水化合物與加工食品。時間來到二十一世紀，侵害人體與體內微生物的西方飲食在接受詳細檢視之後，我們對它的害處也有了更清楚的認識。

Chapter 11・細菌吃什麼

Feeding Germs

醫生為奧莉維亞動手術，她整整兩個星期沒去上班。她的腸道發炎對藥物治療沒有反應，她的身體試著控制損傷，但是修復腸道要比皮膚重新長出表皮來得複雜。癒合傷口會形成纖維化疤痕組織，迫使腸道收縮變形，空心的腸道變得更窄，形成長長的、奇形怪狀的狹窄空間，阻撓食物與糞便通過。

醫生切除了大段腸道，終止發炎與結疤的反覆循環。他把腸道末端縫合在胃壁上，還幫她做了人工肛門，這對奧莉維亞來說是種解脫，因為她過去排便總是痛苦萬分。有一天她打電話給我，無力的語氣透露著放棄，她覺得自己已經失去對身體的掌控。她的公寓堆滿還沒翻過的飲食與健康書籍，筆記電腦裡的 Excel 表格上許多待辦事項早已過期。她剛做完手術沒多久，聲音低沉而緊張，但是，她從未如此迫切想要找到答案。

巨噬細胞是不按牌理出牌的角色，蘊含各式各樣的情緒，在奧莉維亞的腸道裡，它們變得任性失控。[1] 正常的腸道巨噬細胞耐受度高，會促進調節T細胞與抗炎細胞激素的製造。反觀奧莉維亞的巨噬細胞激發的卻是促炎的 Th17 細胞，還會製造大量的發炎細胞激素，她的巨噬細胞也不擅長清除細菌和消炎。在發炎性腸道疾病的病患體內，所有的免疫細胞都會受到影響，❶失控的巨噬細胞還在血液裡的時候就已展現令人擔憂的行為，進入腸道之後它們大肆破壞，製造——並回應——劇烈的發炎。

奧莉維亞體內為什麼會有這種反覆無常的細胞？有一部分答案蝕刻在由核糖與磷酸建構的、蜿蜒曲折的 DNA 長鏈裡，這個故事的關鍵情節也藏在她的免疫細胞與「非己」物質（包括食物與細菌）不間斷的交流之中。微生物具有可塑性，主要受生活習慣影響，尤其是飲食習慣，食物可藉由發炎或抗炎途徑——甚至是促進消炎途徑——直接影響身體，但食物也會透過細菌影響發炎。我們如何餵養體內的細菌，決定促炎微生物是否存在，也會決定它們的行為，包括微生物代謝物的性質，也就是它們與免疫細胞對話的精華。

腸道菌群之所以會被養到發炎，其中一個主因是現代的動物性食物攝取過量，再加上西方飲食裡的其他促炎食物，導致腸道細菌欠缺最重要的營養素——纖維。

❶ 後天免疫系統一直被認為是發炎性腸道疾病的主因。其實對這些腸道發炎的病患來說，先天免疫系統也是刺激發病的重要因素。

Alessandra Geremia et al., "Innate and Adaptive Immunity in Inflammatory Bowel Disease," *Autoimmunity Reviews* 13, no. 1 (Jan. 2014).

致命的西方飲食

約翰·家樂出於直覺認為，食物、腸道細菌與人體健康之間存在著錯綜複雜的關係。演講的時候，他會把一塊從驛站酒館買來的牛排切下一小片，放在顯微鏡底下觀察。驛站酒館位於巴特溪市，生意很好。他要大家注意螢幕上的數百萬顆細菌。他會說：「讓牛排在肉舖裡放到腐爛之後你再吞下肚，和吞下肚之後牛排再在肚子裡慢慢腐爛，兩者有何區別？」[2]

他相信肉類很難消化，進入腸道後會慢慢腐爛，滋生出釋放各種毒素的「壞菌」。他寫道，美國人有「靈長動物的弱胃」卻不忌口、什麼都吃，包括「人造食品」，所以「胃這台機器壞掉，消化不良、便秘與各種腸道蠕動問題在文明國家司空見慣，一點也不令人意外。」[3]他認為多肉飲食除了會造成當時常見的胃腸疾病，也會引發諸多疾病。他相信美國人攝取的蛋白質超過所需，可能對身體有害，[4]他還強調適合人類的天然飲食，應包括全穀物、水果、蔬菜、堅果。家樂常說，生產一小塊牛排必須耗費巨量的穀物，而這些穀物人類大可以直接吃。

約翰·家樂演講之後又過了許多年，有位科學家發現美國人攝取過多動物蛋白質，他覺得自己必須譴責他的家族世代生產、賴以為生的食物。在成為康乃爾大學營養生化學榮譽教授的許多年前，柯林·坎貝爾（T. Colin Campbell）還只是個五歲小男孩的時候，他得在家裡經營的牧場幫忙擠牛奶，他家的農場離華盛頓特區與最好的公立學校都很遠。坎貝爾每天做完早上的工作才坐下來吃早餐，包括全脂牛奶與切掉頂端的帶殼水煮蛋。有時候他會吃炸馬鈴薯，極其偶爾還能吃到一條堪稱奢侈的培根。

一九六〇年代，坎貝爾的研究聚焦於推廣動物蛋白質，但隨著他深入研究醫療文獻加上他自己做的實驗，都使他漸漸對舊觀念產生懷疑。

坎貝爾曾在職業生涯初期觀察過菲律賓兒童的健康狀況，當時他注意到攝取高蛋白質與肝癌之間的關聯。後來他做的大鼠研究顯示，不同於植物蛋白質，動物蛋白質會促進癌細胞生長，尤其是攝取比例超過每日熱量十%的情況。

動物蛋白質會引起發炎，增加體內的自由基濃度，還會削弱免疫力，阻撓對抗腫瘤的自然殺手細胞。動物蛋白質會促進細胞複製，鼓勵致癌物進入細胞並與 DNA 結合，同時破壞 DNA 的修復機制。動物蛋白質比膳食膽固醇更容易增加血中膽固醇濃度。坎貝爾在回顧凱斯的七國研究的時候，注意到動物蛋白質與心臟病之間的相關性似乎超越了飽和脂肪，而且注意到此事的科學家不只他一個。

坎貝爾覺得只做大鼠實驗還不夠，只研究單一營養素也不夠。一九八三年他與中國科學家合作，展開後來被《紐約時報》稱為「流行病學大獎賽」（grand prix of epidemiology）的研究，這是中美之間第一個重大研究計畫，規模龐大，時間橫跨數十年。受試者是六千位中國農村的居民，他們幾乎一輩子都在同一個縣城居住、工作、吃飯。除了營養問卷，研究團隊也直接測量受試者在三天內吃過的所有食物，採集血液與尿液樣本，分析當地市場販售的食物。大部分的中國農村居民攝取的植物性食物都超過典型的西方人，因此坎貝爾實際上在比較的是植物含量稍高於西方的飲食，以及植物含量非常高的飲食。

中國研究在飲食與疾病之間找到幾千個具有統計意義的關聯，這些關聯都顯示動物性食物與較高的慢性發炎疾病發生率之間存在著相關性，包括心臟病、糖尿病、癌症與肥胖症，而植物性食物可發揮保護作用。坎貝爾很快就不再吃童年常吃的那些東西，包括任何含有肉類、乳製品與蛋的餐點。他態度謹慎地坦言，中國研究本身無法證明飲食會導致疾病，不過它在更全面的故事裡是一個重要篇章。

在往後的歲月裡有各式各樣的人體研究發現，動物蛋白質與發炎、多種慢性疾病的風險上升、甚至是過早死亡之間都有關係。[5]

家欒在驛站酒館演講的一個多世紀後，科學家終於明白不同於纖維的發酵，腸道內未消化的蛋白質被細菌過度發酵可能會傷害身體。這種情況通常會出現在攝取過多動物性食物之後，因為動物性食物往往富含蛋白質、缺乏纖維。細菌發酵或「消化」腸道裡的蛋白質時（也就是腐敗作用〔putrefaction〕）會產生有毒物質，包括硫化氫，這種氣體散發爛雞蛋的惡臭，與發炎性腸道疾病和結腸癌等疾病有關，硫化氫會破壞DNA、導致腸道發炎。[6] 有幾種植物性食物發酵時也會產生硫化氫，只是程度較輕微，而且纖維及其他有益營養素也會減弱硫化氫的影響。研究腸道菌群的科學家一再表明，動物蛋白質是造成腸道菌群發炎的推手，而發炎的腸道菌群是疾病的溫床。[7] 植物蛋白質的作用正好相反。

除了某些脂肪與蛋白質，免疫系統對動物性食物裡的其他物質都會產生不良反應，例如N-羥基乙醯神經胺酸（Neu5Gc），這是紅肉裡的一種糖，與慢性低度發炎和癌症風險上升有關。[8] 還有血基質鐵（heme iron），這是肉類裡的鐵質，血基質鐵因為容易被血液吸收而備受推崇。[9] 但矛盾的是，血基質鐵會繞過人體調節鐵質吸收的複雜機制，因此有過度累積之虞。植物的鐵質沒有這個問題，適量的鐵質是維持身體機能不可或缺的營養素，但鐵質過量會激發氧化壓力與發炎。血基質鐵已被發現與多種慢性發炎疾病有關。

如同家樂的觀察，動物性食物裡的大量細菌可能會造成發炎。我們吃的每一餐都會讓身體接觸到新的微生物，有些細菌對人體有益，有些不好不壞或甚至有害，壞菌在動物性食物裡的數量遠遠超過了植物性食物。此外，研究發現動物性食物含有過量的內毒素，這是一種細菌毒素（類似卡尼的腸道菌群研究裡的內毒素，差別是這些細菌並不住在人體裡），很容易刺激先天免疫系統，引起發炎。

二〇一一年，英國萊斯特大學（University of Leicester）的科學家想知道血液裡的發炎指標為什麼會在吃完大量動物性食物之後顯著上升，他們懷疑食源性細菌是這種現象的主要原因。他們測試了水果、蔬菜、肉類與乳製品的內毒素，結果在動物產品裡發現大量內毒素，包括豬肉、禽肉和乳製品。[10] 這些食物的提取物在培養皿裡啟動了先天免疫反應，例如刺激巨噬細胞分泌 IL-6 和 TNF-α 等發炎信號。

無論細菌是死是活都會釋出內毒素，而且內毒素承受得了各種處理方式，就算肉類被烹煮好幾個小時、浸泡酸性液體或接觸消化酶，內毒素也不會消失。身體健康的人血液裡有少量內毒素並不會受影響，但是研究發現有些食物（例如豬肉滿福堡加蛋）含有大量死菌，這些死菌釋放足以令全身發炎的內毒素，起初只是短暫發炎，但反覆出現的輕微發炎會漸漸變成慢性發炎，變成醞釀疾病的完美環境。[11]

最重要的抗炎營養素——纖維

西方飲食是致命飲食，很大一部分原因是它在造成發炎的同時，又讓人體缺乏最重要的抗炎營養素。食物、細菌與發炎這段關係的重點，也是三方建立愉快互動的基石就是**纖維**❷。

一九八〇年，剛在倫敦大學完成營養學與胃腸病學學業的史蒂芬．奧基夫（Stephen O'Keefe）啟程前往非洲開普敦，他決定在這裡行醫。[12] 南非病患健康的結腸令奧基夫大感震驚，幾乎沒有人有結腸瘜肉。不同於倫敦，結腸癌與其他腸道疾病如便秘、痔瘡、大腸憩室炎等，在南非人身上很少見。奧基夫想起愛爾蘭傳教士醫生丹尼斯．伯基特（Denis Burkitt），一九六〇年代他在烏干達服務時也做了類似的觀察[13]（伯基特因為發現一種兒童癌症聞名醫界，這種癌症以他命名為伯基特淋巴瘤）。伯基特發現吃高纖食物的烏干達人非常健康，他們的主食是全穀物與塊莖，幾乎不吃肉類、乳製品、雞蛋和加工食品，已開發國家常見的致命疾病在這裡少之又少，❸例如心臟病、癌症、肥胖症、糖尿病等等。伯基特在這裡當了二十年的外科醫生，只取出過一顆膽結石。「一個國家的人民有多健康，」他寫道，「可透過糞便的大小以及糞便是否浮在水面上來判斷，而不是透過科技程度。」

多年來，許多大規模流行病學研究都以伯基特的假設為基礎，也證實了他的假設，亦即缺乏纖維與血中膽固醇偏高、高血壓、心臟病、多種癌症、感染、肺病、肥胖症、糖尿病以及增加上述疾病和其他疾病的總死亡風險之間相關聯。但是，纖維如何對健康發揮強大的影響力？

不同於蛋白質、脂肪與碳水化合物，纖維是人類無法消化與吸收的植物成分。植物性食物富含纖維與其他營養素，可減緩胃部活動，刺激腸道荷爾蒙通知大腦「飽足感」，有助於減重。纖維增加糞便體積，使糞便容納更多水分，進而對結腸壁施壓，協助刺激腸道蠕動，將多餘的膽固醇與荷爾蒙、毒素及其他有害物質排出體外。纖維對腹瀉與便秘都有幫助，使糞便柔軟順暢，避免因為排便時反覆用力而產生的問題，例如痔瘡、疝氣、靜脈曲張，甚至是顱內出血。纖維可抑制飯後血糖與葡萄糖飆升，還能稀釋並結合腸道內的致癌化合物，將它們排出體外。

纖維預防或治療現代慢性疾病（發炎疾病）最重要的方式之一是操控免疫系統。**纖維可以融化內臟脂肪來減輕發炎**，內臟脂肪本身是一種促炎器官。研究指出，即使在控制體重變項之後，高纖飲食與特定組織和全身各處較低的發炎指標之間都有關，包括 CRP、IL-6 和 TNF-α。

二〇一五年，奧基夫已在美國生活超過十年，他在匹茲堡大學（University of Pittsburgh）擔任醫學教授。他的病患大概都常吃這座城市的招牌菜：淋滿奶油與糖漿的超大鬆餅；披薩餅皮邊緣是一圈莫札瑞拉起司；一九三〇年代包著薯條、培根與高麗菜沙拉的三明治，讓趕時間的鋼鐵工人幾分鐘就能吃完午餐，一次搞定主食與配菜。奧基夫發現在匹茲堡長大的美國黑人從小到大吃的都是西方飲食，充滿動物性食物、精製穀物、糖和鹽，這使他們罹患結腸癌與其他疾病的機率飆高。他想起在南非行醫的歲月，他想知道，如果讓美國黑人與南非人互換飲食習慣短短幾週，腸道細菌會

❷ 本書使用的「纖維」一詞包括水溶性纖維、非水溶性纖維與抗性澱粉。
❸ 伯基特的觀察僅可部分歸因於西方國家的預期壽命比較長，而老年人本來就比較容易罹患慢性疾病。

有怎樣的變化？他找來二十位匹茲堡的美國黑人與二十位來自夸祖魯－納塔爾（KwaZulu-Natal）的南非農村居民當受試者。[14]

在互換飲食習慣之前，他先測量基線數據，檢驗受試者的血液、尿液與糞便。他也幫受試者做了大腸鏡檢查，對腸道組織做了切片採樣。他用特殊的染色法觀察到，美國組的腸道上皮細胞分裂速度比南非組快，這表示他們罹患結腸癌的風險較高，將近半數美國受試者的結腸裡有腺瘤性瘜肉，南非受試者則是一個也沒有。奧基夫檢查受試者的糞便後，毫不意外地發現南非組的腸道裡住著種類多元的細菌。

其他研究（包括一項比較西非布吉納法索與義大利兒童的研究）也發現，**高纖飲食能孕育種類繁多的腸道微生物**，包括某些西方人腸道裡從未見過的微生物。[15] 地球上有成千上萬種可食用植物，各自含有不同類型的纖維，提供各式各樣的健康益處。大部分的植物都有可溶於水的水溶性纖維，❹含量或高或低，水溶性纖維是一種益生元，❺會被腸道細菌發酵，不但能促進腸道菌群的多樣性，也能激發腸道菌群的抗炎行為，一方面抑制不當的免疫反應，一方面巧妙地排除或抵禦病原體。水溶性纖維的最佳來源包括豆類、燕麥、堅果、種子、特定的水果與蔬菜。

纖維與其他營養素可直接影響先天與後天免疫系統，或是藉由腸道細菌發揮影響力，[16] 微生物的廢物與人體廢物一樣，都對免疫功能影響甚鉅。細菌發酵水溶性纖維會產生代謝物，這些代謝物可以調節免疫細胞的功能，而且幾乎涵蓋每一種類型的免疫細胞，影響腸道內與全身各處的發炎。奧基夫在南非受試者的糞便裡，發現一種叫做丁酸鹽的代謝物濃度很高，丁酸鹽、醋酸鹽和丙酸鹽都是短鏈脂肪酸，可防止脂肪組織生長，❻刺激腸道荷爾蒙分泌，降低飢餓感並為腸道提供養分。

腸道上皮細胞建構一層範圍廣大又纖弱的屏障，將人類與各種食物和細菌隔絕開來，對這層上皮細胞來說，丁酸鹽是救星，因為它是營養與健康的主要來源。丁酸鹽幫助腸道排出致癌廢物與多餘的膽固醇，修改基因表現，預防上皮細胞失控生長，並協助消滅可能癌變的細胞。

短鏈脂肪酸會影響免疫功能，進而阻擋隱性發炎與慢性發炎疾病。短鏈脂肪酸強迫免疫系統提升對食物和細菌的耐受力，預防過敏與敏感性。短鏈脂肪酸在觸發調節T細胞的同時，也會抑制NF-κB，[17] NF-κB是發炎反應的重要導體，而發炎反應會引發數百種發炎基因表現。短鏈脂肪酸有助於孕育冷靜的巨噬細胞，[18] 這些巨噬細胞即使在面對如脂多醣這樣強力促炎物質，也不會分泌太多發炎細胞激素，例如IL-6和TNF-α。短鏈脂肪酸可治療腸道發炎：做了癌症放射治療或動完發炎性腸道疾病與其他手術的病患，如果有腸道發炎的問題，可用丁酸鹽治療。

短鏈脂肪酸可預防——或治療——與隱性發炎有關的腸漏症和內毒素血症。它們增厚腸壁上黏稠的保護黏液，刺激身體製造黏附蛋白來封住腸道上皮細胞之間的間隙。它們阻止微生物分子（例

---

❹ 水溶性和非水溶性纖維是纖維的兩大種類（還有第三種纖維兼具前兩者的特性，稱為抗性澱粉）。大多數含有纖維的食物都含有水溶性和非水溶性纖維，但通常其中一種會比較多。水溶性纖維大多可溶於水，吸收水分之後變成一種凝膠狀物質，在糞便形成後可使糞便變軟，易於排出。非水溶性纖維又叫「粗纖維」（roughage），與水結合之後變化不大，但也可增加糞便的體積，並使糞便在通過消化系統時吸收水分，對結腸壁施加更多壓力，幫助刺激腸道蠕動。

❺ 基於各種健康原因，水溶性和非水溶性纖維都必須攝取。一般而言，腸道細菌會發酵水溶性纖維（以及某些非水溶性纖維），幫助腸道益菌成長和生存。

❻ 短鏈脂肪酸可降低脂肪細胞對脂肪酸的吸收力。Rizzetto et al., "Connecing the Immune System."

如內毒素脂多醣）穿過這些細胞，或是在這些細胞之間傳遞。

短鏈脂肪酸可以穿透腸壁、進入血液，操控免疫細胞，抑制遠方器官的發炎情況。它們甚至能夠穿過血腦屏障，為腸道微生物與腦部建立連結，改善學習、情緒與記憶力。它們防止巨噬細胞浸潤脂肪組織，降低脂肪的發炎可能性。它們還可以穿過孕婦的胎盤，幫助胎兒抵禦肺部發炎與其他疾病。[19]

奧基夫發現美國受試者的糞便與南非組形成鮮明對比，西方飲食的害處一覽無遺：微生物多樣性很低，有毒的促炎代謝物很多，短鏈脂肪酸很少。美國組的糞便裡發現的促炎化學物質中，也包括次級膽汁酸。膽汁由肝臟製造，存放在膽囊裡，用途是分解脂肪。大部分的膽汁酸會被小腸重新吸收，但由於西方飲食的脂肪含量很高，不斷流入腸道的膽汁一定會多到流入結腸，然後在這裡被細菌吃掉，產生次級膽汁酸，這是有可能破壞DNA的致癌物。次級膽汁酸過量會使發炎微生物更加活躍，對免疫細胞、腸道發炎與全身各處的發炎產生負面影響，次級膽汁酸已被證實與多種癌症有關。[20]

奧基夫還發現美國組的糞便含有大量膽鹼，尿液裡的氧化三甲胺濃度也比較高。動物性食物富含膽鹼與肉鹼，例如肉類、乳製品、雞蛋，某些植物性食物裡也有，但含量極低。當人體透過動物性食物吸收這些營養素，腸道細菌製造的代謝物會被肝臟轉化成氧化三甲胺，這是一種有毒化合物，會活化巨噬細胞和其他免疫細胞，使全身各處的發炎變得更加嚴重。研究顯示血液裡的氧化三甲胺濃度，與動脈粥樣硬化斑塊的大小之間存在相關性，並且能預示心臟病發作、中風、甚至死亡的風險。[21]高濃度的氧化三甲胺也與其他慢性病有關，包括癌症、失智症、糖尿病與腎臟病。

奧基夫讓受試者互換飲食兩個星期，美國組吃的是玉米粥、豆子、水果，南非組大啖烤肉、漢堡、薯條。兩週後，他再次觀察受試者的腸道。驚人的是，這次南非組的上皮細胞分裂速度超過美國組，結腸發炎的指標也升高了，指標之一是腸道巨噬細胞的數量。南非組的腸道微生物種類變少（多樣性降低），糞便丁酸鹽減少一半，膽鹼與次級膽汁酸變多。與此同時，美國組的微生物多樣性變高，丁酸鹽是之前的兩倍，次級膽汁酸變少。

纖維是累積有益微生物的重要元素。人類與其他類人猿動物都有長長的、蜿蜒曲折的腸道，在數百萬年的演化過程中，腸道主要用來處理植物。[22] 雖然早期人類渴望吃肉，但他們的主食是樹葉、蔬菜、堅果、花朵、灌木上的果實，偶爾也吃小型昆蟲當零食。[23] 長長的腸道一節一節，寬廣表面用來吸收，也為細菌提供充足的空間，非常適合用來分解植物的纖維物質。人類祖先在大約兩百五十萬年前進入舊石器時代，他們也以植物性食物為主食，每天至少攝取一百公克纖維，多數人類學家都認為例外的情況極少。[24] 在杵臼等石器時代的工具表面上發現了各種野生食物的顆粒，舊石器時代人類的牙菌斑化石上也有植物殘渣，例如大麥、豆類、塊莖，顯示人類可能早在一萬年前農業革命出現之前，就已經開始吃這些食物。[25]

雖然舊石器時代的飲食以採集植物為主，但偶爾他們的胃裡也會出現狩獵到的肉類，通常是營養豐富、熱量低的昆蟲。較大型的獵物是瘦肉為主的野生動物，牠們習慣自在漫遊，吃的是各種綠葉。人類會把獵物完完整整吃光，不只吃肌肉，連骨髓與器官都不放過。人類學家認為羚羊肉與舊石器時代的獵物很類似，脂肪含量約七％，主要形態是 omega-3，幾乎不含飽和脂肪。相較之下，現代用玉米飼養的牛肉——通常會用荷爾蒙與抗生素養得更大——脂肪含量約為三十五％，主要是飽和脂肪，omega-3 微乎其微。

甚至連現代魚類的 omega-3 含量也比古代魚類還要少，飽和脂肪含量則是變多。現代動物性食物也累積了過量的 omega-6，研究顯示，透過測量 CRP、TNF-α 和 IL-6 等細胞激素的濃度，比起食用現代飼養的牛肉，食用野生獵物（例如袋鼠肉）比較不會引起發炎。[26] 現代肉類與舊石器時代的肉類除了本質上的差異，現代人吃肉的情境也不一樣：頻繁食用大量肉類，飲食裡沒有充足的纖維，身體也沒有足夠的活動。

任何充滿現代動物性食物的飲食習慣，都與多種慢性發炎疾病的風險上升有關。若是幾乎不吃碳水化合物，也不吃穀物、豆類、許多水果與特定蔬菜，只吃動物性食物，這種作法尤其會造成危害。[27] 這種飲食剛開始或許能夠減掉一些體重，甚至啟動間歇性斷食等健康作法可以觸發的代謝途徑。但是時間一長（短則數月，長則數年），只吃動物性食物的代價就會顯現出來，增加慢性疾病、營養不足的風險，甚至過早死亡。令人欣羨的壯碩身材，例如安塞爾·凱斯看到的芬蘭伐木工人，說不定底下藏著不良飲食與細菌造成的傷害，隱性發炎悄悄滲入組織與器官，等待時機一舉發作。

有些慢性發炎疾病受到遺傳的影響比較大，例如發炎性腸道疾病。即便如此，環境因素的作用依然不容小覷。研究發現，西方飲食，尤其是大量攝取動物蛋白質的飲食，與罹患發炎性腸道疾病的風險上升有關；[28] 攝取纖維（就算不是大量）則與風險降低一半有關，還會減少疾病的發生率。[29] 纖維是結腸細菌的食物，可鞏固腸道屏障。克隆氏症好發於小腸，纖維可抑制細菌入侵小腸的腸壁。[30]

奧莉維亞的故事早在醫生切開她的小腸之前就已開始，甚至比她高三時決定命運的那一天更早之前——那天她第一次因為直腸出血而腳步踉蹌地走進急診室，她的身體因痛苦而扭曲。觸發自體免疫疾病的隱性發炎可能早就在她的血液裡蟄伏好幾個月或好幾年，伴隨環境因素的搧風點火，在先天不利的遺傳環境裡失控蔓延。

對隱性發炎與慢性發炎疾病來說，最有效的環境影響是飲食。選對飲食有助於抑制在全球造成失能與死亡的主要原因。話雖如此，儘管人類在二十世紀與二十一世紀初已愈來愈了解食物、細菌與疾病之間的連結，西方飲食仍在產業利益與寬鬆的政府政策護航之下，成功留在美國與其他地區的餐桌上。而且西方飲食的健康程度持續下滑。家樂醫生曾哀嘆食物味道過重，但他不知道的是在他生活的時代，人類史上促炎性最高的食物還沒進入食品供應鏈。

Chapter 12・農牧大國

Farm Country

一九六〇與一九七〇年代的美國人陷入一種弔詭的矛盾。一九六八年，南達科塔州參議員喬治・麥葛文（George McGovern）認為美國面臨隱藏的飢餓危機，於是實施了一系列重要的聯邦食物援助計畫，幫助低收入者對抗營養不良。但是他也漸漸注意到一個令人不安的新現象：酒足飯飽的美國人，反而愈來愈常生病。[1]

麥葛文熟知安塞爾・凱斯的研究。麥葛文的跨黨派營養與人類需求特別委員會（Select Committee on Nutrition and Human Needs）曾深入了解食品與健康的科學研究，除了回顧文獻，也舉辦公聽會並且諮詢專家。雖然科學證據方面仍有歧異，但委員會的結論是美國大部分的死亡可歸因於飲食。[2] 一九七七年一月，他們公布了美國第一套飲食方針，那是一份長達七十二頁的報告，名為《美國飲食目標》（*Dietary Goals for the United States*）。[3] 這份報告鼓勵美國人多吃水果、蔬菜、全穀物、豆類、堅果，少吃肉類、乳製品、雞蛋、精製糖、鹽。麥葛文希望這份飲食報告也能像幾年前美國公共衛生署總署長（surgeon general）的吸菸報告一樣，讓美國人知道如何選擇更健康的生活習慣。「大眾需要一些指引，也想知道真相。」他如此堅信。儘管麥葛文立意良善，但美國人依然愛吃西式飲食，毫不動搖，加工食品愈吃愈多，而這是最容易導致發炎的食物，天然食物愈吃愈少，免疫系統的複雜語言遭到漠視。

公布報告短短幾週之後，麥葛文與委員會就遭到強烈抨擊。最憤怒的批評來自勢力龐大的食品業者，製糖產業發布一份簡短聲明，稱該報告「令人遺憾，有欠考慮」，是受到「近年來席捲工業化國家的非理性反蔗糖浪潮」的影響，並指責委員會剝奪人民的生活享受。美國乳業協會（National Dairy Council）表示，改變飲食就能影響健康「非常令人懷疑」。印第安納州蛋業協會（Indiana Egg Council）要求這份報告立刻撤回。美國鹽業協會（Salt Institute）表示，降低鹽的每日攝取量「對大眾來說並非重要目標，甚至不是有意義的目標」。肉品產業要求另外舉行公聽會來表達不滿。

美國的農牧業在華盛頓勢力強大。那一年的年底，麥葛文的委員會為了平息業界的激烈抗議，不得不公布一份修訂過的飲食目標。減少攝取雞蛋與全脂牛奶的建議被拿掉，鹽的建議攝取量被調高，不再建議少吃肉，而是建議大家「選擇可降低飽和脂肪攝取量的肉類、禽類和魚類」。微妙的語意改變——把「減少」一詞去掉——足以產生結構性的影響，用帶有間接意圖的遣詞用字去改變大眾對食物的思考與討論方向，這樣的影響直到今天依然存在。

肉品產業遊說成功，麥葛文的委員會被迫解散，將工作交接給美國農業部，《紐約時報》說此舉無異於「把雞送去狐狸家」，因為美國農業部照顧的是食品業者而非消費者。接下來的一九八〇年選舉，業者讓麥葛文落選下台，這是他們向國會山莊發出的警告，膽敢對美國人餐桌上的傳統蛋白質來源出手的人，將會面臨這種下場。[4]

幾年後，美國國家科學院在研究飲食與癌症的相關性時，為了避免激怒有影響力的利益團體，他們只提營養素，不談**天然食物**。[5]如果完全不能批評肉類、乳製品和雞蛋，就不會有針對食物主要營養成分的保護措施，例如飽和脂肪（含有飽和脂肪的動物種類繁多，例如鮭魚、雞肉和牛肉）。把食物簡化成看不見的營養素，等於討論一個新興話題卻不能使用關鍵詞彙，於是大家只談脂肪、膽固醇、碳水化合物，不談牛排、雞蛋、蘋果。

美國國家科學院的十三位小組成員中，有兩位反對這種作法。一位是康乃爾大學的營養生化學家柯林．坎貝爾，當時他的中國研究已經開跑；另一位是哥倫比亞大學的營養學家瓊恩．古索（Joan Gussow）。他們都認為當時科學解釋的是飲食模式與天然食物，不是營養素。坎貝爾指出，「發現膳食脂肪與癌症有關的人口研究均顯示，罹癌率較高的人不只攝取更多脂肪，也吃了較多動物性食物、較少植物性食物。」他後來還寫道：「這意味著這幾種癌症很可能是因為動物蛋白質、膳食膽固醇、其他僅存在於動物性的食物、或缺乏植物性的食物所導致的。」古索也在被視為健康的食物上，觀察到相同的科學簡化論。「流行病學是我們唯一的依歸，而它要傳達的真正的重要訊息是某些蔬菜和柑橘類水果似乎能抵禦癌症，」她說，「但報告裡的這些段落寫得好像這種效果來自柑橘類水果裡的維生素C，或是蔬菜裡的β胡蘿蔔素。為了表達重點是『含有維生素C的**食物**』以及『含有胡蘿蔔素的**食物**』，我不斷修改措辭。因為，你怎麼知道發揮作用的不是紅蘿蔔或花椰菜裡的其他營養素？胡蘿蔔素多達好幾百種。」[6]

坎貝爾提倡大家吃加工程度最低的全植物性食物，不要把特定的營養素放在心上。他稱之為「植物性」（plant based）飲食，與道德、政治或其他非科學因素無關，他認為**食物的「完整性」**對健康至關重要，例如他告誡大家不要吃太多植物油，與來自全植物性食物的脂肪相比，大部分植物油含有的營養素少之又少，能被身體快速吸收的熱量卻很高。[7]

天然食物是最接近自然狀態的食物，可以生吃，也可以磨碎、浸泡、曬乾、發酵或煮熟之後再吃。蒸、煎、燉、水煮、汆燙或輕度烘烤等溫和的烹調方式，對身體與體內細菌最有好處。天然食物為腸道細菌提供更多的纖維燃料，腸道細菌偏好接近自然狀態的植物，例如蒸蔬菜和微微煎熟的蔬菜，它們不喜歡烹煮過頭的食物與油炸食物；它們喜歡完整的穀物，例如鋼切燕麥，不喜歡碾碎的即食燕麥。

用極高的溫度、極少的水分烹煮的食物，例如燒烤、油炸、炙燒、烘烤、乾煎，很容易累積各種有毒的促炎副產品。[8]許多高脂食品或高度加工食品都會發生這種情況，但是動物性食物尤為顯著，例如肉類、起司、奶油、雞蛋等等。反觀富含碳水化合物的全植物性食物——水果、蔬菜、穀物、豆類——通常累積的有害化合物最少。這些化合物攝取過量與慢性發炎疾病之間存在著關聯，包括心臟病、肥胖症、糖尿病、癌症與神經退化性疾病。有些有害物質甚至不用經由小腸吸收，而是餵養腸道細菌，改變腸道菌群。舊石器時代的人類祖先經常用溫和的方式烹調肉類，例如用燒熱的石頭或放進熱坑裡煮熟食物。促炎的烹調方式可藉由加入特定香料、浸泡檸檬或醋等酸性液體、除去燒焦的地方來減輕部分促炎作用。傳統地中海飲食裡的橄欖油經常生食，保留細緻的風味與營養素，橄欖油也可用來燉蔬菜和煎蔬菜。

我們可以把天然食物拆解成單一的營養素，甚至是簡化成建構蛋白質、碳水化合物與脂肪的基本元素：胺基酸、單糖與脂肪酸。但是這樣的簡化忽略了食物消化、分解與吸收的過程中在胃腸道邊界祕密出現的語言，它將我們熟悉的食物轉譯成免疫系統多重信號通路，那是一種超乎想像的、細微精妙的語言，用複雜的方式整合食物與細菌的信號，而我們現在對它的了解僅觸及皮毛。

免疫系統擁有自己的語言並不是什麼創見。一九六七年丹麥免疫學家尼爾斯・傑尼（Niels Jerne）創造了 immune system（免疫系統）這個詞，他在一九八五年發表了文章〈免疫系統的生成語法〉（The Generative Grammar of the Immune System），將抗體結合部位的胺基酸序列比擬為語句裡的單字順序。一九八四年，三位免疫學家受到安伯托・艾可（Umberto Eco）的《符號學理論》（*A Theory of Semiotics*）啟發，希望進一步了解符號學對免疫學研究的幫助，他們籌辦了一場「免疫符號學」研討會（艾可也有參加）。

> 「免疫學家被迫使用不尋常的表達方式來描述自己的觀察所得，」符號學家魏克斯庫爾（Thure von Uexkull）在研討會上說，「例如『記憶』、『辨認』、『詮釋』、『個體性』、『判讀』、『內在畫面』、『自己』、『非己』等等。」他認為這些現象在物理學和化學仍屬未知。「原子與分子沒有自我、記憶、個體性或內在畫面，」他說，「它們沒有判讀、辨認或詮釋能力，也不會被殺死。」[9]

同一個詞彙可用來指稱幾種不一樣的食物，並根據詮釋情境的不同而產生不一樣的意義。例如許多食物都含有「飽和脂肪」，包括雪花牛、雞瘦肉、鮭魚、椰子，甚至人類母乳。攝取「飽和脂肪」的情境不同，「飽和脂肪」的意義也隨之改變：對飲食以綠色蔬菜和豆類為主的農夫來說，飽和脂肪是免疫系統可以容許的罕見東西；對飢餓的嬰兒來說，飽和脂肪是重要養分；對住在美國中西部、常吃精製糖與碳水化合物的小孩來說，飽和脂肪會引起發炎。

食品工業化

我小時候的主食就是西方飲食，許多食物都已經不是原本的完整型態。我在印第安納州的小鎮瓦爾帕萊索（Valparaiso）長大，當地人都叫它瓦波鎮（Valpo）。瓦波鎮位在美國中心地帶，距離蓋瑞鎮（Gary）僅半小時車程。蓋瑞鎮是傑克森五人組（Jackson 5，編按：美國前流行樂團）的故鄉，臭名昭彰的鋼鐵廠林立。瓦波鎮的地形以平原為主，有一望無際的玉米田。一家電影院、一家公共圖書館，古雅的市中心有幾間商店與餐廳，這些就是我們主要的娛樂生活。除了有三條鐵路與四條高速公路貫穿瓦波鎮，美國原住民的索克小徑（Sauk Trail）也經過此處，過去是獵人與商人經常使用的馬路。

如同許多隨工業興起又沒落的中西部小鎮，瓦波鎮是個沒什麼人聽過的小地方，但這裡吃的是大家都熟悉的食物。我小學時候的午餐由校園餐廳供應：蒼白的長方形披薩餅皮上塗著紅醬、鋪著莫札瑞拉起司，還有薯條與薯球，一壓就凹陷的軟麵包夾著炸雞排，搭配巧克力牛奶或草莓牛奶。放假時，我會去速食店大快朵頤，濃郁的大杯奶昔喝下去，飽足感長長久久。我很挑食，身材比同年紀的孩子矮小，所以爸媽不限制我的飲食。那時候手機跟網路還沒有現在普及，我花很多時間在童年的幻想森林裡靜靜徜徉，有時在家裡，有時在外面。雖然被困在這個有形世界裡，但是我過得很舒適，一個與世隔絕的、沉睡的小鎮。我對於桌上的食物來自哪裡、對健康有何影響幾乎一無所知，我不知道如何輕鬆找到能解開這個謎團的方法，藉由了解過去來認識現在。

時光荏苒，人類的食物已改頭換面。一九八〇年代，商店貨架上漸漸失去天然食物的蹤影，超市的食物來源變少，走道愈來愈寬。食品業利用後麥葛文時代的營養主義，製造幾千種幾乎不含「壞」成分（如飽和脂肪）的加工食品，以及許多含有「好」成分（如維生素）的加工食品，低脂產品數量倍增：SnackWell 的餅乾、Entenmann 的蛋糕、吸滿蔗糖聚酯（olestra）的薯片、SlimFast 瘦身奶昔等等，五花八門。雖然避開了飽和脂肪，整體脂肪的攝取量卻沒有減少，只是相較於精製碳水化合物，攝取的脂肪比例比較少而已。食品業用出色的行銷手段以其他脂肪取代飽和脂肪，例如充滿反式脂肪的氫化植物油，外加大量的糖和鹽。過去只用幾種原料製作的簡單食品，例如麵包或優格，現在使用一大堆添加劑。我們不相信這些東西比天然食材製作的新鮮食物更好，可是它們很好吃、很方便，而且似乎大致符合政府的飲食方針——應該沒那麼糟糕吧？與此同時，肥胖症在瓦波鎮與美國的許多地方愈來愈流行，其他慢性發炎疾病也持續增長。

食品加工有程度之分。糙米脫殼與碾磨後變成白米，雖然失去部分纖維和許多維生素、礦物質，仍保留與原態相似的樣貌。另一方面，小麥粒脫去麩皮與胚芽之後再研磨成白色的麵粉，或是從甘蔗裡萃取出金黃色粗糖結晶，都徹底改變了食物原貌。改變程度最深的是高度加工食品，原料是天然食物的衍生物或萃取物，包括大量的糖、精製碳水化合物、鹽和脂肪——以及添加劑，它們能改善食品的外觀、口感和味道。高度加工食品都經過精心設計，既能讓人上癮也會引起發炎，血糖和胰島素濃度先飆升再驟降，引發強烈的飢餓感，這讓加工食品企業變成世上獲利最高的公司。加工食品對人類健康有害，研究發現，加工食品會增加不分原因的疾病發生率和死亡率。[10]

有一種甜味劑叫高果糖玉米糖漿，是各種加工食品的常見成分，我小時候吃的正餐裡也有這種東西。高果糖玉米糖漿的製法是碾碎完整的玉米粒，壓出玉米澱粉，再用實驗室製造出來的酶將其變成黏稠液體。砂糖或蔗糖（由葡萄糖與果糖分子構成）與高果糖玉米糖漿是西方飲食裡的主要添加糖，這兩種糖都會促炎，不過高果糖玉米糖漿甜度較高、價格較低。不同於葡萄糖，果糖不會抑制飢餓荷爾蒙，也不會刺激胰島素分泌。我們可以喝下一罐又一罐的汽水，或是不知不覺吃完一整袋椒鹽脆餅，卻一點飽足感也沒有。

運動飲料和果汁裡也有高果糖玉米糖漿跟其他添加糖。遊樂園的小攤子上，漏斗糕、甜甜圈、胖胖的棉花糖裡都有這些糖，它們藏在麵糊或黏稠的油脂裡，沾滿我們的手，也塞滿我們的嘴。添加糖把早餐穀片變成糖果。連鹹口味的食品裡也有添加糖，例如番茄醬、義大利麵醬與沙拉醬。演化並未讓人類的身體做好迎接現代甜食爆擊的準備。

不同於高果糖玉米糖漿，天然的整根玉米是健康零食，我弟以前放學之後偶爾會在我家附近的玉米田裡直接摘一根來吃。只灑一點鹽調味的爆米花也是健康零食，爆米花是瓦波鎮史上的重要食品。美國的「爆米花之王」奧維爾・雷登巴赫（Orville Redenbacher）在瓦波鎮住了幾十年，這裡是他生活和築夢的地方，他做玉米雜交實驗，尋找最適合做爆米花的品種。他以紅色吊帶褲搭配超大領結的招牌造型成了微波爆米花的代言人，為他的品牌賦予親切、健康的形象。為了向雷登巴赫致敬，瓦波鎮每年聚辦一次熱鬧的爆米花節（他年年參加，直到一九九五年去世為止），高中舞會皇后乘坐精美的花車，人們手裡拿著爆米花享受現場表演，還有手工藝品攤位等活動。

加工食品只有不健康的熱量，缺乏纖維與其他重要營養素，而且含有專門促炎的添加劑。以人工甜味劑為例，它們可提供甜味卻不增加熱量，由於幾乎不會被吸收進血液裡，所以不會使血糖升高。但儘管人工甜味劑繞過了血液，卻注定會與腸道細菌相遇。研究顯示人工甜味劑會刺激腸道菌群產生變化，這些變化會引起發炎、[11]觸發胰島素阻抗。[12]人工甜味劑也會讓人愛上強烈的甜味。

大部分加工食品都有添加乳化劑，乳化劑是與清潔劑類似的分子，可延長食品的保存時間，改善食品的質地。常見的乳化劑包括羧甲基纖維素、聚山梨醇酯－80（polysorbate–80）、麥芽糊精、鹿角菜膠等等，能使冰淇淋與花生醬濃稠綿密，改善餅乾與蛋糕的口感，幫助沙拉醬裡的油與醋維持融合狀態。不過，乳化劑碰到細菌可能會出現不良的交互作用，對免疫系統產生負面影響。

二〇一五年一篇發表於《自然》期刊的論文中，研究腸道菌群的科學家發現連續食用羧甲基纖維素與聚山梨醇酯－80，只要幾個星期（依照符合預期的劑量）就會讓健康小鼠發炎，不僅改變了腸道微生物的組成，也改變了它們生活的地點與行為模式。[13]被餵食乳化劑的小鼠，體內的促炎微生物種類變多、行為更活躍，抗炎微生物的種類變少，整體微生物多樣性降低。有更多微生物敢侵入腸壁，諷刺的是，微生物的宿主愛吃黏稠的食品，但他們腸壁的黏液反而變稀了。隱性發炎在小鼠的腸道裡悄悄蔓延，小鼠變得無比貪吃，體重上竄，血糖升高，這些是代謝症候群的特徵，預示慢性發炎疾病如糖尿病與心臟病的到來。

將這些小鼠的糞便移植到無菌小鼠體內，無菌小鼠也得到發炎的腸道菌群、低度發炎與代謝症候群。羧甲基纖維素與聚山梨醇酯－80在天生容易腸道發炎的小鼠體內，觸發激烈而明顯的腸道發炎，這是發炎性腸道疾病患者身上的典型症狀，就像是奧莉維亞。人類腸道組織的實驗室研究發現，聚山梨醇酯－80與麥芽糊精等乳化劑會使得有害微生物穿透腸壁，進而造成發炎性腸道疾病。而有些水溶性植物纖維，例如大蕉和青花菜的纖維，可預防這種作用。[14]

食品工業化誕生於美國，過去主要的挑戰包括在廣袤的國土上運送食物，餵飽不斷增長的人口。市場力量、政治遊說、政府監管的疏忽，聯手催生既廉價又方便的高度加工食品。一九九〇年代，現在這些促炎食物依然佔據西方飲食的一大部分，而且透過全球化不斷散播到世界各地，取代了新興經濟體的傳統食物。

過去數十年來，美國食品裡的添加劑激增到一萬多種，其中大多數都輕鬆通過GRAS認證的漏洞。這些物質有九十九％以上還沒被研究過，而且通常缺乏可靠的人體研究。就算進行實驗（通常是以動物模型來做），目的也是偵測劇烈毒性或致癌的可能性，不一定會發現這些物質對腸道細菌與隱性發炎發揮的細微而嚴重的影響。

人體在生理機制演化的過程中碰過很多情況，但食物跟這些情況截然不同。在被證明有害之前，食物通常被認為是無害的。這與免疫系統的謹慎背道而馳，免疫系統處理環境因素的時候，總是小心翼翼地在忍耐與憤怒之間遊走，這是從食物與細菌長達數萬年的無數次對話之中生出來的智慧，也反應出一種更深刻的理解：要將食物轉化成燃料、科學轉化成政策、公共討論轉化成個人觀念，都必須借助語言的力量。遣詞用字的細微變化、一句不恰當的轉譯——例如把一些氫原子加進植物油裡——都會造成毀滅性的長期影響。

西方飲食充滿動物性食物、糖、鹽、精製碳水化合物、加工食品。免疫系統對西方飲食產生的反應，和碰到有毒細菌時一樣，人體與動物研究都顯示，西方飲食會直接啟動免疫系統，對體內細胞產生壓力，激發巨噬細胞和其他免疫細胞的劇烈反應，令它們製造一大堆發炎細胞激素，而抗炎細胞激素卻變少了。[15] 西方飲食以不可逆轉的方式改變正常細胞，製造出摺疊錯誤與位置錯誤的分子、功能失調的粒線體、衰老的細胞與其他可能引起發炎的有害物質。端粒（telomere）是防止染色體磨損的結構，西方飲食可能會加速端粒退化。[16] 端粒是長壽與健康的關鍵，許多研究已發現高纖飲食與端粒較長、端粒酶數量較多之間有關聯，[17] 端粒酶是修復端粒的酶。

西方飲食與發炎基因表現的改變有關，也與血液裡的發炎指標如 CRP 和 IL-6 濃度偏高有關。若反覆接觸西方飲食，免疫系統可能會**記住**這種有害飲食，以後每次遇到都得做出更激烈的反應。[18] 經過演化，先天免疫記憶已懂得微調自己對細菌的反應，但是其他東西會激發先天免疫反應，例如食物與微生物代謝物。在小鼠研究中，西方飲食改變了小鼠體內巨噬細胞的基因表現，令巨噬細胞對各種刺激物產生更劇烈的發炎反應，即使在小鼠恢復正常飲食之後，這種情況仍持續了好幾個星期。

西方飲食也透過微生物發揮影響力，例如餓死腸道細菌，改變它們的行為，使特定種類的細菌減少至滅絕。[19] 動物研究發現，腸道細菌滅絕的情況也會代代相傳，就算後代改善飲食也無濟於事。缺乏纖維的時間無論是長是短，微生物都會悄悄逼近腸道屏障上的黏膜，吃掉黏膜上的糖，把黏膜變得稀薄，迫使免疫系統產生反應。它們表現發炎分子如脂多醣，會觸發由隱性發炎、腸漏症與失衡的發炎腸道菌群形成的惡性循環。肥胖者血液裡的脂多醣與發炎細胞激素如 TNF-α 和

IL–6的濃度都比較高。

我的前同事凱莉來找我諮詢減肥時，除了身體與意志承受的痛苦，還有一個更明顯的問題：她的脂肪與腸道細菌長期製造隱性發炎。隱性發炎改變荷爾蒙信號，干擾腸道細菌與腦部之間的聯繫，害她怎麼吃都吃不飽，對西方飲食裡很甜、很鹹、很油的食物（熱量高、營養低）產生渴望，導致她累積更多促炎的脂肪。腸道菌群失衡搗亂她的基因，使她變得更容易發胖，還會從食物裡吸收更多熱量。由於腸道缺乏微生物多樣性，腸道細菌把更多精力放在操控凱莉的飲食行為上，而不是與其他細菌競爭。凱莉就像卡尼的小鼠，食物、細菌、發炎聯手發威，把她困在不健康的循環裡。

療癒的傳統食物

麥葛文思考如何改革政策、讓美國人吃得更健康的同時，在離西方世界很遙遠的地方，我們家前幾代長輩的飲食都比我小時候健康許多。一九七一年夏天，印度第一位女總理才剛剛再次當選，那年我母親十五歲，想像自己能騎著腳踏車穿梭在鎮上堅硬的泥土路上，風呼呼吹著她的臉，天氣又悶又熱，她飛馳經過街邊的小販、石匠和她最喜歡的寺廟，但是她住在印度南部的一個農村，位於靠海的安得拉邦（Andhra Pradesh），所以這個心願不可能實現，腳踏車很稀有，而且只有男孩或男人才能使用。這片土地的農民煩惱的是農作物歉收、巨額債務、淹水、缺水和家中待嫁的女兒，我的外公靠運氣與勞苦工作勉力維持生計。他在幾畝肥沃的黑色農地上辛勤耕作，灌溉用的水源引自附近的一條河，他用牛犁田，種植豆類、稻米、小米、高粱、番薯、辣椒和各種蔬菜。儘管生活艱苦，他依然養活一家九口。我母親從小就學會說泰盧固語（Telugu），這是安得拉邦的官方語言，語調輕快悠揚，幾乎每個字都以母音結尾，十五世紀的探險家稱其為「東方的義大利語」。[20]她一輩子的思想與情感，無論鉅細都是透過母語來轉譯表達。

我母親住的房子是用黏土與竹子搭建而成。她去附近的池塘與水井打水，倒進巨大的銅鍋裡，這些銅鍋是天然的淨水系統。她點燃細長玻璃燈罩裡的煤油燈芯。她把做為燃料的細枝與農作物廢料放進爐灶裡，這個傳統的泥土爐灶外面裹著黏土與牛糞。她與母親和姊妹一起坐在爐灶旁，學會如何把父親田裡的作物變成食物。她不認識西方飲食裡讓人發炎的主食，包括加工食品。

她用茄子、秋葵、南瓜和苦瓜燉煮咖哩。她煮的米飯大致完整，為了節省碾米的費用，這些米只脫去稻殼。她徒手碾磨珍珠粟、穇子、高粱與扁豆，把發酵好幾天的麵團做成多薩薄餅（dosa），內餡包入辣洋蔥；或是蒸圓圓的白米糕（idli），沾椰子酸辣醬一起吃。她會做很多種扁豆湯，材料是從田裡剛採收的大蒜、薑、孜然、香氣十足的咖哩葉。她用大家都喜歡的傳統綠葉植物當材料，例如用洛神花的葉子製作酸辣醬，或是把莧菜葉稍微調味並搗碎。她透過食物傳達的語言，是世上許多地方的共通語言。其實這與凱斯在拿坡里農村的觀察一致，後來有證據顯示這種飲食習慣對免疫系統有益。

Chapter 13 • 蔬食飲食

Mangiafoglia

一九五〇年代，凱斯在地中海一帶停留了幾個月，觀察到一種穩定的脈動。這裡的食物激發他的想像力，改變他的人生與研究方向，讓他一回到美國就立刻採取行動仿效，晚年也再度回到拿坡里。不過傳統的地中海飲食充滿有益健康的營養素與天然食物，美國難以複製。營養學研究向來不容易進行，也不容易詮釋，事實證明這的確是個充滿爭議的主題，關於健康飲食的主要訊息經常混淆不清。

那個年代的拿坡里路況很差，車子上路碰到爆胎和其他問題是家常便飯，但這並未澆熄凱斯的熱情。除了有益健康的脂肪之外，這裡的飲食還有很多令人驚喜的地方，例如豐富的豆類、大量新鮮蔬果、各類全穀物，還有一種比美國「顏色更黑、更紮實的麵包」，這種麵包在農村尤為常見，甚至有「重量將近五磅的圓形大麵包」。麵包晚上烤好，「早上八點送到店鋪依然溫熱，香氣迷人」。

凱斯喝的咖啡總是新鮮香濃，用的是「現磨的深焙豆子」。[1] 每家酒吧和餐廳都有濃縮咖啡機，咖啡和茶大多不加奶油。當地人不僅對咖啡的喜愛有志一同，也都很愛喝礦泉水。在漫漫的歷史長河中，有很長一段時間礦泉水是人類唯一的補水選擇，可將毒素排出體外，維持細胞與器官的健康，進而幫助人體對抗發炎。

凱斯在拿坡里鄉間漫步，走進當地人的廚房裡品嘗菜餚，他看見廚師親手研磨肉豆蔻，堅持使用肉桂皮與整瓣丁香，不用乾燥的香料粉。在正式的餐廳廚房裡，胡椒粒同樣是現磨的。廚師會摘採路邊的野生香草，或是去店裡購買新鮮的甜羅勒、薄荷、香葉芹、龍蒿、迷迭香、小把的歐芹和芹菜，還有許多字典裡找不到名字的野生香草，香草是為了風味而栽種，不是為了美觀或質感。這些香草在義大利語裡統稱為「odori」（氣味），賦予地中海料理特殊的風味。

拿坡里人把番茄去皮後裝入罐子裡做成醬汁，或是將生番茄切片後淋上醋或檸檬汁，凱斯發現，地中海周邊地區的料理絕對少不了番茄。當地人使用大蒜與洋蔥也沒在手軟，春天和秋天則是用浸漬的方式帶出野生蕈類的美味，包括風味十足、底部蓬鬆多孔的牛肝菌。蕈類、大蒜與洋蔥都是益生元食物，對腸道細菌有益，除了提升免疫力、預防感染，這些食物還能抑制慢性發炎。人體臨床實驗顯示，既便宜又不起眼的白色蘑菇可增加唾液裡的 IgA 濃度，[2] IgA 是一種抗體，可在腸道、肺部與體內各處的黏膜屏障抵擋毒素，唾液、汗水、淚水裡都有 IgA。就連單細胞蕈類也可以降低上呼吸道感染的發生率，例如每天灑一點起司風味的營養酵母在菜餚上。[3]

蕈類是維生素D的天然來源，維生素D可幫助身體吸收鈣質、強健骨骼。此外，維生素D也是免疫系統健康的重要元素，[4] 可對免疫力發揮關鍵作用，加強身體抵禦感染的能力。維生素D和許多慢性發炎疾病有關，包括肥胖症、心臟病、糖尿病、發炎性腸道疾病、多發性硬化症、類風濕性關節炎、狼瘡，以及結腸癌、乳癌、攝護腺癌等等。維生素D的受體（表現許多與免疫和發炎有關的基因）存在於全身各處的組織裡，包括腦部、心臟、肌肉，以及免疫細胞。維生素D會調節巨噬細胞，防止它們製造過多發炎細胞激素，並且觸發調節T細胞。

檸檬、柳橙、橘子等柑橘類樹木到處都是，農夫推著放滿花椰菜、萵苣和朝鮮薊的推車前往市場，這些景象都令凱斯感到很驚奇。從夏天到秋天，地中海居民的陽台上垂掛著結實纍纍的新鮮番茄、紅椒與茄子，它們也天天出現在餐桌上。凱斯記錄下這些在美國幾乎聞所未聞的季節性蔬菜，例如西洋菜心（broccoli de rape）、茴香、蠶豆，還有路邊常見的幾十種野生蔬菜。「在地中海國家吃飯，正餐沒有大量dure（綠色蔬菜）就不完整，」他寫道，「義大利語的mangiafoglia意思是『吃葉子』，這是地中海飲食的精華所在。」[5] 最具抗氧化潛力的食物之中，有幾種就是深色綠葉蔬菜，它們尤其富含多種維生素與礦物質，有助於調節免疫系統，包括維生素A、E、K、C與葉酸、鎂、鐵。

凱斯沉浸在這種著名的飲食模式裡，這些食物不僅富含完整的植物纖維、維生素與礦物質，也含有植物生存所需要的各種物質。植物製造的化學物質叫做**植化素**（phytochemicals），可幫助植物對抗掠食者、病原體，甚至烈日照射。它們是植物的主要防禦，植物沒有複雜精細的免疫系統，所以用珍貴的能量辛苦製造了這些化學物質。有益於人類健康的植化素很多，它們用獨特的方式影響細菌、發炎與疾病。

十字花科蔬菜，包括青花菜、羽衣甘藍、花椰菜、高麗菜、球芽甘藍、寬葉羽衣甘藍、芝麻菜和小白菜，是一種獨特的植化素的主要膳食來源，這種植化素叫做異硫氰酸酯。[6] 以保護植物為目的演化而來的異硫氰酸酯，也能保護吃了這些植物的人類，異硫氰酸酯分子可清除毒素，預防 DNA 損傷，殺死癌細胞與有傳染性的細菌。

研究顯示，十字花科蔬菜也能對慢性發炎疾病發揮強大的功效，[7] 細菌在此扮演重要角色。腸道微生物吃了十字花科蔬菜後，分泌活化異硫氰酸酯的酶，[8] 發酵纖維、植化素與其他營養素，製造短鏈脂肪酸和其他獨特的代謝物，幫助製造耐受性高的巨噬細胞。其中有些代謝物會與芳香烴受體（aryl hydrocarbon receptor）交互作用，[9] 這種特殊分子存在於免疫細胞上，會辨識食物、細菌與其他環境刺激的模式。芳香烴受體是主要的抗癌中樞，整合來自食物與細菌的信號，引發連鎖反應，進而影響控制發炎與免疫力的基因。芳香烴受體有助於打造抗炎菌群，提升免疫力，預防腸道發炎與腸漏症（發炎性腸道疾病的患者體內，芳香烴受體的表現較弱）。微生物與它們的代謝物可間接活化芳香烴受體，而十字花科蔬菜的某些成分可直接活化芳香烴受體（植物多酚與其他植化素也可以，只是程度較弱）。

多酚大概是迄今為止被研究得最透徹的植化素，可藉由多種途徑影響發炎。[10] 植物與植物性食物普遍含有多酚，新鮮農作物的繽紛色彩，生可可、咖啡與紅酒的苦味，醒目的秋日紅葉，吸引蜜蜂的花朵，都是因為含有多酚的緣故。多酚有很多別名，例如蘋果與洋蔥裡的槲皮素，柑橘類水果裡的橙皮苷，葡萄裡的白藜蘆醇（葡萄皮的白藜蘆醇含量高於紅酒），綠茶裡的兒茶素，紅色、黑色、藍色、紫色食物裡的花青素。全穀物、豆類、堅果、種子、黃豆食品也都含有多酚。不同於缺乏維生素與礦物質，缺乏多酚的影響目前尚未確定，但多酚是生物活性分子，能對免疫系統發揮很強的影響。研究顯示，富含多酚的植物性食物可降低血液裡的發炎指標濃度（包括 CRP），還可幫助預防各種慢性發炎疾病。深色綠葉植物、彩色的莓果與茶都富含多酚，不過含量最高的是某幾種香料與香草。

植物受到烈日曝曬時，多酚可抑制自由基的形成。多酚到了人體裡也有類似的作用，成了強大的抗氧化劑，甚至可提升人體製造抗氧化劑的內在能力。除了對抗自由基之外，多酚也可以抑制過度激烈的免疫反應，因為多酚可以調節 NF-κB 等蛋白質，影響促炎的基因、酶與細胞激素，如 TNF-α、IL-1β 和 IL-6。多酚也會活化抗炎基因轉錄因子。

九十%以上的多酚可成功進入結腸，在這裡發揮益生元的作用，就像纖維一樣。被微生物發酵的多酚會產生有益的代謝物，改變基因表現並調節免疫系統。[11] 多酚刺激抗炎細菌的生長，包括某幾種梭菌、乳酸桿菌與雙歧桿菌，並已證實可改善飯後的內毒素血症。多酚是有效的抗微生物劑，可像在植物中一樣抑制有傳染性的細菌。

一九五九年凱斯與妻子合著食譜書《吃在健康》（*Eat Well and Stay Well*），「地中海飲食」變得家喻戶曉。他們讓美國中部居民認識什麼是義式馬鈴薯麵疙瘩（gnocchi）、西班牙番茄冷湯（gazpacho）與海鮮燉飯（paella），他們提供的食譜與生活習慣主要以他們在希臘、義大利以及法國與西班牙的地中海沿岸的旅行經驗為基礎。七國研究為地中海飲食提供了最早的科學證據，地中海飲食是美國首見的抗炎飲食。芬蘭的卡雷利亞也參考凱斯著作裡的建議調整了公共政策，一段時間後，心臟病發生率下降了八十%，預期壽命增加了十年以上。[12]

反觀美國，即使到了凱斯的晚年，傳統地中海飲食始終沒能在這裡紮根。時間一年一年過去，凱斯與妻子瑪格麗特仍時常去拿坡里南部的小漁村皮奧比（Pioppi）居住，久而久之，他們在這裡度過大部分的時間，逃離明尼蘇達州的寒冬。他們在海濱別墅曬太陽，別墅的露台沐浴在陽光裡，還附帶一個果園，種植橘子、杏桃、梨子、李子、金桔，還有厚葉橙（chinotto），這種柑橘類水果能用來做甘美的果醬。對於年邁的凱斯來說，旅行變得愈來愈不方便，於是到了晚年他不再前往義大利的別墅，而是搬進明尼蘇達州明尼亞波利斯市的一家輔助生活的長照機構。「我的房間裡放滿我看不了的書，」他在臨終之前幾個月視力慢慢衰退時寫道，「文字只是汙染書頁的黑點。」[13]二〇〇四年，凱斯在即將過一〇一歲生日的時候辭世。

他過世後的那幾年，線上部落格與大眾媒體開始出現曲解他原意的修正主義歷史（revisionist history，編按：從被忽略的地方重新解讀歷史），「地中海」飲食的概念從未真正在美國落實，還大致上偏離了傳統，甚至連地中海地區本身亦是如此，過去曾是主食的植物性食物，份量已縮減成配菜。與此同時，大眾想問的仍是一個看似簡單的老問題：營養學到底能不能針對預防或治療疾病提供可靠的資訊？

時間回到二次大戰期間和戰後，凱斯與尤德金都收集過國際死亡率的數據。凱斯發現戰爭期間由於肉類、乳製品與雞蛋短缺，整個歐洲的心臟病死亡率急遽下降，但尤德金認為，戰爭期間糖也是稀缺物資。另外也有其他研究者指出，汽油短缺減少廢氣排放、增加走路和騎腳踏車的運動機會。這些看似與心臟病發作致死有關的因素之中，真的有**導致**心臟病的原因嗎？以大量人口為基礎的科學研究，如何轉譯成適合個人的公衛方針？死亡率的數據也顯示擁有電視機與罹患心臟病的風險有關，電視機會阻塞動脈是個荒謬的想法，但是那個年代擁有電視機的有錢人比較容易接觸到高脂動物性食物、糖、香菸與汽車。

流行病學是研究人類疾病分布的醫學，試圖了解接觸到什麼會導致疾病，也試圖回答可以改善公衛的問題。二十世紀上半葉，營養學著重於營養不良以及探索各種維生素與礦物質。[14] 隨著高收入國家的經濟發展與食品生產成本降低，營養學的涵蓋範圍逐漸擴大，也開始處理與飲食有關的慢性疾病這個沉重負擔。曾將營養學研究標準化的七國研究也預示著營養學領域的無知年代即將結束，複雜的數學計算揭露飲食與疾病的關係，引發科學家之間的激烈爭論。

有人認為，像七國研究這樣的觀察性研究無法**證明**飲食會導致疾病。不過，有一種叫做隨機對照試驗的研究方法可以做到。一九四〇年代，新型抗生素紛紛登場，醫生想用它們來治療病人，於是英格蘭統計學家布瑞德福．希爾（Bradford Hill）設計了隨機對照試驗來驗證抗生素的療效。[15] 希爾建議將患者**隨機**分成治療組與對照組，以免醫生的成見扭曲研究結果。一組受試者服用抗生素，一組受試者服用安慰劑，受試者本人不知道自己服用的是哪一種。

隨機對照試驗成為流行病學研究設計的黃金標準，科學家可以藉由這種方法不帶任何偏見地評估新療法，隨機對照試驗成為醫學教育的重要訓練，特別適合用來研究藥物治療。隨著製藥產業與醫療機構的攜手合作，隨機對照試驗也吸引更多關注，不同於只能提供相關性的觀察性研究，隨機對照試驗是可以證明因果關係的實驗性研究。

但若是與完整的證據一起評估，觀察性研究亦能提供不可或缺的資訊，吸菸與肺癌就是一個實例。一九五〇年代，美國成年人平均一天吸菸半包，[16] 菸草公司聲稱吸菸可維持身材苗條、幫助消化、預防疾病，他們還考慮針對年輕人推出水果口味的香菸。[17] 很多醫生抽菸，連醫學研討會也提供免費香菸。[18]

科學家爭論食物是否可能致病的同時，類似的激烈爭論也發生在肺癌上。受訓中的年輕醫生直覺地認為吸菸與被燻黑的氣管有關，[19]但吸菸可能導致肺癌的想法似乎很荒謬。流行病學家認為，這種因果關係只適用於傳染病：已知的細菌侵入身體，戰勝免疫系統，導致疾病。心臟病、糖尿病、癌症等非傳染性的慢性病非常複雜，無法用一個或甚至多個原因來解釋。

希爾是率先以有系統的方式研究肺癌風險因子的研究者之一。他的同事理察·多爾（Richard Doll）是醫生，兩人一起調查了四萬多名醫生的吸菸習慣，並追蹤他們的健康狀況。他們收集了很多年的資料，一九五六年發表的研究結果顯示，吸菸與肺癌在統計上存在著非常顯著的關聯，[20]研究結果嚇壞了多爾，他決定戒菸。其他針對吸菸危害的觀察性研究陸續發表，菸草公司反覆強調相關性不等於因果關係。公衛組織則是建議適度吸菸，而不是停止吸菸。

希爾知道吸菸與肺癌的隨機對照試驗很難進行——在道德上不負責任。他認為「病因」這個詞的語意很容易使人誤以為觀察性的數據沒有參考價值。疾病的因果概念源自十九世紀的微生物學家羅伯特·柯霍，他認為有傳染性的細菌必須滿足四個條件才能被推斷為疾病的原因，❶希爾認為把這些原則套用在非傳染性的接觸與疾病上是過時的作法，他相信流行病學需要修改「病因」的定義，他想出一套原則來幫助科學家推斷接觸與疾病之間的因果關係。[21]

研究必須展現強烈且一致的相關性。以不同族群為對象進行的多項研究都顯示，吸菸與肺癌之間密切相關。一定是先有接觸，才有結果；接觸的程度愈深，結果就愈嚴重。吸菸發生在肺癌出現之前，吸菸吸得愈兇，罹患肺癌的風險就愈高。相關性應該很明確，但是在可比擬的情況下亦有類似的反應。菸草的煙進入肺部、導致肺癌，但它也與口腔癌和食道癌有關。即使受限於當時的知識不足，希爾依然相信潛在的機制連結——吸菸**如何**導致肺癌——有助於釐清事實。

在基礎科學實驗室裡進行的實體實驗，包含動物研究——好比在小鼠身上塗抹香菸焦油——都與流行病學家及統計學家的抽象數字運算大相逕庭。但希爾認為它們可以讓大家更了解流行病學證據的可靠性，展示生物學研究如何建立因果關係。他確立**生物學合理性**（biological plausibility）的概念，解釋實驗室與流行病學研究結果的一致，為什麼意味著因果關係的可能性較高。一項假設愈符合希爾提出的條件，在流行病學上那個難以定義的**病因**就會變得愈具體。如此完整的真相並非建立在一個（或多個）研究的力度與操作上，而是建立在可以詮釋靈活框架的集體直覺上，這個框架能夠推動公衛措施的實現。儘管如此，根據一九六四年醫務總監公布的報告，醫學界一直等到數千項研究發表與無數人死亡之後，才對吸菸與肺癌的相關性達成共識。

許多營養學方面的問題並不適合用隨機對照試驗找答案。[22] 想像一下隨機分配一種飲食模式給受試者，就像藥物實驗分配藥丸那樣，想用「安慰劑」對照組來隱藏治療的性質，是不可能的。除此之外，純素、無麩質、低脂、低碳都是廣義的標籤，可能包含各式各樣的飲食習慣，沒有考慮

❶ 柯霍在十九世紀提出四個評估細菌是否為病因的條件：一、只存在於患病的動物身上，健康的動物身上沒有。二、必須從患病的動物身上提取。三、被放入健康的宿主體內後，必須能夠使宿主感染疾病。四、從被感染的宿主身上再次提取後，必須與原本的細菌相符。Julia A. Segre, "What Does It Take to Satisfy Koch's Postulates Two Centuries Later? Microbial Genomics and Propionibacteria Acnes," *Journal of Investigative Dermatology* 133, no. 9 (Sept. 2013).

天然食物的比例與烹調方式，這些都是發炎與疾病的重要因素，包括對腸道細菌的影響。大部分的隨機對照試驗歷時幾個月或幾年，但飲食發揮影響的時間跨度很大。例如青春期的飲食習慣，可能會影響中年期的罹癌風險。隨機對照試驗如果歷時數十年，恐怕會把研究經費耗盡，或是很快就因為道德疑慮而進行不下去。

許多藥物都是針對疾病的單一系統或途徑而設計，而且會在相對較短的時間內看見強烈的作用。營養素的行為雖然比較隱晦，但它們彼此之間會有數不清的交互作用，也會與體內的各種機制產生交互作用，而且持續的時間很長。一種食物的好壞不僅與它本身的特質有關，也與它取代了哪些食物有關。比如說，雞蛋看起來比加工食品甜甜圈健康，但是跟全穀燕麥比起來就不一定了；飽和脂肪比反式脂肪健康，但是比不上不飽和植物脂肪。

營養學缺乏完美的研究方法，因此研究者必須提出既真實又有用的問題。七國研究的主要價值或許不是特定營養素與心臟病之間的關係，而是更深刻的東西：在凱斯的年代，慢性疾病大多被認為是老化的必然結果，但凱斯主張飲食確實會影響罹患慢性疾病的風險。

迄今為止，世上已有大量使用各種方法完成的營養學研究。雖然試管實驗與動物實驗無法解釋在人類身上會產生怎樣的長期影響，但它們可以探索生理機制，為生物學合理性提供證據。觀察性研究（如中國研究與護士健康研究）雖然在設計上有其限制，但可以觀察一整個族群數十年、一輩子，或甚至跨越世代。沒有對照組的人類干預研究，有時也會提供令人驚訝的真實結果，除了因為個別研究本身的好處之外，也因為它們在一個較大的知識體系中的獨特地位。臨床經驗的個案數據以及對歷史和人類演化的觀察，也能補充可貴的資訊。

營養流行病學涵義深遠，引導我們遠離有害食物以及勉強算是無害的食物，選擇具有積極**療癒效果**的食物，抵消發炎。食物療法是醫學的重要分支，最初建立在實證經驗上：偶然的觀察演變成有用的治療，許多有療效的食物取自植物。[23] 植物醫學的出現比人類更加古老，仰賴經過億萬年演化而來的、極為複雜的分子。我們現在很難想像用秘魯的金雞納樹來治療瘧疾，而不是用合成奎寧，或是用罌粟來取代現代的嗎啡。提煉與使用合成化學物質是人類從古至今的傾向，也一直對人類很有幫助，催生了拯救生命的有效療法，包括疫苗、抗生素、麻醉劑、化療、抗炎藥物與免疫調節藥物等等。因此從食物裡提煉出有益營養素，做成補充劑，可說是人類根深柢固的本能——只是通常沒什麼效果。有些單獨提煉出來的營養素確實展現出潛在療效，包括發揮抗炎作用，但這種情況多屬例外，而不是常態。另一方面，天然食物的飲食模式看似平凡無奇，卻經常以藥物做不到的方式影響發炎。唾手可得、沒有危害的食物可成為強大的解毒劑，對抗千變萬化的隱性發炎，共同發揮作用的營養素藉由無數途徑慢慢緩解發炎的進程。世界各地都有能夠發揮食物強大治療潛力的傳統飲食，包括且不限於地中海飲食。

沖繩的傳統飲食

沖繩的傳統飲食曾啟發一位聰明的年輕外科醫生放下手術刀，拿起叉子。一九六八年，考德威爾・艾索斯汀（Caldwell Esselstyn）在越南短暫擔任軍醫一年之後，跟著醫務總監團隊一起進駐克里夫蘭診所（Cleveland Clinic）。一九八五年，在為病患做過無數次手術之後，美國殘酷的慢性殺手令他感到愈來愈沮喪，包括心臟病與癌症。他忙著在為乳癌病患切除腫瘤的同時，心中也好奇為什麼在日本農村之類的地方，這些疾病的發生率那麼低？日本女性移民到美國之後，她們的女兒和孫女罹患乳癌的風險變得與白人女性相同——符合凱斯對日本移民與心臟病的觀察結果。

艾索斯汀花了好幾年搜索科學數據庫裡的飲食與健康資訊，漸漸地，他開始用食物來治療一群心臟病患，對一個習慣用手術刀的醫生來說，這是意想不到的發展軌跡。二十世紀末，「心臟病與隱性發炎有關」的想法仍處於萌芽階段，艾索斯汀與其他醫學先驅指示病患改變生活習慣，這種作法有助於從源頭解決問題。

艾索斯汀全心鑽研如何保護與保存動脈內壁上脆弱的單層內皮細胞，動脈是為心臟與腦部供應血液的血管。被 LDL 膽固醇或其他心臟病風險因子損傷的內皮細胞，會變成發炎的發電廠，招來免疫細胞、產生大量的發炎介質。內皮細胞一方面製造收縮血管的物質，一方面無法分泌足夠的一氧化氮。

艾索斯汀要病患少吃加工食品、肉類、乳製品、雞蛋、精製碳水化合物、油、過量的糖與鹽。他說人體實驗顯示，這些食物（尤其是動物性食物）會傷害內皮細胞、讓內皮細胞發炎，這樣的影響可能長達好幾個小時，持續到下一餐。他建議病患選擇能有效防止動脈「醞釀發炎」、恢復內皮細胞製造一氧化氮的能力的食物，多吃天然的植物性食物，例如綠葉蔬菜、一般蔬菜、水果、豆類、全穀物，以及每天吃兩湯匙亞麻籽。[24] 這是複製沖繩農村的飲食習慣，這裡有好幾代人都是全球最健康和最長壽的人。沖繩飲食以綠葉蔬菜、根莖蔬菜、豆類、全黃豆食物與全穀物為主。九十六％的熱量來自植物，幾乎不吃動物性食物、添加糖和油。

紫色與黃色的**番薯**是沖繩的傳統主食。經常造訪這串島嶼的颱風會摧毀農作物，但番薯這種地底塊莖毫髮無傷。番薯最初被視為窮人的食物，餵飽農民和漁民。其實番薯富含抑制發炎、加強免疫力的營養素，例如纖維、多酚，以及維生素C、E、B6和葉酸。番薯是β胡蘿蔔素的最佳來源之一，β胡蘿蔔素是維生素A的前驅物，而維生素A和維生素D都對免疫系統的健康尤其重要。[25]番薯皮可能比番薯肉更有營養，外皮的顏色較深意味著營養價值較高。人體實驗證明，每天吃一條紫色番薯可降低發炎指標，例如CRP與IL-6。[26]不過時至今日，沖繩的動物性食物愈來愈多，居民也漸漸接受西方飲食習慣，傳統的沖繩飲食正在消失，健康益處也是。

二〇一四年，艾索斯汀發表了將近兩百名患者的飲食干預數據。[27]基線數據顯示所有患者都有冠狀動脈疾病，除了其中三人是通往腦部或腿部的動脈阻塞。約半數患者以死於心臟病或中風，少數幾名患者甚至做過一次或兩次冠狀動脈繞道手術或氣球導管擴張手術，卻依然沒有活下來。做冠狀動脈繞道手術時，醫生會重接動脈或是從患者腿部取一段靜脈，繞過心臟上冠狀動脈阻塞的部分。侵入性最低的通血管手術包括氣球導管擴張術，以及現在較常見的血管支架，但是這種方式一次只能治療一處阻塞，用來對抗一種普遍的疾病，或許不是長久之計。關鍵在於處理心臟病的根源，包括血中膽固醇與發炎。

艾索斯汀讓這群病患吃天然的植物性食物，然後對他們進行平均將近四年的追蹤。高達八十九%的病患維持新的飲食習慣，令人欣喜。他們的血中膽固醇大幅下滑，胸痛也消失了。只有一名患者經歷了與病程有關的心臟事件——中風，但復發率極低，只有〇・六%。另一方面，不遵循植物性飲食的病患之中，有六十二%至少經歷過一次心臟事件，包括心臟病發作、中風與心臟性猝死。艾索斯汀發現，飲食不僅可抑制多數人體內的發炎疾病，在某些人體內甚至可以**逆轉發炎**：影像檢查顯示，曾經收縮且帶有輕微斑塊的冠狀動脈，部分結構恢復到年輕時的狀態。

香料與香草的治癒力

沖繩、地中海與其他傳統飲食不但有抑制發炎的特殊效果，也有消炎功效。營養素共同發揮作用、合力消炎，並邀請免疫細胞與細菌參與全身上下的各種生理途徑。消炎不僅需要omega-3，也需要植物性食物裡的多種物質，例如多酚會活化幫助受損組織修復的基因。化學家曾經從柳樹皮裡萃取苦澀的黃色水楊酸晶體，製作阿斯匹靈（既能減輕發炎也能消炎的現代消炎藥不多，阿斯匹靈是其中之一）。許多其他植物也含有水楊酸，幫助它們抵禦細菌和壓力源，水果和蔬菜裡都有水楊酸，但是香料與香草的含量最高，例如辣椒粉、薑黃、紅椒粉，以及含量最豐富的來源之一：孜然。研究顯示飲食以天然的植物性食物為主的人，血液裡經常有微量水楊酸，與每天服用低劑量阿斯匹靈的人相似，差別是沒有已知的有害副作用。[28]

印度南部的沿海地區與地中海、沖繩隔著千山萬水，而我母親烹煮的菜餚使用豐富的植物性食物，包括富含多酚和其他營養素的香料與香草，印度鵝莓（amla）是她最愛吃的零食之一，可以生吃，可以入菜，也可以曬乾或醃漬。人體臨床實驗證明，印度鵝莓富含多酚且抗氧化力是藍莓的兩百倍，可降低血糖與LDL膽固醇、改善血管功能，可使CRP濃度降低一半，消炎效果顯著，也能增強免疫力。[29]

香料除了提供代表文化的經典風味，過去也被拿來當成藥物與食物防腐劑。印度奶茶（chai）是印度人最愛喝的飲料，也超越城鄉邊界，從農村、城市貧民區到豪華餐廳，喝印度奶茶都是一種日常習慣。印度奶茶使用多種香料，例如丁香、肉桂、小豆蔻、生薑，有利於調節免疫系統。[30]自古以來，香甜、辛辣的薑一直被用來治療消化毛病，可舒緩腸道、減輕痙攣，還可增強免疫力、對抗發炎，人體研究顯示，[31]薑對肌肉疼痛、關節炎、糖尿病、肥胖症、脂肪肝、噁心、甚至經痛和偏頭痛都有療效。[32]

薑黃是研究得最透徹的香料之一，我母親使用的薑黃都是她親手種植的。她會在葉子開始變色的時候挖出塊莖，放在太陽底下曬乾，然後磨成金色的細粉，嘗起來有一種苦苦的泥土味。薑黃粉的顏色來自薑黃素，這是一種多酚，薑黃的藥用歷史已有四千年，但是研究薑黃的數千篇論文直到最近二十年才進入醫學文獻，包括二十世紀末、二十一世紀初的幾十項人體臨床實驗。[33]

薑黃素可抑制許多發炎途徑，[34]其中有一些發炎途徑是主要抗炎藥物的作用目標，但是薑黃素沒有造成嚴重副作用和死亡的紀錄。薑黃素會預防 NF-κB 和環氧合酶的活化，抑制 TNF-α、IL-1、IL-6 和 IL-1β 等發炎細胞激素。薑黃素會與多種細胞對話，從巨噬細胞和其他免疫細胞，到肝臟、胰臟、心臟和脂肪組織裡的細胞都有。它能減輕各種自體免疫疾病的發炎情況，例如類風濕性關節炎、發炎性腸道疾病、牛皮癬、眼睛發炎等等。薑黃素具備治療術後疼痛與骨關節炎的潛力，並且有助於預防或治療記憶問題、阿茲海默症與癌症。對發炎性腸道疾病的患者來說，薑黃素可改善胃腸道的主觀症狀與明顯的腸道發炎，幫助潰瘍癒合並降低復發機率；[35]增強腸道屏障，阻擋有害的細菌代謝物進入血液；防止有傳染性的細菌在體內停留滋長，抑制腫瘤形成。[36]

大多數的臨床實驗研究的都是薑黃素補充劑，但最近有研究指出，去除薑黃素的天然薑黃依然展現出強大的抗炎活性。[37] 使用正常比例的薑黃煮出來的咖哩，只會將一點點薑黃素送進血液，若是咖哩中加入少許黑胡椒（也是一種有抗炎效果的香料），薑黃素的生物利用度可提高百分之二千，[38] 證實飲食多樣性非常重要。

香料帶來的益處與成本不成比例，在番薯泥或熱茶裡加一小撮丁香和肉桂（它們是地球上抗氧化效果最強的兩種天然物質），或是在湯裡灑一點迷迭香、牛至（oregano）與卡宴辣椒（Cayenne），既能增添風味，又可提升抗炎效果。

沖繩飲食、地中海飲食與其他傳統飲食的重要療效不僅來自纖維，也來自纖維的數量與多樣性。從研究結果可得知，停止西方飲，改以植物為主食幾個星期只是一個開始，持之以恆的飲食習慣能使腸道微生物產生深層的長期轉變。天然食物提供足夠的纖維，這樣的飲食會逐步塑造腸道菌群，而腸道菌群也會選擇擅長發酵纖維的細菌，訓練身體耐受大量纖維的存在。這也將驅使既有的腸道細菌改變行為，減輕發炎。有能力發酵纖維、製造短鏈脂肪酸與其他有用代謝物的細菌很多，它們缺少的是做這些事的機會。

古代的漁獵採集和現代的農業人口，罹患慢性疾病的比例很低，符合丹尼斯．伯基特與史蒂芬．奧基夫的觀察，他們都攝取大量纖維，每天至少一百公克。纖維的劑量決定纖維的效用，伯基特與奧基夫都曾以人體實驗為依據，建議每天至少攝取五十公克纖維來預防結腸癌。短鏈脂肪酸愈多，纖維對免疫功能與發炎發揮的效用就愈強，腸道裡如果充滿短鏈脂肪酸，pH 值會比較低，進而抑制沙門氏菌與大腸桿菌等促炎和傳染性細菌的生長，短鏈脂肪酸也能直接抑制這些菌株。

研究顯示對健康的人來說，纖維補充劑不會提供與天然食物纖維相同的健康益處。每一種植物含有的纖維都是獨一無二的，每一種纖維都可以餵養一種或多種細菌，進而製造未知的有益代謝物。坦尚尼亞的哈札族（Hadza）是世上僅存的漁獵部落之一，他們隨便一年的飲食都包含幾百種植物，包括猴麵包樹質地乾燥的果實，以及纖維豐富的野生塊莖，不過塊莖咀嚼之後就吐掉，不會吞進肚子裡。[39] 哈札族體內的腸道菌群非常多樣化，穩定的生態系統可承受寄生蟲的攻擊與季節性的食物變化。想要塑造抗炎的腸道菌群——能促進健康而非引發疾病，包括提升免疫力——最關鍵的因素是飲食中的植物數量與多樣性。

有些營養學研究被斷章取義之後，似乎可為任何飲食選擇背書。但整體數據如與日俱增的食物、細菌與發炎的證據，為以下假設提供有力的證據：**以天然食物為主或只含天然食物的多樣化飲食，是預防或（在許多情況下）治療大部分現代慢性發炎疾病最好的方法。**[40] 這種飲食模式可以預防、抑制或甚至消除發炎，還能同時提升免疫力。

藉由細胞研究、動物研究與人體研究，我們認識了各種食物的發炎或抗炎作用。有許多研究團隊參考大量文獻，[41] 將過往研究的數量與性質納入考量，再根據 CRP、IL–6、IL–1β、TNF–α 和 IL–10 等常見的血液指標，為營養素、食物與飲食模式阻礙發炎或促進發炎的可能性「評分」。飽和脂肪、紅肉與加工肉品、精製碳水化合物，這些西方飲食的常客，通常被歸類為促炎食物，與代謝症候群、心臟病、中風、糖尿病、失智症、發炎性腸道疾病、癌症和其他慢性發炎疾病有關。[42] 另一方面，抗炎拿高分的食物包括綠葉蔬菜、水果、蔬菜、香料、香草、茶、黃豆、全穀物、豆類、堅果、種子，這些食物裡的多酚、類胡蘿蔔素和其他植化素也有抗炎作用，不飽和植物脂肪也是，尤其是 omega-3。地中海、沖繩與世界各地的傳統飲食裡，上述的大部分或全部的食物與營養素都很多。

隨機對照試驗顯示，以植物為主的飲食有助於預防和治療多種疾病，包括代謝症候群、肥胖症、糖尿病與心臟病。[43] 這種飲食可改善腸道微生物的組成，降低血液裡的發炎指標與膽固醇濃度。全球受試者總數超過一百萬、時間橫跨數十年的觀察性研究發現，這種飲食不但與許多慢性發炎疾病發生率較低之間存在著連結，包括肥胖症、糖尿病、心臟病、高血壓、某幾種癌症、自體免疫和神經性退化疾病，也與較低的全因性死亡風險有關。[44] 隨著新證據浮現，營養學亦將持續推進，這是一個點滴累積的緩慢過程，需要的是創新，而不是用驚天動地的發明去顛覆歷史與現況。

Chapter 14・改造糧食

Shaping Sustenance

艾蜜莉來找我看病時，她早已不吃她家對面熟食店最愛的貝果（雜糧口味，裡面有芝麻、大蒜與洋蔥），也不再吃簡便的三明治，這是她在圖書館和咖啡館裡忙著寫論文的那一年經常吃的午餐。她丟掉大部分的啤酒、餅乾和穀片，改煮豆類或米製作的麵條。她認為麩質令她頭腦混沌、身體疲乏，她吃麩質會頭痛，肚子與骨頭也隱隱作痛，而且經常跑廁所拉肚子。

乳糜瀉是自體免疫疾病，罪魁禍首是麩質，這是小麥、大麥、裸麥等穀物裡的一種蛋白質，會引起腸道發炎，造成腸道內外的各種問題，包括胃痛、排便習慣改變、體重減輕、維生素與礦物質不足、疲勞、皮疹、骨質疏鬆症、某些癌症風險上升，甚至出現神經或精神方面的症狀。艾蜜莉沒有乳糜瀉，她的血液裡沒有抗體，腸道是健康的粉紅色，毫無損傷，她也沒有出現研究中列出的那些對小麥或其他穀物過敏的典型症狀。那麼，這些痛苦的症狀到底從何而來？又該怎麼緩解呢？

要回答艾蜜莉的問題，得先仔細檢視天然的植物性食物，以及它們與其他食物比較之後相對促炎的可能性。許多抗炎飲食都排除特定類型的植物性食物，例如穀物、豆類，和「茄科」蔬菜像番茄、茄子、甜椒、馬鈴薯等等，但是地中海飲食與其他傳統飲食都吃這些植物，在多數人身上，它們不會引起發炎。此外，選擇食物與烹煮植物的方式（包括發酵之類較劇烈的古老技術）會影響我們對植物的耐受程度，也會影響食物、細菌與發炎之間的複雜關係。

植物性食物的保護力

如同梅契尼可夫的觀察，進食本身就是一種促炎行為。他曾寫道，「人類與幾種哺乳動物進食後一段時間，白血球的數量會增加。」[1] 他想知道消化食物是不是一種感染。吃一頓飯，無論是哪一餐，都會引起免疫反應與發炎，即使程度相當輕微。這種不起眼的短暫現象，是對人類最原始的活動之一產生的後天免疫反應，與持續過度發炎不一樣，後者由特定飲食模式與其他環境因素造成，會漸漸導致慢性發炎疾病。

如同所有生物，植物也保留著為生存與繁殖奮戰的演化印記，緩慢而艱辛地邁向不完美的完美。舉例來說，有一種蛋白質叫凝集素（Lectins），多數食物都含有少量的凝集素，尤其是穀物、豆類與茄科植物。有些凝集素的演化目的是保護植物抵禦掠食者，單獨分離出來的高劑量凝集素有毒，會在囓齒動物體內激發免疫反應；[2] 但有些凝集素可以抗炎，有望在癌症治療與胃腸健康方面發揮效果。[3]

如果只要吃飯就會至少發炎一陣子，如果所有的食物都含有可能促炎的物質，那麼飲食的「抗炎」與「促炎」其實只是比較值：在怎樣的情境下，食用某種特定的食物會造成**多少程度**的發炎？吃這種食物會助長隱性發炎，還是抑制隱性發炎？回答這些問題不僅必須考慮特定的營養素，也要考慮食物整體、飲食模式、食物的選擇與烹調方式等因素，也必須將足以影響發炎的生活習慣納入考量，例如巨大的壓力可能削弱抗炎飲食的益處。

天然的植物性食物讓健康的人發炎的可能性很小，但是更引人矚目的是它們減輕與消除發炎的強大力量。它們為身體提供充足的纖維、有益的脂肪、維生素、礦物質與多酚之類的植化素，這些物質與身體和細菌進行無數次交互作用，進而對發炎產生影響。

人體研究與動物研究都證明**全穀物**（包括含麩質的穀物）與**豆類**，會大幅降低罹患隱性發炎與慢性發炎疾病的風險。隨機對照試驗顯示，全穀物與豆類可讓 CRP 和其他發炎指標快速下降。[4] 它們的纖維含量超越許多蔬果，可塑造更多樣化的腸道菌群，對製造短鏈脂肪酸的益菌生長有幫助，還能對促炎細菌的種類與行為產生抑制作用。

豆類的纖維含量比全穀物更多，因此可減緩葡萄糖分子進入血液的速度，幾乎不會使血糖驟升。扁豆與鷹嘴豆是抗炎效果最好的兩種豆類，身體對它們的耐受度也最高。綠豆是傳統亞洲料理的主食，早期研究顯示綠豆有消炎與提高免疫力的潛力。

全穀物與豆類富含植化素，包括其他食物裡並不存在的植化素，此外亦含有大量可增強免疫力與減輕發炎的維生素和礦物質，例如鎂、鋅、硒和 B 群（包括 B6），缺乏微量元素會導致隱性發炎與慢性發炎疾病。地中海飲食除了全穀物與豆類，也常見對免疫系統有益的茄科蔬菜，舉例來說，人體臨床實驗顯示番茄可提升免疫力，減輕體內的低度發炎。[5]

透過醫學檢測可看出飯後發炎的強度與時間。[6] 研究顯示，典型的西式早餐：一條小香腸、雞蛋，與英氏瑪芬上鋪一片起司、然後淋上含鹽奶油，吃完幾個小時後，全身上下都會出現低度發炎，血管明顯變得僵硬遲緩，呼吸道發炎。[7] 這種早餐裡有許多成分會刺激巨噬細胞和其他免疫細胞產生劇烈反應，這些成分包括過量的有害脂肪、動物蛋白質、內毒素、精製碳水化合物、鹽以及多種環境毒素。逃離食物鏈最底層、經過高溫烹煮的這些生物體內，通常都有大量環境毒素。經典早餐裡的香腸和雞蛋進入結腸，刺激腸道細菌，腸道細菌反覆受傷，腸道菌群漸漸失衡、發炎，形成慢性疾病。[8]

不同於以動物性食物與精製碳水化合物構成的飲食，天然的植物性食物引起的發炎通常微不足道，而且消退得很快，不會對身體造成傷害，事實上，植物有助於緩解其他食物導致的發炎。[9] 有一項實驗在香腸與雞蛋裡加入青椒、番茄、紅蘿蔔等大量蔬菜和奶油一起攪拌，可稍微抑制食用後上升的發炎細胞激素以及血管壁上內皮細胞的損傷，[10] 在漢堡上面放半顆酪梨也有相同效果。[11] 綜合香料如薑黃、生薑、黑胡椒、孜然、肉桂、香菜和牛至、迷迭香和百里香，可抑制雞肉與比司吉麵包的發炎作用。[12] 一把莓果或堅果，就能減輕吐司麵包和加工早餐穀片造成的發炎。[13] 這類保護作用還可持續到下一餐：早餐吃的扁豆，可在午餐吃了精製碳水化合物之後繼續抑制血糖飆升。[14]

不過飯後的免疫反應不能預示健康結果。身體控制發炎的能力，也就是視需要啟動發炎或消退發炎，藉此抵禦隱性發炎與慢性疾病，關鍵在於飲食的整體設計。兩個健康的成年人吃了一模一樣的食物之後，發炎的程度很可能差異甚鉅。舉例來說，只吃植物或以植物為主食的人的腸道細菌，當他們極其偶爾吃一塊牛排時，身體幾乎不會製造氧化三甲胺。[15]這是通常吃完牛排之後，身體會製造的有毒物質，氧化三甲胺會活化巨噬細胞和其他免疫細胞，在全身上下引起發炎。

食物的烹煮方式也會影響發炎和微生物如何獲得養分。艾蜜莉愛吃的貝果與三明治使用的小麥，與古早的小麥祖先大不相同。人類約於一萬年前開始種植小麥，當時種的是單粒小麥（einkorn）與二粒小麥（emmer），纖維、類胡蘿蔔素與多酚含量都比現代小麥多，蛋白質含量幾乎是現代小麥的三倍，麩質含量則是遠低於現代小麥。選擇性育種、基因改造與現代農業增加了小麥與其他穀物的產量，可對抗蟲害，在烘焙時更具可塑性。但是麩質、澱粉酶－胰蛋白酶抑制劑（既能幫助植物抵禦害蟲與寄生蟲，又能啟動天生免疫系統，使腸道發炎）、其他蛋白質與新型化學物質的含量都變多了。現代穀物被快速改造，幾乎跳過煮熟之前的一個重要階段：發酵。

發酵食品

自有文明以來，人類就一直在製作和食用發酵食品。在冰箱與冰桶出現之前，甚至早在古希臘與古羅馬塞滿冰雪的地窖出現之前，人類祖先，尤其是住在熱帶地區的祖先，已會借助發酵來維持食物的食用性、安全與健康。幾乎每一個古代文化都使用這種神奇的變質作用來防止食物腐壞，例如埃及的啤酒、日本的味噌和納豆、高盧人的發酵麵包。

一八五六年路易·巴斯德發現葡萄汁裡的活酵母，會在缺氧的情況下把糖轉化成酒精，[16]他將這個過程稱之為發酵，又叫「無空氣呼吸」。[17] 他發現別的細菌也能發酵食物，把糖轉化成乳酸，再將酸掉的牛奶變成酪乳（buttermilk）或優格。❶微生物會降解食物，導致食物腐壞，改變食物上自然存在的細菌雖然可以保存食物，卻也會徹底改變食物的味道、外觀與內在元素。**發酵過的食物可能含有益生菌**，將有益的活菌以及更有營養的食物送進腸道。微生物消耗糖，製造酸、酒精與氣體，啟動消化作用，要讓微生物啟動費勁的消化作用非常容易：切碎浸泡，觀察等待，幾個簡單優雅的動作即可完成。通常每一次參與消化的微生物都不一樣，看似既草率又不精準的組合，卻能產生獨特結果。

二十世紀初，發酵食品成了梅契尼可夫留下的微生物研究遺澤。他做微生物研究時正值「自毒作用」（autointoxication）運動的高峰，歐洲的醫生開始用模糊的詞彙討論消化不良會產生有毒的腸道廢物，進而毒害身體，包括著名的英格蘭外科醫生威廉・蘭恩（William Lane）在內，有些外科醫生經常以切除結腸的方式來治療這種疾病。但梅契尼可夫認為這種作法本身比疾病更糟，他認為如果攝取「壞菌」會生病，那麼反過來是否也成立呢？或許改善消化與平衡腸道細菌的關鍵不是醫生的手術刀，而是飲食與攝取「好菌」。

會發酵的細菌可抑制導致食物腐壞的細菌生長。梅契尼可夫發現，培養皿裡的乳酸會殺死讓食物腐壞的微生物，他想知道「好菌」能否取代腸道裡的「壞菌」。身手敏捷的保加利亞農民引起他的注意，他們都很長壽，也經常吃優格，當時世人對這種食物還很陌生。梅契尼可夫分離出保加利亞的發酵乳裡的細菌，其中一種叫保加利亞乳桿菌（Lactobacillus bulgaricus），現在依然用來製作優格，他指出，這種細菌對小鼠的腸道細菌有益。

梅契尼可夫將研究結果做為一種假設提出，但卻引來媒體的狂熱報導，全球優格與保加利亞優酪乳菌種的需求暴增，這些細菌以錠劑、粉劑和丸劑的形態銷售，也就是現代益生菌的前身。儘管梅契尼可夫經常駁斥那些誤用他的研究而衍生的誇大說詞，但他堅信發酵食品與益菌的核心觀念：「讀者或許會對於我建議攝取大量微生物感到驚訝，因為大眾都認為微生物是有害的。但是，這種想法並不對。」[18]

當世界各地的醫生齊聚巴黎，聆聽梅契尼可夫以優酪乳為主題的演講時，約翰・家樂也是其中之一。家樂將梅契尼可夫的建議去蕪存菁。他認為優格不是把益菌送入腸道的唯一方法，甚至不是主要方法。以高纖食物為主的蔬食才是關鍵。他也相信用益菌灌腸可加速腸道菌群的改變。後來梅契尼可夫的腸道菌群理論因為缺乏科學實證而不再流行，家樂卻繼續表達支持，他寫道梅契尼可夫「對全世界有恩」，因為他發現腸道細菌是需要培養的。[19]

世界各地幾乎每一種食物都繼續被人類拿來發酵，包括穀物、水果、蔬菜、豆類、乳製品和肉類。冰島人把鯊魚肉存放在山邊的礫石洞穴裡好幾個月，製成一種叫做 Hakarl（發酵鯊魚肉）的傳統料理。南印度料理有很多發酵的植物性食物，其中有不少是出於經濟需要，加上天氣炎熱的順勢而為。十九世紀與二十世紀，利用微生物防止食物腐壞的新方法包括製成罐頭、冷卻、低溫殺菌和添加防腐劑，與發酵不同的是，這些方法不一定會讓食物變得更健康——有時正好是反效果。

❶ 兩種最常見的發酵分別是乳酸發酵和酒精發酵。乳酸發酵是細菌將糖轉化為乳酸，製作出酸菜、泡菜和優格等食物。酒精發酵是酵母將糖轉化成啤酒、葡萄酒與其他食品和飲料中的乙醇。

腸道裡的益生菌

科學家賈斯汀・索能伯格（Justin Sonnenburg）經常發酵食物。他把麵包放置在溫暖的地方數小時至數天，麵糊先放到冒出氣泡、變酸才送進烤箱，新鮮酸種麵團在烤箱裡漸漸膨脹；陳茶像汽水一樣滋滋冒泡，變成康普茶；高麗菜和綠番茄切碎後放進玻璃罐用鹽水和細菌浸泡，排放在他家廚房的流理檯上。索能伯格是史丹佛大學人類腸道菌群研究中心（Center for Human Microbiome Studies）的主任，研究飲食干預如何改變腸道細菌與免疫系統。他在世紀交替之際對腸道微生物深深著迷，當時這個領域仍是「生物學界一個美好的古怪想法，還沒在生物醫學革命裡發揮關鍵作用或取得核心地位。」[20]

在二〇二一年的一項研究中，索能伯格與研究團隊隨機選擇一組受試者吃十週含有許多發酵食品的飲食，[21] 例如泡菜、康普茶、醃菜汁等等，在這場飲食干預試驗的前、中、後期間，受試者的血液與糞便都做了採樣檢驗。回到實驗室，研究人員仔細觀察腸道細菌。吃發酵食品的受試者體內有此類食物中常見的抗炎益菌，例如乳酸桿菌，他們的腸道菌群中也有很多與發酵食品無關的新菌種，多樣性上升。接著，索能伯格與研究團隊對受試者的免疫系統進行大規模分析，每一份血液樣本都評估了大約三百五十項參數，在重塑飲食與腸道細菌的過程中，這些分析結果為發炎狀態提供多維度的樣貌。索能伯格的團隊測量了八十種細胞激素的濃度。他們收集了血液免疫細胞，主要是巨噬細胞等先天免疫細胞，此外也收集了B細胞與T細胞，這些細胞在培養皿中接受刺激，目的是測試它們的促炎可能性：它們耐受度高嗎？還是很容易被激發？實驗結束時，發酵食品組的受試

者都展現良好的測試結果，發炎指標顯著下降。❷

把高麗菜做成酸菜為什麼能消炎？葉子接觸不到氧、泡在醃漬的滷汁裡時，細菌會消耗糖分並製造健康的酸，例如乳酸，使得溶劑變酸、pH值降低，短鏈脂肪酸降低腸道pH值也是類似道理。這改變了細菌之間的平衡，製造酸的細菌取得優勢，促炎的、傳染疾病的或降解食物的細菌受到抑制，嗜酸的細菌欣欣向榮，例如乳酸桿菌和雙歧桿菌。乳酸除了能夠調節抗炎菌種的組合，還可直接減輕腸道裡的發炎，防止巨噬細胞分泌發炎細胞激素，而且乳酸含量愈高，效果就愈強。梅契尼可夫曾指出，即使發酵食品裡的乳酸或其他酸進入腸道裡的份量並不多，也能對身體發揮益處。[22]

微生物可增強食物固有的抗炎特性，像一個手拿銼刀與鑿子的雕刻家，費勁地把這些特性雕鑿出來。微生物吞食發酵食物的單糖時，會同時削弱食物導致血糖驟升的能力——進而抑制發炎，例如與一般的全麥麵包相比，酸種麵團比較不會使血糖升高。發酵還可以減少麩質、澱粉酶 胰蛋白酶抑制劑、吸收不良的碳水化合物❸，並去除大部分的潛在有害凝集素。傳統的酸種麵團在送進烤箱之前會先發酵數小時至數日，給微生物時間分解有問題的物質。許多有腸躁問題或對小麥敏感的人對發酵穀物的耐受度會比較高，因為有些發酵穀物的麩質含量比市售的「無麩質」產品更低。包裝食品經常含有發炎物質，例如精製碳水化合物、過量的糖以及添加劑。

❷ 在這項研究中，隨機分配到發酵食品組的受試者體內有十九種發炎蛋白質與十三種免疫細胞的信號參數都下降了。另一方面，隨機分配到飲食含四十五公克纖維飲食的受試者，只有原本就擁有多樣化的基線腸道菌群，發炎才會減輕。

微生物也可以在發酵過程中增加食物裡直接影響發炎的某些營養素，例如多酚、多種微生物與礦物質，以及其他有助於調節免疫系統的生物活性代謝物。最好適量飲用康普茶❹（每天幾盎司），康普茶富含健康的酸、多酚、維生素（C、B12、硫胺素、吡哆醇）與抗炎的葡萄糖胺。

發酵的植物性食物有獨特的抗炎效用，既可為腸道提供益生元（這是腸道細菌喜愛的纖維），也可提供益生菌，也就是珍貴的活菌。許多益生菌在穿越消化道的過程中存活下來，不過有些益生菌只是過客、不會定居，尤其是在沒有生存所需的益生元的情況下。話雖如此，就算只是在腸道短暫停留，益生菌也能對免疫系統發揮影響力，不單單是因為它們的存在，也因為它們會與生活在腸道裡的微生物交談，還會製造抗炎代謝物。雖然經過高溫烹煮的發酵食品不再含有許多活菌，但發酵已使它們產生內在變化，或許仍保有微生物代謝物與微生物殘骸。這些因素都可能對免疫系統發揮有利的影響。

益生菌補充劑與發酵食品大不相同，兩者都可能含有活菌，但是益生菌補充劑含有高度濃縮的菌種，是利用合成生物學製作的定製細菌，而發酵食品含有的細菌數量比較少，可是種類比較多，能幫助我們吸收攜手合作、自然繁殖的多種微生物，善用細菌的綜合效用並增加遇到有益微生物的機會。益生菌補充劑可發揮抗炎效果，但目前最好是生病時才服用，健康的人無須服用。益生菌對罹患特定疾病的患者來說會有幫助，例如發炎性腸道疾病、腹瀉與腸躁症。[23]

每一批發酵食品都是獨一無二的，是特定的食物與細菌在特定的時間與地點產生交互作用之後的成果。小批發酵可製作安全、優質的發酵食品，通常是在自家廚房裡製作，或是放在農夫市場和專賣店販售。大型企業賣的食品發酵程度不高，幾乎沒有活菌，而且含有大量添加鹽或添加糖。醃泡菜過去都是自然發酵，現在大多只是泡在醋裡保存，然後加熱燜製成乾淨的無菌調味料。

回歸傳統穀物與加工方式有助於調節發炎，最理想的作法是在飲食中加入多樣化的全穀物，如同加入植物性食物一樣。除了單粒小麥和二粒小麥之外，還有許多古麥種可選擇，包括斯佩耳特小麥（spelt）、卡姆小麥（kamut）、大麥、布格麥（bulgur）、裸麥、法羅麥（farro）等等，完全不含麩質的穀物包括小米、高粱、藜麥、莧籽、蕎麥、苔麩（teff）等等。[24] 實驗室裡的研究與人體研究都發現，古代穀物可能比現代穀物更容易抑制發炎。[25] 除了發酵之外，乾燥、浸泡、發芽等傳統食品加工法也能幫助營養素的消化與吸收。將堅果、種子、豆類或穀物泡在水裡幾小時，可以減輕這些食物造成的脹氣與消化不良。浸泡和烹煮一樣，可消除多數凝集素的活性。發芽可令食物裡的某些營養素大幅增加，例如有一種抗炎效果很強的植化素叫做蘿蔔硫素，這是一種異硫氰酸

❸ 腸道中吸收不良的碳水化合物是 FODMAP，這個縮寫詞指的是幾種過去被認為無關的短鏈碳水化合物和糖醇，包括果糖、乳糖、果寡糖與半乳寡糖（果聚糖和半乳糖）、多元醇（如山梨醇、甘露醇、木糖醇和麥芽糖醇）。胃腸道有問題的人，FODMAP 可能會在小腸中吸收不良，原因很多。例如因為上皮組織的運輸機制不佳，果糖無法有效率地穿過刷狀緣（資料來源：Peter R. Gibson and Susan J. Shepherd, "Evidence-Based Dietary Management of Functional Gastrointestinal Symptoms: The FODMAP Approach," *Journal of Gastroenterology and Hepatology* 25, no. 2 (Feb. 1, 2010).）。斷奶之後，負責代謝乳糖的乳糖酶活性下降（請見：Benjamin Misselwitz et al., "Lactose Malabsorption and Intolerance: Pathogenesis, Diagnosis and Treatment," *United European Gastroenterology Journal* 1, no. 3 (2013).）。FODMAP 難吸收、體積小，因此滲透性高，可增加腸道水分。腸道細菌迅速發酵 FODMAP，製造出更多氣體。腸道水分和氣體的增加導致腸道膨脹，進而造成不舒服的胃腸道症狀，如腹痛、腹脹、蠕動變化等等。

❹ 雖然康普茶是公認的健康飲料（由茶、糖和紅茶菌發酵而成），但是有證據顯示它與罕見而嚴重的健康風險有關，包括危及生命的乳酸中毒和肝毒性，原因可能是原料遭受汙染或是攝取過量。Ailsa Holbourn and Judith Hurdman, "Kombucha: Is a Cup of Tea Good for You?," Case Reports 2017 (2017); Maheedhar Gedela et al., "A Case of Hepatotoxicity Related to Kombucha Tea Consumption," *South Dakota Journal of Medicine* 69, no. 1 (2016).

酯，青花菜芽的蘿蔔硫素含量是青花菜的十倍，還可以對抗柴油廢氣等空氣汙染物的發炎作用，[26]青花菜芽也能增強免疫力，抑制由病毒引起的發炎。[27]

只要吃未加工、未攙假的食物，對人類與人體內的細菌都有益處。[28]沒煮過的水果、蔬菜、堅果、種子，通常會比煮熟之後含有更多纖維、植化素與其他營養素，青花菜裡的酶（煮熟後會失去活性）甚至在進入腸道、碰到腸道細菌之前，就可以大幅增加蘿蔔硫素的濃度。生的蔬果可能與降低慢性發炎疾病的風險有關，例如心臟病與癌症，也和類風濕性關節炎及其他自體免疫疾病的症狀改善有關。[29]烹煮會破壞部分營養素，但也會破壞天然的植物毒素，烹煮可使某些營養素變得更容易吸收利用，義大利人製作番茄醬的傳統方法是小火燜煮，這會讓茄紅素（一種類胡蘿蔔植化素）的含量變成三倍。對多數人來說，最好的作法是飲食中審慎搭配生食與熟食。

增加飲食裡的植物多樣性

艾蜜莉的症狀雖然沒有完全消失，但已有所改善，因為她用新的方式處理食物。醫生的診斷是小麥敏感症。乳糜瀉患者的大腸鏡或顯微鏡檢查結果，發炎的情況顯而易見，病理學家可看著結果指出典型的症狀，例如特定的免疫細胞滲入腸壁，或是小腸結構變化等等。可是，小麥敏感症患者的檢查結果並未出現這些異常現象。

胃腸道慢性、失控的發炎可藉由內視鏡以肉眼觀察，或是將切片組織放大後由病理學家找出發炎的細胞。但有時候發炎藏得很深，完全檢查不出來，艾蜜莉面對的很可能是隱性發炎。

麩質在乳糜瀉患者體內引發的主要是後天免疫反應，而數據顯示，非乳糜瀉小麥敏感症患者身上的症狀來自先天免疫反應。[30] 研究發現非乳糜瀉小麥敏感症患者容易低度腸道發炎，血液裡的先天免疫發炎指標與腸道損傷指標也會大幅上升。❺

在其他尚未發現明顯病因的胃腸疾病中，可能也有隱性發炎的影子，例如腸躁症。這是一種腸道容易發炎並造成惱人消化症狀的疾病，十九世紀統稱為消化不良，現在指的是特定的胃部疾病。在這些疾病中，發炎或許影響了胃腸的神經與肌肉，進而改變腸道的疼痛閾值和腸道運動，造成脹氣、胃痛、腹瀉、便秘等問題。即使只是短暫的發炎，例如水土不服，也有可能使腸道功能發生歷時數月甚至數年的變化，導致胃腸持續疼痛，甚至對特定食物過敏或無法耐受。[31] 不過別忘了，健康的腸道在處理外來的食物、細菌和其他物質時，本來就會產生不間斷的低度發炎。

艾蜜莉不再吃小麥和其他含麩質的穀物之後，痛苦的症狀徹底消失。不過，雖然她認為麩質就是罪魁禍首，其實真相或許比她想的更加複雜。在小麥與大麥、裸麥等相關穀物裡，麩質是含量最高的蛋白質，卻不是唯一的蛋白質。這些穀物裡的其他蛋白質也有可能引發乳糜瀉、小麥過敏或小

❺ 雖然乳糜瀉的主因是麩質觸發高度專一性的後天免疫反應，但其實先天免疫系統也發揮了作用。同樣地，雖然迄今為止的研究大多發現非乳糜瀉的小麥過敏與先天免疫反應有關，但是也觀察到後天免疫反應。非乳糜瀉小麥過敏患者碰到麩質時，IgG 抗體會增加（與乳糜瀉相似），IgA（低於乳糜瀉）和 IgM 抗體亦然，只是低於 IgG。非乳糜瀉小麥過敏的 IgG 反應與乳糜瀉不同（Melanie Uhde et al., "Subclass Profile of IgG Antibody Response to Gluten Differentiates Nonceliac Gluten Sensitivity from Celiac Disease," *Gastroenterology* 159, no. 5 (2020).），雖然非乳糜瀉小麥過敏確實有後天免疫反應的作用，但是否足以致病尚待觀察。非乳糜瀉小麥過敏患者血液裡的上皮細胞損傷指標增加的程度與乳糜瀉患者相同，這意味著非乳糜瀉小麥過敏患者體內有尚未確知的發炎反應。（Uhde et al., "Intestinal Cell Damage and Systemic Immune Activation."）

麥敏感症，例如澱粉酶－胰蛋白酶抑制劑。此外，這些穀物裡的某些碳水化合物僅需被小麥敏感症患者吸收一點點，就有可能造成胃腸問題。

天然植物性食物可對發炎產生顯著的綜合淨效應，考慮到這一點，若要將任何天然植物性食物從飲食裡剔除，就必須證實這種食物的確有害。對乳糜瀉患者來說，完全不攝取麩質是適當的作法；對小麥過敏或是有小麥敏感症的人來說（例如艾蜜莉），不吃小麥也很合理。但是對其他疾病來說，不吃麩質幾乎毫無用處，支持這種作法的證據亦尚未確立。對絕大多數的人來說，含麩質的全穀物有助於預防和治療慢性發炎疾病。

其實許多自稱無法耐受特定食物的患者，都不太可能因為這些食物而導致隱性發炎或明顯的發炎。食物的過敏和敏感症都與食物抗原激發的免疫反應有關，無法耐受食物的原因很多，例如缺乏分解特定食物需要的酶（如乳糖和果糖不耐症，或是胰臟疾病）造成的消化與其他問題；胃腸道的結構與功能有問題；或是與免疫系統無關的其他因素。發酵和其他的食物加工方法，有助於改善食物敏感症與不耐症。

通常會出現不耐症，只是因為身體需要時間來適應特定的植物性質或數量。不習慣攝取豐富且多樣植物的人，剛開始吃這種飲食胃腸可能會極度不適，尤其是豆類與全穀物等纖維含量最高的食物。脹氣、腹瀉或肚子不舒服不一定是發炎造成的，也有可能是腸道微生物發酵纖維與其他營養素的時候，食物與細菌之間熱烈的對話。漸漸地，腸道為了處理植物會改變分泌與收縮，有助消化植物的微生物變得愈來愈多。人類為了消化碳水化合物而分泌的酶不超過二十種，但微生物卻有好幾萬種，打造健康的腸道菌群能幫助我們耐受各種植物，雖然暫時不適，但腸道內外很快就能達到最佳的健康狀態。在沒有明確原因的前提下，完全不吃一種或多種植物反而會使不耐症更加嚴重。

要病人禁食特定食物的醫囑以科學為基礎，將病人的病程階段與嚴重程度、共存病症等其他因素均納入考量，舉例來說，像是腸道細菌過度生長，足以引起腸道與全身的隱性發炎，或顯微鏡性結腸炎等潛在問題得到處理，小麥敏感症有機會獲得改善。壓力、飲食不健康、容易造成發炎的生活習慣等因素，也會影響身體處理特定食物的方式。

許多禁食特定食物的飲食都是暫時性的，例如元素飲食（Elemental Diet）是由蛋白質的成分、碳水化合物與脂肪最基本的元素所構成，沒有天然食物裡的過量抗原，可在發炎性腸道疾病發作期間治療受傷的發炎腸道，但是在腸道痊癒之後，元素飲食就不再適用了，因為它不再有利於培養細菌、抑制發炎，從而預防再次發作和慢性疾病。部分有腸躁症或其他胃腸問題的人不容易充分吸收某些碳水化合物，因此需要暫時避免食用，這些食物之中，有許多含有維持腸道菌群和免疫健康不可或缺的營養素，[6]禁食幾週後應可在耐受範圍內逐漸恢復。

無論健康或生病，若想要控管發炎，我們不僅要注意植物性食物的烹煮方式，也要注意如何選擇。現代植物都經過人類改造，舊石器代的蔬果都很小、很苦、纖維很多，富含營養素，偶爾也含有過量毒素，舊石器時代的人覓食時可能會找到漿果大小的番茄、味道像酸馬鈴薯的蘋果、籽很多

[6] 健康的 FODMAP 食物包括十字花科蔬菜、大蒜、洋蔥、蕈類、黑莓、蘋果、菜豆、豌豆、全麥、大麥、裸麥、堅果、酪梨和茶。（關於 FODMAP 請見第 251 頁注[3]）

的香蕉、皮很薄的橄欖。一代又一代的人類把植物培育得更加可口、好消化，進入二十世紀之後科學突飛猛進，培育時間可能縮短成幾年或甚至幾小時，現代人可以選擇味道香甜、果肉飽滿、天然毒素很少的種類，如野草蔓生的大芻草慢慢變身成玉米，還有一種植物叫做甘藍，經過時間嘔心瀝血的雕琢，衍生出高麗菜、青花菜、花椰菜、球芽甘藍、羽衣甘藍。

馴化野生植物需要以免疫健康做為代價。[32] 古代馬齒莧含有的 omega-3 脂肪酸是菠菜的十四倍、維生素E是菠菜的六倍，野生藍莓的纖維含量是現代藍莓的兩倍，原生種番茄的茄紅素含量是市售番茄的十五倍，幾盎司尼泊爾野生蘋果含有的植化素相當於六顆大大的加拉蘋果。為了培育最甜、最順口、最漂亮的植物，失去了大量纖維、有益脂肪、維生素、礦物質、多酚與其他植化素。

為了稍微彌補損失，我們必須選擇最營養的植物，例如新鮮、成熟、當季的植物。只要增加飲食裡的植物**多樣性**，無須改變數量，就足以減輕發炎。雖說幾乎所有的植物都有益處，但有些植物對免疫系統的影響比較顯著，一般而言，紅色、紫色、紅褐色與綠色植物的植化素含量最多，漿果和綠色蔬菜抑制全身性發炎的效果超越份量相同的香蕉和萵苣，藍玉米的植化素是白玉米的三十倍，深色的小葡萄或醋栗番茄風味最濃郁、茄紅素含量最高。有些植物的免疫調節力幾乎不輸給祖先，例如羽衣甘藍與深色馬鈴薯，青蔥的植化素是普通白洋蔥的一百四十倍，甚至與野生青蔥不相上下。最健康的植物不一定是甜的、順口的，也包括又酸又苦的。

食物的外觀與營養價值不能畫上等號。太漂亮的農產品可能添加了促炎的化學添加物，相當於飲食界的口紅與睫毛膏，說不定成分也是一樣的染劑。除此之外，美國約有四分之一的蔬菜水果因為賣相不好遭到丟棄，造成食物浪費。歪七扭八的紅蘿蔔、坑坑疤疤的蘋果、彎曲怪異的小黃瓜，還有許多帶有瑕疵與小坑洞的蔬果直接被丟棄，但它們說不定比漂亮的蔬果更具抗炎能力，畸形是它們強韌的證明。植物在對抗高溫與蟲害的時候，會動用能量製造多酚與其他植化素，而不是製造糖。種植過程中殺蟲劑用得少，植物會製造更多的多酚與水楊酸，植物身上有生存奮戰留下的疤痕，這樣的植物可能是增進人體健康的獨特寶藏。

選擇要吃什麼，是一種超越健康考量的習慣，我們對食物的需求遠高於藥物。英國哲學家格雷林（A. C. Grayling）寫道，一個文明的發展程度與它和生存急迫性成反比，並由此漸漸萌生為享樂而享樂的人生。[33] 果真如此，那飲食肯定是這種現代秩序的關鍵要素。食物的外觀、氣味與感覺，甚至是跟誰一起吃、怎麼吃，都會影響食物的味道以及它刺激大腦快樂中樞的可能性。舌頭上辨識苦、甜、鹹、鮮的受體，腸道裡也有，這些受體在腸道裡感測食物與細菌，而且有可能激發免疫反應。雖然我們天生喜歡甜甜的、鹹鹹的、肥肥的食物，但是這些利用人類天性的東西吃得太多會削弱味覺受體的敏感程度，尤其是人造的加工食品，不過，只要短短幾個星期就能修復這種損傷，改變大腦對快樂的詮釋。人類本來就喜歡天然型態的完整食物，夏天在田野裡摘桃子，爽脆的香草沙拉淋上檸檬汁和醋，溫熱的全麥麵包用手撕來吃，簡單樸實，卻能有效對抗細菌、發炎與疾病。

除了飲食習慣（包括烹煮與選擇食物的方式），生活習慣也能幫我們預防和治療發炎與疾病。這些決定看似平凡卻無比重要，其中有些決定非常關鍵，影響著我們與細菌的關係。

Chapter

15 • 髒兮兮療法

Dirty Cures

以下這件事我本人已無記憶：我還不到一歲的時候，母親已經幫我打了耳洞，把我剃成光頭，還在我的眼睛下緣抹上深色的眼影粉。她帶我去印度北部的恆河，我出生的醫院就在附近。母親把我從頭到腳浸泡在恆河裡，這是一種沐浴儀式，接下來的幾個月她還會在這裡沐浴很多次——直到她和父親打包行囊，前往美國展開新生。

位於恆河畔的瓦拉納西（Varanasi）被視為印度最神聖的城市，是印度教的聖城。一八九七年馬克．吐溫寫道，瓦拉納西「比歷史、傳統、傳奇都更古老，外觀也比三者加起來歷史悠久。」[1]每年都有數百萬虔誠的朝聖者來到瓦拉納西，走下河岸階梯，沐浴在恆河水裡。傳說中，恆河不只是一條河，也是恆河女神，是印度教徒心目中的淨化與寬恕之神，濕婆神將祂從天上帶來人間。祂的神祕河水可洗去所有罪惡，預防疾病。十六世紀蒙兀兒帝國的皇帝阿克巴認為恆河水是「永生之水」，[2]他的宮殿裡用恆河水待客。

恆河的源頭是位於喜馬拉雅山脈深處的根戈德里冰川（Gangotri Glacier），冰冷的溪水被岩泥染成混濁的灰色。它以完美無瑕的生物學狀態展開旅程，出發時幾乎不含任何細菌。全長超過一千五百英里（約二四一四公里）的恆河流經瓦拉納西，最後流入孟加拉灣，為三分之一的印度人口提供飲用和灌溉用水。在這段過程中，它變成地球上汙染最嚴重的河川之一。我在美國的郊區長大，小時候經常去印第安納沙丘國家公園（Indiana Dunes）裡的密西根湖南岸游泳，或是去我家附近用氯消毒過的游泳池。與此同時，各式各樣的東西不斷被扔進恆河裡，包括人類與動物的糞便、工業金屬與殺蟲劑、未經處理的汙水、火化過的遺體等等。恆河水的糞便大腸桿菌數已是天文數字，一條有療癒能力的傳奇聖河竟然可能使人生病，這對國家的良知造成沉重的負擔。無論從字面上還是從精神上來說，這都是一種玷汙，因此許多活動團體極力呼籲恆河整治。恆河維持慈悲的本質，試著在被人類破壞的生態系統中恢復平衡。現代研究漸漸發現恆河療癒潛力背後的部分科學原理：細菌、發炎與疾病之間的緊密關係。我留在恆河水裡的微生物朋友，也是這個故事裡登場的人物——我搬到美國之後，一直沒能找到它們的替代品。

路易・巴斯德在一八五〇年代提出細菌理論（後來德國醫生羅伯特・柯霍擴充了細菌理論的內容），證實微小到肉眼看不見的生物可以感染人類的身體，使人生病。細菌理論被視為現代醫學的基石，人類與細菌的關係從此徹底改變，死亡率大幅下滑，延長了預期壽命。

巴斯德為一種高溫殺菌牛奶和其他液體的方法申請了專利，他稱之為「巴斯德殺菌法」（pasteurization），可防止嬰兒因為喝到不純淨的牛奶而死亡。英國醫生約瑟夫・李斯特猜想，受到感染、長壞疽的四肢都有巴斯德所說的細菌。當時醫生會用同一支探針在不同病患的傷口裡尋找膿包，手術器械只有在收納前才會清洗，感染的死亡率很高，導致有人發起醫院禁止手術的運動。李斯特獨力對抗其他醫生的質疑聲浪，率先在手術前先消毒殺菌，創造無菌的手術環境，大幅減少術後感染。[3]他的努力為現代外科手術奠定基礎。

細菌理論改變人類看待身體與環境的方式，乾淨的食物與飲水，以及廁所、下水道、垃圾清運系統的實施，拯救了千百萬人的性命。有位科學家說，美國人發現「高等生物的生活中，處處都有低等生物」，[4]而且潮濕的地下室與陰冷的廁所都可能是疾病的溫床。人類開始洗手，並使用消毒劑來殺死細菌，也開始天天洗澡而不是偶爾沐浴。

一九二八年九月的蘇格蘭，一個命中注定的秋日，生物學家亞歷山大．弗萊明（Alexander Fleming）與家人度假歸來。[5]度假前，他把有葡萄球菌的培養皿留在實驗桌上，回來後發現葡萄球菌被一種藍綠色的真菌殺死了，弗萊明發現這種真菌能殺死多種細菌，他將其命名為青黴素。這項發現催生世上第一種抗生素，也為傳染病的治療開創一個全新時代，這場「細菌大戰」把梅契尼可夫的益生菌推到科學界外緣。不過，時至今日科學家已經知道有些細菌是維繫健康的關鍵。若要讓這些細菌適度融入生活，意味著我們要重新定義衛生觀念，以及個人生活文化的身分認同。

與微生物對話

拿二十世紀晚期的瓦拉納西和任何一個美國城市比較一下。美國充滿泥土氣息的鄉村被混凝土和玻璃建築取代，有廁所與下水道系統處理穢物，水經過氯化消毒，食物經過殺菌。房子用磚頭與水泥砌成，而不是泥土與茅草，接觸不到自然世界的動植物。在現代的西方城市裡，與過敏、自體免疫疾病和其他發炎疾病比起來，致命的感染相形失色。在這樣的環境裡，免疫系統更有可能因為普通的食物如花生、貝類，或者是無害的細菌而爆發，產生整天在體內各處流竄的隱性發炎。

人類的腸道菌群多樣性是健康指標，但這些微生物的種類隨著時間愈來愈少，特別是在工業革命出現之後。糞便化石顯示，古代人類體內的腸道菌群種類豐富多元，即便是漁獵採集部落的現代後人，例如坦尚尼亞的哈札族，體內也有城市人沒有的微生物種類。消失的不僅是與人類同步演化的原始微生物，還包括原本的環境，亦即對塑造免疫系統來說至關重要的模式與功能。蠕蟲曾是人類腸道裡的常客，❶但是在工業化國家已很少見。這些小蟲在與人類親密接觸幾萬年的過程中慢慢磨練技能，可以調節許多免疫途徑。蠕蟲激發耐受性巨噬細胞、調節T細胞與抗炎細胞激素（例如IL–10）的效果很強大，已被用來治療發炎性腸道疾病和其他自體免疫疾病，病患吞下微小的蠕蟲卵，讓蠕蟲在腸道內孵化。

慢性發炎疾病正在都市爆發蔓延。與此同時，衛生條件不佳的地區面臨著傳染病問題。整體而言，蠕蟲雖然對免疫功能有益，卻可能讓某些人急性腹瀉感染，造成營養不良和貧血。幸好我們無

❶有些人認為蠕蟲介導的免疫調節可能已演化成一種生理需要，但也有人持反對看法。Graham Rook et al., "Evolution, Human-Microbe Interactions, and Life History Plasticity," *Lancet* 390 (July 29, 2017).

須在這兩種對立的慘況之間二擇一。微生物與免疫細胞的接觸大多是良性的，而且深具啟發性。既想預防感染又想預防慢性發炎疾病的我們，若要讓身體接觸質與量都剛剛好的微生物，就必須改變我們與生活在我們身體內外和周遭的細菌的關係，從出生就開始培養延續一輩子的習慣。

胎兒會在母親子宮裡接觸到微生物代謝物。[6]這些代謝物經由胎盤進入胎兒的組織，協助發展免疫力，在寶寶面對分娩時的大量細菌攻擊之前，先稍微體驗一下來自母親的微生物。生產方式確實有差：剖腹產的嬰兒會從母親的皮膚與產房得到各種微生物，而不是母親的產道，產道裡的細菌是經過演化的最佳組合，可鍛鍊新生兒的免疫系統。母乳提供的糖為寶寶的腸道細菌提供養分，幫助抗炎力升級，母乳也提供抵禦感染的抗體。

自然產搭配餵母乳，對寶寶的免疫系統發展非常有利。但礙於醫療問題、現代生活的需求、育兒的伴侶人數與性別因人而異等因素，不是每個寶寶都是自然產搭配餵母乳。幸運的是，生產方式與早期哺乳不是為腸道菌群提供有利條件的唯一機會，也不是腸道菌群凋零的主因，從襁褓期結束後到整個成年期，我們可藉由許多選擇持續影響腸道菌群。

一九八七年，英國流行病學家大衛．斯特羅恩（David Strachan）發現有哥哥姊姊的兒童較少罹患花粉熱與其他過敏症。他提出著名的「衛生假說」（hygiene hypothesis）：工業化國家的兒童缺少感染經驗，原因是家庭成員人數少或其他因素，免疫系統較不穩定且適應不良。[7]衛生假說為童年時期的感染與慢性發炎疾病之間的取捨提供了解釋，過度注重個人和居家環境的乾淨是微生物受到不良影響的主因，所以我們的衛生觀念需要修正。

衛生的官方定義是「對健康有益的條件和作法」，這個定義源自十九世紀巴斯德、李斯特與其他科學家對抗傳染病的努力。個人與社會的衛生習慣，例如洗手、食物的儲存和處理方式、城市的垃圾清運、下水道系統的實施，這些作法拯救了無數性命。在工業化與非工業化國家，衛生都扮演至關重要的角色，可預防流行病、抗藥性、食物中毒與飲水中毒、必須入院治療的感染症等等，衛生習慣保護脆弱族群，例如嬰兒、老年人與免疫力不足的人。對世上大部分的人尤其是貧窮國家來說，能否取得乾淨的飲用與清潔用水是攸關生死的大事。

「**乾淨**」和「**衛生**」這兩個詞經常互用，但它們代表的概念並不相同。早在一九三九年，德國社會學家諾伯特·伊里亞斯（Norbert Elias）就在著作《文明的進程》（*The Civilizing Process*）中指出，乾淨和衛生不能一概而論。乾淨在許多情況下無助於促進健康，所以不符合科學證據支持的衛生。我們自己或居住環境保持得乾不乾淨，通常和美感與社會觀感有關，和預防疾病無關。提高乾淨的標準是文明社會的特徵，哲學家歐利·拉格史貝茨（Olli Lagerspetz）寫道，這些標準「對維繫生命和整體生活水準來說，都沒有明顯的用處」。[8] 他認為「**乾淨**」與「**骯髒**」的差別是人類社會的一種指導原則，就像是非對錯一樣。

泥土是有形的、塵俗的元素，也是一種文化秩序的象徵。美國是沒有貴族的國家，在內戰結束後的歲月裡，乾淨是地位的標誌。乾淨成為個人與社會的責任，並漸漸成為一種跟預防疾病無關的執念，是主宰生活品味的象徵性的聯想，而不是符合科學定義的衛生。與排泄物有關的話題尤其容易招致極度厭惡，糞便被視為穢物之最，在日常生活中藏蹤匿跡。其實糞便的影響籠罩著全世界，看不見的腸道微生物擁有療癒與傷害的巨大潛力，我們觸摸和放進嘴裡的東西大多都有成群的腸道微生物，因此絕對乾淨的想法，以及隨之衍生的階級觀念，只是一種錯覺。

寶寶出生後繼續從環境中獲得微生物，兩歲的寶寶腸道內已有數兆細菌。在出生後的頭幾天和頭幾年裡，接觸種類廣泛的細菌是培養抗炎的多樣化腸道菌群的關鍵。[9]研究顯示，兒童在襁褓期接觸到的微生物愈多，成年後出現隱性的慢性發炎的風險或許會變低。[10]這是生命初期的關鍵階段，此時微生物對免疫系統的影響力大於其他階段，微生物訓練免疫系統只有在碰到真正的威脅時才需要反擊，及時消炎，耐受各式各樣的細菌。如果沒有這些適時溝通，兒童的免疫系統可能會漸漸發展成對細菌、食物與其他物質（如花粉與室內灰塵）過度反應，隱性發炎和慢性發炎疾病（包括自體免疫疾病）上身的風險也隨之升高。

孩子除了必須與適當的微生物**數量**互動，微生物**性質**也很重要。研究顯示，童年時期的感染不能保證長大不會過敏或罹患其他慢性發炎疾病。二〇〇三年，倫敦大學學院的微生物學教授葛蘭．魯克（Graham Rook）提出一個新的假設，他知道常見的兒童感染：感冒、流感、麻疹等等，在人類演化過程中出現的時間相對較晚，西元前一萬年新石器時代的農業革命之後，人口愈來愈多，人際關係也愈來愈密切。[11]「群體感染」在漁獵採集社會不成氣候，只能導致個人死亡，或是很快就誘發出免疫力。相形之下，住在泥土、水和腐爛的植物裡的古代微生物跟著人類一起演化，與人類形成互惠的夥伴關係，對形塑免疫系統來說極為重要。魯克指出，這些「老朋友」是優化免疫功能不可或缺的一環，它們啟動多種免疫途徑，包括抑制發炎反應的調節T細胞。它們阻止身體攻擊自體組織和空氣中無害的顆粒，例如灰塵、皮屑與花粉。對兒童來說，最嚴重的接觸不是感染（感染是微生物與免疫系統互動時的例外情況，並非常態），而是不曾與這些「老朋友」對話。

各個年齡層的人類如何在現代環境裡遇到「老朋友」呢？其中一個關鍵是從小就經常接觸大自

然，包括令人眼花撩亂、琳琅滿目的植物以及住在土壤和水裡的微生物。從古至今，許多詩人與藝術家都直覺地知道親近大自然好處多多。一九八六年，二十歲的克里斯多夫・奈特（Christopher Knight，編按：奈特的故事被撰寫成書，請參考第331頁注12）驅車進入緬因州貝爾格萊德湖區（Belgrade Lakes）的森林，不是為了效法梭羅「吸取生命的精髓」，他認為梭羅在這方面只是個半吊子，他的目的是滿足自己對孤獨的深層渴望——他當「北塘隱士」（North Pond hermit）已將近三十年。他為了囤積物資度過嚴冬跑去偷東西，結果被警察以現行犯逮捕拘留。他再也無法趁日出前徜徉荒野健行，欣賞朦朧的黎明，感受雨後空氣中香甜的泥土氣息。不過大自然改變了他的大腦，賦予他過目不忘的記憶力，也讓他愛上深入思考與高度專注。[12]

一九八〇年代日本興起「森林浴」的概念，意思是藉由視覺、聽覺、味覺、嗅覺和觸覺來與大自然建立連結，可提高創意，舒緩壓力與暴戾之氣，讓心情變好。除了有助於打造健康的腸道菌群，森林浴也能創造可以適當回應刺激的免疫系統，受影響的不僅是腸道微生物，也包括皮膚與呼吸道裡的微生物，它們也是免疫健康中的重要角色。新鮮的森林空氣裡充滿細菌、病毒、真菌、花粉與植物生物質，芬多精是樹木與其他植物釋放的精油（包括蔬果），用來抵禦昆蟲，吸入芬多精可增強免疫系統對抗感染的能力，在大自然裡待個幾小時，或甚至幾分鐘，就能夠恢復元氣。讓孩子浸淫在大自然裡，他們不僅能遇見「老朋友」，還能如義大利醫生瑪麗亞・蒙特梭利（Maria Montessori）所言，享受自由自在與體驗式學習的無窮機會，這對人類發展的每一面向都有幫助。

我們也可以從其他人類與動物身上得到「老朋友」。孩子每一次與親友互動，每一次去學校、托兒中心、體育團隊，都會收集到微生物。一條狗或一隻貓，都會深深影響孩子的腸道菌群，如同室外與室內環境之間的一條通道，把陌生的細菌引入他們的世界。許多研究顯示，小時候飼養寵物或農場牲畜可降低罹患過敏與氣喘的風險。[13]

從迄今為止針對細菌、發炎與疾病的科學研究看來，我們必須重新思考日常生活裡「衛生」的定義。衛生不一定乾淨，乾淨也未必衛生，無法提供健康益處的乾淨與衛生不再同調，反而是剛好相反的情況可能非常符合衛生。有保護作用的生物本能使我們對過多的泥土與糞便敬而遠之，這些行為或許幫助人類祖先存活下來，但是與大自然和其他人跟動物身上的微生物有一定程度的接觸，對衛生來說是非常重要的作法，可幫助預防隱性發炎和慢性發炎疾病。跳進恆河裡肯定不乾淨，但隨著恆河整治有成，河水應該會愈來愈衛生。

重新思考個人與居家環境的乾淨程度，或許對遇見「老朋友」會有幫助，只是成效不如其他方法。選擇維持居家環境和身體極度潔淨，是一種勞神費力的審美與文化偏好，與符合科學定義的衛生無關。符合科學定義的衛生允許我們丟棄對居家環境或身體有害的清潔劑，用天然或自製的清潔劑取而代之，清潔的目的是稀釋細菌的濃度，而不是把細菌消滅殆盡。我們也可以買簡單的攜帶式浴盆，或是減少淋浴的頻率，把對皮膚與頭髮健康有幫助的油脂和細菌保留下來。降低個人與居家環境的乾淨標準可增加閒暇時間，進而提高生活品質，不過找到平衡點非常重要：若完全不重視乾淨，家裡會潮濕發霉，遭受我們在演化過程中從未遇過的微生物入侵，因為現代房屋都是以現代材料建造而成，使得我們的身體猶如在髒水裡游泳，為感染提供絕佳的可趁之機。

想要提升居家環境的衛生程度，最好的作法或許是增加與大自然的接觸，在細微處盡量模擬傳統的農場環境，[14] 重點是提高室內與室外的微生物多樣性，幫助我們抵禦慢性發炎疾病，例如花粉熱、氣喘、過敏、自體免疫疾病等等。[15] 其中一種作法是在院子栽種植物，就算是公寓也可以種盆栽和開窗通風，前提是土壤裡沒有人造毒素。根植於古老傳統的再生有機農業以土壤的健康為優先考量，也很注重地球和地球居民的健康，這有助於應對氣候變化。這種方法避免使用抗生素與合成物質，而是使用堆肥與輪作等傳統技術，促進植物與土壤微生物的共生。永續有機農場的土壤用牲畜的糞便施肥，因此含有多樣化的豐富微生物，可從土壤中吸取養分，用這種土壤種出來的植物，可能比傳統方法更有營養，抗氧化劑與其他微量營養素的含量都比較高。另一方面，殘留抗生素與特定殺蟲劑和除草劑的土壤失去生物多樣性，容易滋生對抗生素有抗藥性的細菌，可能會傷害植物、人類和有益微生物。

實用的衛生原則並非一成不變，而是隨著時間與空間動態調整、變化，但始終以科學為依歸。致命的感染（包括有抗藥性的細菌）依然是全球威脅，身體衰弱的族群尤其危險。在同樣的時間與地點，對這個人來說很衛生的作法，對那個人來說未必衛生。經歷過全球流行病與嚴重感染風險較高的老人，碰到潛在的病原體來源時，必須加強個人和居家環境的乾淨程度，但也必須持續接觸大自然的**微生物朋友**，這對提升免疫力有幫助。孩童在森林裡健行，在院子裡玩泥巴，或是帶狗出去散步之後，如果土壤裡沒有農藥和其他化學物質（類似人類祖先一整天赤腳行走、挖掘可食塊莖的土壤），晚餐前可能不洗手也沒關係。但是去過醫院、接觸過動物園裡的動物，或親近沒有雜草、優美的公共草皮，都必須洗手——這是預防許多傳染病在人類之間傳播的重要習慣。

衛生涵蓋多種基本行為，這些行為（包括選擇飲食和藥物）能使人類與細菌形成健康的關係。包含抗生素、布洛芬和制酸劑在內的各種藥物，都有可能對腸道細菌造成負面影響，甚至連服用一個療程的抗生素，也會深深改變腸道菌群，殺死老朋友，並降低多樣性。停止服用抗生素之後，若能適當地照顧自己，腸道菌群通常可大致恢復原貌（但無法完全恢復），不過每一個新的抗生素療程都會造成新的傷害。一歲以內的寶寶若使用抗生素，可能會殺光幫助免疫系統調整適應的關鍵細菌，這與較高的慢性發炎疾病風險之間存在著關聯，例如氣喘、濕疹、發炎性腸道疾病與肥胖症。當然抗生素自二十世紀中葉問世以來拯救了許多性命，不但減少一般外科手術的需求，常見的感染症（例如肺炎）也不再致命，需要服用免疫調節藥物器官移植患者，通常需要很長的抗生素療程來預防感染。問題是抗生素的使用經常太過隨意，缺乏充分的理由。

一九五〇年代，科學家開始注意抗生素的負面影響，包括困難梭菌的出現以及抗藥性的情況增加，這不禁使人擔憂將來有一天抗生素會變成無用的老骨董。將疾病的自然病程、治療的風險與利弊都納入考量之後再審慎使用抗生素，才是符合衛生的作法。在使用抗生素的前後與使用抗生素期間，藉由飲食與生活習慣仔細照顧腸道微生物，可將附帶損害降至最低。

從出生到死去，人類與微生物對話的質和量都會受到生活習慣影響，例如飲食、藥物，與其他人類、動物和細菌的接觸情況，以及我們在大自然裡碰到土壤、空氣和水的時候接觸到哪些細菌。這些對話不僅與免疫學的原理有關，也有助於形成個人的身分意識。

住在我們體內與身上的微生物模糊了疾病的因果界線，也模糊了一個人的自我與非我之間的界線。年輕的梅契尼可夫發現的巨噬細胞將戰爭語彙引進免疫學領域，在他的顯微鏡底下，生命的演化是一場衝突、侵略和浴血奮戰。但巨噬細胞和其他免疫細胞在捍衛生物的同時，也**定義**了生物本身，[16]它們的行為隱含著自我意識，人類有自己嚴密的邊界，但隨時都在變化，將個人與外在環境（非我）區隔開來。邊界遭受侵犯，免疫即刻回擊，這不僅創造了個體的身分特性，也保持了個體完整性。

麥克法蘭・伯內特在一九四一年的著作《抗體的產生》（*The Production of Antibodies*）中，明白地將「自己」（self）與「非己」（non-self）等詞彙引進免疫學文獻之中。他用這種新詞彙來描述自體免疫疾病、器官移植的免疫耐受與其他病症。到了一九七〇年代，自己與非己的二分法已在免疫學界紮根，成為該領域的定論。

感染與免疫之間是一場生死決鬥，伯內特進一步拓展了這個普遍的共識。[17] 他認為具傳染性的細菌需要健康的宿主提供食物、住處和繁殖（在屍體之間傳播的細菌，或是炭疽菌孢子之類可在體外永久存活的細菌是例外）。細菌殺死宿主等於自我毀滅，因此傳染病導致死亡屬於異常現象，原因可能是細菌毒性太高，或是宿主異常虛弱（或兩者兼具），這對雙方都沒有好處。另一方面，輕微或無症狀的低度感染可讓細菌無限繁殖、找到新家，或甚至為宿主提供某些好處。

區分自己與非己的能力是免疫系統的主要定義，帶有個體性與孤立性的暗示，但如同哲學家阿弗雷德・陶博（Alfred Tauber）所說，這樣的比喻並不完整。[18] 免疫使人聯想到身體對抗劇烈感染的畫面，其實免疫細胞與細菌之間的交會大多相當平和，是休戰而非交戰。感染不是像健康與疾病這樣絕對的狀態，感染是一種有程度之分的浮動狀態，我們生活在這個範圍寬廣的灰色地帶，靜靜地耐受食物、細菌與其他物質。身體自己的細胞仰賴許多平凡而重要的免疫功能，舉例來說，自體免疫是對健康的「自體」組織產生有害反應，但是這種免疫反應本身是一種良性存在，用自然的抗體標記正常的身體部位，勾勒出一具「免疫人體模型」。如同梅契尼可夫的觀察，免疫系統也會清除受損或死掉的細胞，還有癌前細胞，就像清除有毒細菌一樣掃蕩這些東西。

微生物協助引導免疫的身分意識遠離起源，進入最廣泛的生物學框架。這種身分意識不僅建立在自己與非己的區別上，也建立在**對話**上，包括免疫細胞彼此之間的對話，以及免疫細胞與身體內外的細胞的對話，這些時刻都在進行的對話減弱了孤立的、與外界隔絕的自我感。由此產生的身分意識很複雜，和周遭環境緊密交織、不斷對話，更重要的目標：處理資訊，辨認、記住、學習。一種食物或細菌應標注為朋友或敵人，或是亦敵亦友，情境很重要，因為免疫反應的類型與數量取決於很多因素，不同於抗體和有害抗原之間如同「鎖與鑰匙配對」的舊觀念，一經辨認就能激發特定的免疫反應，免疫力在本質上隨情境而定，處於一種浮動狀態。

梅契尼可夫沒有活到親眼看見自己年輕時的研究與晚年的思想融合為一，產生出重新定義免疫學的重要發現。他沒有想到屈服於巨噬細胞的細菌也會重塑身分，免疫系統的健康會成為生態系統健康與否的指標。直到臨終前，他的好奇心仍未止歇，在嚥下最後一口氣的前幾分鐘，他還不忘提醒同事務必要在他死後「仔細」檢查他的腸道。

若當年梅契尼可夫的同事能使用現在的技術，他肯定會知道腸道菌群經常變化，而最主要的影響來自生活習慣。這些因素會刺激並維持微生物與免疫細胞之間的對話，勾勒不斷演變的生物邊界。對身體與體內細菌來說，對健康有益的衛生習慣非常多元，或許我們能在世上最長壽的人身上，找到最好的示範。

Chapter 16・復活節島 Easter Island

沒人知道我祖父最後一次散步到底去了哪些地方，當時他已九十高齡。可以確定的是他走了好幾公里，這是他從年輕堅持到老的習慣，儘管時光荏苒，鶴髮雞皮的祖父依然身體靈活、行動如常。他在日落前回到家，與滿堂子孫一起享用簡樸的晚餐，飯後他窩在房子的一個角落，盤腿坐在地上，延續五歲時就被中斷的學習。邁入老年後，已學會讀寫的他開始深入了解世界的各種宗教，他一邊閱讀翻譯的文本，一邊用母語做筆記。在他最後一次散步的這一天，回家不久後血液突然停止流向大腦的某些部位，他宗教研究尚未完成，死亡卻驟然——永遠——打斷他的思考。

全球六十五歲以上的人口正以空前的速度增長。逐漸老化的我們，生理秩序也逐漸變得混亂：心臟與肺臟功能衰減，腎臟無力，骨骼與肌肉變得脆弱，心智慢慢進入黑暗。但演化生物學家認為，老年人是文化智慧的寶庫，儘管健康每下愈況，也不再有生育能力，仍可為社會帶來好處。每個人老年後的命運不盡相同，有些人依然身心健康，有能力繼續賺錢、發揮創意，在晚年歲月裡追求其他生活樂趣。但是除了遺傳物質和運氣的影響之外，有沒有其他因素會決定壽命，與更重要的**晚年的生活品質**，使我們保有青春最棒的禮物：心智敏銳，以及隨心所欲、無病無痛的身體。

長壽村的飲食與生活

二〇〇四年，人口統計學家米歇爾・普蘭（Michel Poulain）與喬凡尼・馬力歐・佩斯（Giovanni Mario Pes）、第六章提過的義大利老年醫學專家路易吉・費魯奇與克勞迪歐・法蘭切斯基以及其他同事，一起發表了以義大利薩丁尼亞島高山區的幾個村子為目標的研究論文，這些地方的百歲人瑞密集得驚人，高於薩丁尼亞島的其他地方。[1] 在研究初期的預測階段，他們隨手用藍色墨水標注這個區域，並稱之為「藍區」（blue zone）。約莫在同一時期，記者丹・布特納（Dan Buettner）在《國家地理》的贊助下，出發尋找世界上最長壽的地方，[2] 他想知道為什麼這些人活得既長壽又健康，大致而言沒什麼老年人的身心疾病。遺傳當然是原因之一，但研究已證實人類的壽命長短與生活品質取決於生活習慣。

布特納招募了醫學研究者（包括普蘭與佩斯）、人類學家與流行病學家，以實證為基礎，尋找這些地區的環境有何相似之處。研究團隊在全球各地找到其他藍區，也就是平均壽命最長的地方，許多居民都至少活到一百歲。除了薩丁尼亞島，還有希臘愛琴海的伊卡里亞島（Ikaria）、日本沖繩、哥斯大黎加的尼科亞（Nicoya），以及加州的羅馬琳達（Loma Linda），這裡也是世上基督復臨安息日會教友人數最多的地方。

藍區居民的飲食裡，**植物性食物**約占九十五%至一〇〇%，包括生食與熟食。食物加工程度很低，通常只有幾種食材，偶爾也會吃發酵食品。藍區居民會吃各種當季蔬果，包括直接從庭院裡摘採的新鮮蔬果。豆類是主要食材之一，便宜、好用，可做出無數菜餚，例如地中海地區料多味美的義大利蔬菜湯，尼科亞的國民美食黑豆飯（gallo pinto），沖繩的黃豆榨汁或發酵成硬豆腐、天貝、納豆與其他製品，這些食物都含有抗炎效果良好的黃豆植化素，例如異黃酮。黃豆經常與海菜一起送上沖繩人的餐桌，例如味噌湯會用海帶芽與昆布煮湯底，不但富含碘與維生素 B12，也含有洋菜與石蓴等益生元纖維，是陸生植物沒有的營養素。藍區居民通常吃全麥、裸麥、大麥或酸種麵團做的麵包，每天的飲食都含有一兩把堅果。主要飲料是水，早上喝一杯咖啡或各種顏色的茶（紅茶、白茶、綠茶），或是把野生香草浸泡在沸水裡，這些飲料都含有許多兒茶素，又叫茶多酚，綠茶含有最多兒茶素，沖繩人幾乎一整天都在喝綠茶。

動物性食物在他們的飲食裡扮演的角色是調味或附餐。通常每週只吃少許乳製品，幾顆雞蛋，少量的雞、羊或豬瘦肉，份量不到一副撲克牌。他們也吃魚，只是吃得不多，大約每週兩次、份量適中，大部分藍區居民吃的都是小魚，例如沙丁魚和鯷魚，小魚體內比較不會累積重金屬如汞，和多氯聯苯之類的有毒化學物質，這些東西都會對人體健康造成負面影響。

藍區飲食充滿天然植物的纖維與其他必需營養素，有助於培養腸道益菌，緩解老化腸道菌群隨著時間形成的傷害。老化的腸道菌群很容易隨著歲月漸漸失衡並發炎，加劇發炎老化的情況。

沖繩的老人遵循「腹八分」原則，這是源自儒家思想的觀念，提醒他們吃飯吃到八分飽就夠了。

這種飲食習慣意味著決定用餐時間是否結束，應注意的是食物對感官和其他內在信號的影響，而不是把盤子裡的東西吃光或吃到電視節目播完等等的外在信號。在沖繩和其他藍區，每日最後一餐的用餐時間是傍晚，腸道在隔天吃早餐之前有更長的休息時間，**將斷食輕鬆融入日常作息**。

從人類出現在地球上以來，大部分的時間都是有一餐沒一餐，尤其是漁獵採集者，這與現代的飲食習慣大相逕庭，現代人一整天都在吃零食，夜裡還要吃宵夜。動物研究與愈來愈多的人體研究都發現，有許多斷食的方式能對發炎與慢性發炎疾病產生影響。斷食可延緩衰老，協助預防甚至治療肥胖症、高血壓、糖尿病、心臟病、癌症、記憶力問題、骨質流失、自體免疫疾病等等。[3]

在斷食期間，身體會消耗葡萄糖並開始燃燒脂肪。身體各處的器官與組織都會開始消炎——NF-κb 調降，發炎基因的表現與細胞激素（包括 CRP、TNF-α、IL-6 與 IL-1β）減少，但免疫力完好無缺。推助細胞生長分裂的荷爾蒙與酶漸漸下降，尤其是類胰島素生長因子與 mTOR（哺乳動物雷帕黴素標靶蛋白）。[4] 類胰島素生長因子與 TOR 能幫助童年期的生長發育，但成年後過量是有害的，會促進老化與老化相關疾病。含較多動物蛋白質的促炎飲食會讓這兩種物質變多，而植物性食物，尤其是多酚之類的植化素，能對 TOR 發揮抑制作用。

TOR 造成的老化，就像賽車的引擎在沒有煞車的情況下加速前進。演化使我們的身體在年輕的時候全速運作，確保繁殖可在我們死去之前發生。許多野生動物沒辦法活到壽終正寢，所以不需要這種煞車機制。十七世紀的倫敦人大多活不到三十歲，但是現代人的引擎在成年之後繼續加速，問題於焉誕生。雷帕黴素於一九七〇年代在東南太平洋的復活節島發現，這種藥物能抑制免疫系統，幫助器官移植病患防止器官排斥，它也會抑制 TOR。不同於藉由飲食減緩 TOR 的速度，使用雷帕黴素可能會帶來不良副作用。

斷食造成的輕微壓力會把身體的注意力從生長轉移到修復與改造上，身體會清除或回收分子垃圾、修復DNA，更新細胞，並進一步抑制發炎、增強身體對抗各種潛在刺激物的能力。最簡單的斷食方法之一，是將一天內攝取熱量的時段限制為八到十小時。斷食八到十小時能得到的好處，與更長時間斷食部分相同，還能減輕巨噬細胞的發炎作用。[5]

藍區居民每天都會用輕微的飢餓感對身體施壓，也會藉由體力勞動、頻繁的自然活動來對身體施壓，例如園藝、居家修繕、長距離行走等等，因為他們比較少使用現代的便利設施。研究顯示，**規律的適度運動**，如快走、騎單車、慢跑、力量訓練等，有助於預防各種慢性發炎疾病，而靜態的生活方式會帶來相反的結果。

每一次運動的時候，發炎細胞激素都會升高，並且在短暫達到峰值之後恢復到基線。運動中的身體需要發炎，就像受傷和碰到細菌時一樣，其實肌肉就是這樣鍛鍊的。力量訓練會損傷肌肉組織，引起急性發炎反應，消炎之後，肌肉開始修復與生長，這個過程是由消退素和其他促消炎介質觸發。服用非類固醇消炎藥來抑制發炎會擾亂這一連串自然發生的事件，因為這些藥也會抑制治療。鍛鍊肌肉時，如同在其他組織，發炎的目標是快速抵達現場，並在完成任務後快速撤退，不會賴著不走。

對於沒有運動習慣的身體來說，剛開始運動會突然發炎得很厲害，肌肉痠痛好幾天，但是急性發炎很快就會隨著每一次運動逐漸減輕，全身性的持續發炎也一樣。數十項跨年齡層的人體臨床實驗顯示，[6] 規律運動可減輕慢性低度發炎，降低CRP、IL-6和TNF-α等發炎指標，同時增加調節T細胞與IL-10等抗炎細胞激素。[7]

運動可透過多種途徑緩解發炎，也可影響大部分的老化標誌，例如基因體不穩定、端粒磨損、衰老細胞的累積。[8]運動可消除發炎的腹部脂肪，就算沒有減輕體重，運動也能減少浸潤脂肪組織、製造發炎細胞激素的巨噬細胞數量。[9]運動能影響小膠質細胞的行為，維護大腦功能；[10]減少血管周圍的發炎脂肪，改變動脈粥樣硬化斑塊裡的巨噬細胞，協助預防心臟病與中風；[11]運動會提高腸道微生物的多樣性。但是，運動過度或用錯誤的方式運動會造成受傷和發炎，長時間的高強度運動，尤其是不習慣如此劇烈運動的人，長期隱性發炎的風險反而會升高。

大部分的運動習慣都對身體有益，即使是簡單的伸展也能減輕實驗動物體內的發炎，而人體實驗正在進行中。科學家希望能找到一種更好的方式來預防或治療人類的背痛，尤其是考慮到日益嚴重的抗炎藥物問題，他們已經做了「大鼠瑜伽」實驗。[12]他們將大鼠放在一座平台上，然後輕輕拉起牠的尾巴，使牠的後腿稍微離地，使大鼠不得不抓緊平台的邊緣。大鼠的尾巴被往後拉，拱著背，默默地維持這個姿勢。

其中一個大鼠瑜伽研究在大鼠的背部注射鹿角菜膠（這是許多加工食品的添加劑），製造局部發炎，背部肌肉發炎時，通常會造成疼痛與活動受限。某些注射鹿角菜膠的大鼠在連續兩週每天做兩次瑜伽之後，表現如同服用了抗炎藥物，行走得更正常，背痛減輕，背部組織裡的巨噬細胞變少。還有一項研究發現，瑜伽幫助大鼠分泌更多消退素。此外，皮下注射消退素也能模擬做瑜伽的效果。伸展能誘發天然的消炎反應，實在是不可思議。

動物研究發現，刺激迷走神經（已知迷走神經可增強體內抗炎作用），會刺激消退素的釋出。與刺激迷走神經有關的生活習慣包括瑜伽、太極拳、冥想、緩慢地深呼吸、笑、按摩、斷食、社交互動、唱歌、誦經，甚至包括聆聽特定類型的音樂。

飢餓和身體活動給身體造成的壓力會慢慢減輕隱性發炎，但有些習慣性的壓力源會引起發炎。演化讓身體在面對可怕的威脅時，會選擇戰鬥或逃跑。如果我們碰到一隻正在覓食的老虎，皮質醇（主要的壓力荷爾蒙）會湧入血液，幫我們做好抵抗或逃命的準備，壓力消失得很快——老虎吃掉你，或是離開——我們死掉，或是回歸平靜。現代人的壓力鮮少來自致命的掠食者，而是頻繁出現、熟悉的壓力源，聯手對健康造成威脅，這個壓力包括真實的與想像的：失去親友或親友生病，折磨人的離婚過程，脾氣暴躁且恃強凌弱的上司，或是工作導致身心疲憊，與家人或朋友之間勞神費力的大量摩擦，貧窮與貧窮造成的重重阻礙，還有寂寞，對已適應部落共同生存的物種來說，寂寞是強烈的壓力源。這些問題可能不會在身上留下直接的、明顯的傷口，但會激起隱性發炎，這是慢性壓力的主要呈現方式，[13] 而慢性發炎這種機制可能是壓力和許多疾病風險上升之間的橋梁，包括心臟病、肥胖症、糖尿病、癌症、自體免疫疾病、神經性退化症、憂鬱症和焦慮症。[14]

壓力會改變免疫細胞的行為，巨噬細胞變得激動、適應不良，分泌出更多發炎細胞激素。面對有壓力的情況，就算是如演講這類看似溫和的壓力，也與血液中的發炎指標上升有關，例如CRP、IL-1β、TNF-α 和 IL-6。[15] 常見的情況是多種壓力源一起形成綜合發炎，舉例來說，寂寞的人在工作上碰到挑戰，會比享有豐富社會支援的人更容易發炎。壓力直接影響免疫系統，削弱免疫細胞有效吞噬或殺死細菌的能力。

藍區居民每天都有辦法**消除壓力**，他們都是在充分休息之後迎來每個早晨。失眠是一種慢性壓力，可能會造成隱性發炎[16] 與疾病[17]。晝夜節律紊亂也是，睡眠模式改變，或日落後持續接觸人造光——尤其是藍光——都會導致晝夜節律紊亂。[18]他們也會進行冥想等儀式，做各種瑜伽，而瑜伽也被證實可減輕發炎，[19]他們更經常親近大自然，與細菌維持健康的關係。許多百歲人瑞經常與親朋好友一起吃飯、聊天。以沖繩為例，童年夥伴有組成「もあい」（moai，漢字是「模合」）的傳統，這一小群朋友會彼此扶持一輩子。

沖繩老人不會停止思考與行動，也沒有正式退休的想法。應該說，他們有很深的使命感，沖繩人的生命哲學是ikigai（生き甲斐，生存意義），生命中的每分每秒，在無可避免的痛苦與悲傷之中，生存的意義陪伴著他們，並且隨著時間和他們的身心能力持續演化，每一天都對明天懷抱著希望。

生活習慣之外，大環境的因素也會影響發炎。一六七七年，早在藍區被正式發現之前，伊卡里亞島的主教約瑟夫·喬爾吉瑞尼斯（Joseph Georgirenes）就嘗試過在書中描繪藍區的本質，他寫道，「這座島最值得讚揚的東西是空氣和水，兩者都對健康有益，因此這裡的人都很長壽……這裡是愛琴海上最貧窮的小島，也是最幸福的小島。」[20]

從汙染物[21]、吸菸[22]到現代商品中化學物質的侵襲[23]都會使人發炎，不分男女老幼。遭受汙染的空氣裡，所有的成分都對人類有害，但是來自汽車廢氣、工業製程或野火的細微顆粒特別危險，汽車、工廠與野火都會將這些顆粒噴得很遠。家裡的高溫烹煮油煙會侵害身體，生質燃料的煙塵如農家爐灶燃燒木炭、糞便或作物廢料的副產品等危害特別嚴重。[24]微小的汙染物可以滲透肺部，進入血液，抵達身體裡的每個器官，可能會改變體內細菌，甚至改變基因。

隱性發炎是汙染危害健康的主要機制。免疫系統辨識與回應汙染物的方式與細菌相同，巨噬細胞是呼吸的第一層防禦，它們住在肺部的微小氣囊裡，碰到汙染物的時候會變得很激動。有吸菸習慣的人即使在戒菸多年之後，這些巨噬細胞裡仍可發現香菸的煙塵顆粒。[25] 長期接觸空氣汙染與 CRP、IL-6、IL-1β和 TNF-α 等發炎指標上升有關，也與慢性發炎疾病的風險增加有關，不僅只是慢性阻塞性肺病和氣喘等肺病（發炎是重要因素），也包括其他疾病，例如心臟病、高血壓、糖尿病、肥胖症、癌症、過敏、自體免疫疾病和神經退化性疾病。汙染導致皮膚與骨骼老化，加速死亡。汙染幾乎可影響體內的每一個器官系統。

除了空氣裡的汙染物，每年進入我們的食物與用品的新化學物質數以千計，包括食品、衣物、藥物、個人身體用品、清潔用品等等。過量的殺蟲劑、鄰苯二甲酸酯、阻燃劑、多環芳香烴、雙酚等物質，藉由多種途徑促成隱性發炎，進而增加慢性發炎疾病的風險。但只要改變幾個生活習慣就能減少接觸，好處多多。

年老意味著發炎總有找上門的一天。許多百歲人瑞雖然健康，晚年仍難以擺脫隱性發炎。話雖如此，他們仍保有許多可以對抗發炎的特質，[26] 包括隨著年齡增長而減少的消退素。❶不過，年輕或中年時期發炎會加速老化，將年老的衰弱與疾病藏在體內，伺機爆發。例如，有肥胖症等發炎疾病的兒童正在不知不覺中迅速老化，衰老細胞在內臟脂肪裡堆積，生物殘骸在體內漸漸累積。經常遭受暴力、霸凌、忽視或其他身心壓力的兒童會產生隱性發炎，即使在擺脫壓力源之後，隱性發炎仍可能持續到成年之後。[27] 免疫系統不僅會記住感染與疫苗，也會記住年幼時期的嚴重生存威脅。

❶ 小鼠實驗證實，消退素會隨著年齡自然減少。（以上資訊來源是察爾斯·瑟翰與筆者於二〇一九年二月時的訪談）。

其實源頭可追溯到更早之前。[28]使孕婦發炎的環境因素，包含食物、毒素、汙染、感染、活動不足、壓力，可能會改變基因，讓母親像遺傳捲髮或圓臉一樣把發炎「密碼」傳給寶寶，使嬰兒在童年時期和童年結束後都更面臨更高的隱性發炎與慢性發炎風險。

老化的過程從出生前就已開始。隱性發炎的發展因人而異，刺激每個人發炎的因素以及發炎出現的確切時間不一樣，一生之中發炎強度的高峰與低谷也不一樣。這種持續塑造發炎的過程猶如一部「免疫傳記」，隨著免疫系統描繪與標注慢性疾病、失能和死亡，故事的主要情節與次要情節、配角與鏡像人物一一浮現。基因在這個故事裡不是毫無過錯，只是相對次要，這一點可從過去幾十年全球慢性發炎疾病激增看出來。隱性發炎的核心問題，是人類演化適應的生態棲位（ecological niche）❷與目前多數人所處的生態棲位並不一致。工業化在許多方面改善了生活、延長了壽命，例如現代醫療技術、環境衛生、疫苗和其他公衛措施，但工業化也讓飲食、空氣、身體活動、睡眠、壓力源、人際關係徹底改變，這些因素都會影響身體和體內細菌。

沉重的隱性發炎與慢性發炎疾病迫使我們反思現代環境裡的所有元素，健康與否不是一種或多種疾病是否存在，而是一種能讓我們充分發揮人類潛能的狀態。隨著環境不斷變化，位於這個等式核心的相互依存關係會愈來愈顯著：人類、微生物與地球，三者的健康密不可分。

❷編按：生態棲位是生態學的重要概念，指一個物種在特定生態系統中的角色和生存方式，包括生活方式、食物來源、生存環境和需要的資源，以及與其他物種之間的相互作用等等。

奧莉維亞接受克隆氏症手術之後，腸道只剩下八十英寸（約兩百公分），而不是正常的二十五英尺（約七・六公尺）。她咀嚼和吞嚥的食物，都會迅速變成淺褐色的泥狀物，從人工造口排出，人工造口是以手術在胃壁上做一個開口，讓腸道裡的廢物能排入塑膠袋裡。她每天攝取的熱量變成過去的兩倍，但是身體依然很纖瘦。我為奧莉維亞畫了一張新腸道的示意圖，告訴她，現在她的腸道長度跟老虎差不多，跟人類差很多，變短的腸道努力吸收足夠的熱量與營養素，維持她的健康。如果現在的情況沒有改善，她會需要靜脈注射營養液，而她面臨的風險包括足以威脅生命的感染、肝臟疾病和其他問題。說不定需要根治性的手術：腸道與其他器官移植。

奧莉維亞的腸道結構改變之後，現在她生命最嚴重的威脅也變得不一樣。慢性發炎疾病如癌症、肥胖症、心臟病等等，讓位給更原始、立即的殺手，例如營養不良與致命感染。對患有罕見疾病——通常與消化有關，但並非總是如此——的少數患者來說，只吃植物性食物的飲食模式不一定是最佳選擇。切除一大段腸道的患者之中，有些人可以耐受大量纖維，因此可以只吃植物性食物。但是其他患者，例如奧莉維亞，飲食中至少需要一些高密度的動物蛋白質和脂肪來源，我建議她吃蛋、海鮮、禽類瘦肉與原味發酵乳製品，少吃紅肉與加工肉類。當然，我們的目標仍是在腸道能夠承受的範圍內盡量將植物性食物送入腸道，同時注重烹調方式來加強吸收。

植物對發炎的影響力很強大，有助於預防慢性疾病，包括腸道較短的患者才會遇到的問題（如肝臟疾病）也有幫助。奧莉維亞的腸道正在經歷一個特別的過程，叫做**適應作用**，植物對這種過程特別有幫助，藉由適應作用，被截短的腸道將在未來幾年慢慢提升吸收能力，嘗試恢復部分失去的腸道功能。omega-3 和益生纖維等營養素——也就是腸道細菌的食物——會刺激特殊的荷爾蒙，促進適應。她的「老虎腸道」會變得稍微大一些、長一些，肌肉也會變厚。腸道內壁細胞上叫做腸絨毛的微小指狀突起物會變得愈來愈多，方便液體和營養素進入血液。了不起的適應作用大致反映出吃東西與世界之間的關係：飲食選擇可幫助奧莉維亞控制發炎，適應經歷劇變的環境，不只是她體內的環境，也包括外在環境，從令人驚歎的醫學進步，到不斷變化的氣候與新型致命感染。

適應環境

適應不斷演變的環境是人類的宿命。舊石器時代的人類活得很辛苦，也很短命，經常死於傳染病、食物短缺、被掠食者獵食、戰爭和意外。嬰兒往往沒有機會長大成人，活到四十歲的少之又少。

生存意味著調整自己，適應難以預料的環境。

為求生存，人類演化出極度活躍的免疫系統、有胰島素阻抗又擅長儲存脂肪的身體，以及受傷後容易凝結的黏稠血液。舊石器時代的飲食以植物性食物為主，但是也有例外，例如北極冰冷的苔原不適合植物生長，因此因紐特（Inuit）原住民的祖先吃的主要是魚、海豹和鯨魚。透過基因突變，他們演化出耐受這種飲食的能力（格陵蘭與加拿大的因紐特人有超過八十％帶有這種突變基因），可抑制酮症的發生，身體缺乏葡萄糖而被迫燃燒脂肪時，會出現一種叫做酮症的狀態。[1]研究顯示，因紐特人雖然擅長在嚴酷的自然環境生活，但長壽與健康不是他們的強項。

無論生活在哪一種棲地，從沙漠、草原到森林與冰凍荒原，人類都會努力覓食。自然界生物的首要目標是在死前完成繁殖，這是演化的焦點，完成繁殖大任之後，生存的渴望會逐漸減弱。隨著農業的出現，有些人類對澱粉類食物或甚至乳製品演化出更好的消化能力，腸道微生物也隨之慢慢適應，以日本為例，他們的腸道微生物向能夠分解海藻的其他生物借用了基因。自從抗生素普及之後，過去的威脅已大致消失。

但是，祖先留下的影響依然存在：容易發炎、胰島素阻抗、血栓。經常在同一個人身上同時出現，已成流行病的慢性發炎疾病——心臟病、中風、癌症、糖尿病、肥胖症和神經退化性疾病——在老化的過程中也更有可能出現。這些疾病是生物學遺傳的一部分，源自根深柢固的演化弱點。[2]人體的設計是為了不被古代殺手殺死，然後生育後代，不是為了多活幾十年。除此之外，我們也改變了環境，包括吃的食物、呼吸的空氣、與細菌和其他人的關係，以及活動和休息的方式。從遠古時期代代相傳下來的免疫系統，對現代的新刺激物特別敏感。

以能夠換取到的好處來說，人類祖先付出發炎反應做為代價相當合理，嚴重感染造成急性發炎，雖然傷害了健康組織，卻能消滅致命細菌。但是由環境因素引起的隱性發炎，乍看之下似乎不用付出什麼代價，隱性發炎看不到也感覺不到，好像也不會對身體造成明顯的損傷。其實免疫系統持續低度發炎——使身體為永遠不會到來的威脅隨時做好準備——其真實代價要等到幾年或幾十年之後才會顯現出來，包括致命的心臟病發作、癌症、令人日益衰弱的老年慢性病等等。

人體保留的演化印記不只一個，而是很多很多。演化留給我們最基本的飲食與生活建議，是我們必須持續適應環境。八十英寸的腸道想做二十五英尺的腸道能做到的事，似乎是不可能的任務；同樣看似不可能的是試圖與體內和周遭的生態系統和諧共存，或是在過程中慢慢消亡。

器官移植

優秀的醫療與手術快速增長，是現代環境的重要特色。食物、細菌與發炎之間的關聯會影響常見慢性疾病的預防和治療，也會影響整體醫療。器官移植是這種現象的有趣實例，控制免疫系統是器官移植病患結果（patient outcomes）的成敗關鍵。

一五九七年，義大利波隆那的著名外科醫生蓋斯帕瑞・塔格利亞科奇（Gaspare Tagliacozzi）在談到器官移植的時候寫道，「個體差異使我們完全無法做這樣的嘗試。」[3] 二十一世紀的醫療成就肯定會讓他目瞪口呆。摘除一具身體的某個器官移植到另一具身體裡，在複雜程度與倫理層面都少有能與之匹敵的外科手術。器官移植通常是末期器官衰竭的唯一希望，一具身體捐贈的器官，可以拯救或改善許多人的生命，從悲劇裡生出超乎想像的希望與療癒。今日的外科醫生能同步移植好幾個器官，多重器官移植包括腸道移植，正好說明了食物、細菌與免疫系統的交互作用——以及我們對它們彼此錯綜複雜的語言愈來愈深刻認識。

加藤友朗醫生服務於哥倫比亞大學醫學中心，同事都叫他湯姆，他是專門操刀複雜移植手術的外科醫生，也就是像奧莉維亞這樣的病人將來或許需要的手術。加藤醫生是多重器官移植與離體手術（ex vivo surgery，一種切除腫瘤的特殊手術）的先驅，他身材苗條，說話輕聲細語，雙眼炯炯有神，而且謹守工作倫理。他聲譽卓著，為其他外科醫生認為無法手術的病患成功進行手術，花費漫長的時間仔細剝除緊纏在脆弱組織上的癌症腫瘤。他在日本念大學的時候，原本的心願是成為分子生物學家，有一天他搭乘新幹線從東京前往京都，列車長詢問車上有沒有醫生，因為有位乘客身體不適，在那個瞬間，他決定改變主修科目。

加藤醫生剛成為醫生時碰到最困難的手術之一，是年僅二十歲的患者潔米，她是當時加藤遇過最嚴重的重症患者之一。潔米小時候是健康寶寶，熱愛閱讀和上芭蕾舞課，進入青春期之後，因為一種自體免疫肝病做了肝移植手術，不久後有一條主要動脈出現血栓，破壞所有腸道。她在加護病房裡住了好幾個月都沒有起色，身上插滿各種管子，用靜脈注射的方式吸收營養，同時還有許多器官漸漸衰弱，感染成了家常便飯。醫生告訴潔米的父母，她已沒有康復的希望，潔米或許可以再活幾天，或是幾個小時。

加藤醫生辛苦地將五個器官移植到潔米的身體裡，手術時間超過二十二小時。他為潔米移植了肝臟、胃、胰臟、腎臟與腸道，這些器官來自一位十八歲的腦死捐贈者。手術期間，經由導管流入潔米的靜脈的新鮮血液多達一百品脫（約四十七．三公升）。醫生用精細的縫合法將組織嵌入她空空的體腔裡，有些組織上還有星星點點的米色脂肪。加藤醫生走出手術室、脫下手術衣，但是他知道這場戰鬥尚未結束。潔米這樣的重症患者在經歷如此艱難的手術之後能否存活，機率跟扔硬幣差不多，她接下來會怎麼樣仍是未知數。

如果潔米活下來了，她的命運將取決於免疫系統如何對待剛植入的器官。至於免疫系統對待這些外來器官的反應會有多激烈，部分取決於這些器官的基因與她自身的基因有多大差異。將貓或牛的器官植入人體，引發的反應會比同物種之間的器官移植更加激烈，即使是人類之間的器官移植，捐贈者與受贈者也會在術前先做相容免疫基因檢測。術後需要使用強效藥物——通常是無限期使用——抑制免疫系統排斥陌生組織與器官的本能。這些藥物的劑量必須小心維持平衡：劑量過低，免疫系統會摧毀新的器官；劑量過高，身體會容易受到感染、罹患癌症，或是遭受藥物本身其他副作用的攻擊。

腸道移植可能會引發特別劇烈的免疫反應。肝臟、腎臟、心臟等器官被認為大致無菌，但腸道與這些器官不同，移植的腸道裡帶有大量的原生細菌，接受腸道移植的人也會承接捐贈者腸道內一部分的免疫系統，受贈者的免疫細胞會慢慢湧入這個區域，不過曾有捐贈者腸道的某些免疫細胞被發現在新家存活了將近十年。

人體對外來器官的排斥主要來自後天免疫系統，殺手T細胞會讓捐贈組織裡的細胞自殺，B細胞則是開始製造對付捐贈組織的抗體。但是先天免疫系統（梅契尼可夫的遺澤）也會參與排斥新器官。[4]器官移植之後，先天免疫系統引起的低度發炎雖然不會排斥新器官，卻可能鼓動後天免疫細胞對新器官產生不良反應。[5]

當然，有些發炎是不可避免的。從腦死捐贈者身上摘取器官，切斷血液供應進而造成缺氧，放入冰塊裡運送，最後放入新的身體裡重新獲得營養，這個過程本來就會引起發炎。[6]手術時造成的組織擦傷與劃傷也會發炎，感染或甚至有細菌鑽入腸壁也是，這種情況較常發生在加護病房裡剛做完手術的重症患者身上。

肺臟與腸道之類的捐贈器官，會直接接觸到外在環境，例如食物、細菌、空氣等等。吸入的抗原可能會刺激肺部微小氣囊裡的巨噬細胞，觸發先天免疫反應，預示肺臟移植之後的不良結果。而對於腸道移植的患者來說，第一次經口進食等於用全新的抗原襲擊先天免疫系統，增加出現排斥反應的風險。

調節T細胞是特殊的免疫細胞，在耐受移植器官的能力中扮演舉足輕重的角色。[7]調節T細胞抑制全身各處的過度免疫反應，可預防無謂的持續發炎、致命的自體免疫與器官排斥。血液或移植器官裡的調節T細胞變多，預示更高的移植耐受度。

調節T細胞或許有助於增強器官受贈者體內的一種特殊狀態，叫嵌合現象（chimerism）。[8]希臘神話中的奇美拉（chimera）是一種很像怪物、會噴火的嵌合生物，「長生不死之物，」荷馬在史詩《伊里亞德》（*Iliad*）中寫道，「非人類，身體前段如獅，後段如蛇，中段似山羊。」在現代醫學中，奇美拉（嵌合體）指的是體內有至少兩種不同基因的個體或是有兩組DNA的人類或動物。嵌合體可能是自然發生的，例如胎兒的幾顆細胞經由胎盤進入母體，或是異卵雙胞胎其中一個在子宮裡死去，被另一個吸收。

骨髓與實質器官（solid organ）的移植患者，也算是人造奇美拉。除了保有自己的遺傳物質，他們也（或多或少）擁有捐贈者的遺傳物質，有時候，這會造成問題。捐贈者的免疫細胞可能會攻擊健康的宿主組織，也就是所謂的「移植物抗宿主疾病」（graft-versus-host disease，GvHD）。雖然雙方互相容忍的臨界點尚未確立，但嵌合現象或許能幫助患者耐受植入的器官，捐贈者與受贈者的免疫細胞在同一個身體裡和平共存。以多重器官移植患者為對象的研究發現，特定免疫細胞表現顯著的血液嵌合現象，與較低的器官排斥發生率有關。[9] 此外，個案報告也顯示，嵌合現象甚至能幫助受贈者不再需要使用抑制免疫系統的藥物。[10]

用來抑制免疫系統的器官移植藥物，通常不會影響調節T細胞的數量，不過有愈來愈多科學證據顯示「調節T細胞療法」——毒性或許小於傳統藥物——在器官移植上大有可為。此外，調節T細胞的數量可能會隨著生活習慣自然變化，[11] 食物抗原與微生物代謝物都會影響調節T細胞。腸道細菌在發酵天然植物性食物的纖維時會製造短鏈脂肪酸，增加腸道內與全身各處的調節T細胞數量。以人類來說，高纖飲食與調節T細胞的明顯上升有關。有些微生物（例如抗炎的梭菌群），會促使年輕的T細胞變成調節T細胞。微生物還可以間接刺激免疫細胞（例如巨噬細胞），進而增加調節T細胞的數量。除了纖維之外，可抑制或消除發炎的營養成分還包括多酚、omega-3 脂肪酸、免疫調節維生素（尤其是維生素D和A），都有增加調節T細胞的潛力。適量運動、紓壓、社交互動、充足睡眠，也有這種效果。另一方面，促炎的飲食與生活習慣會導致腸道菌群失衡，令調節T細胞失效並活化促炎T細胞。器官移植患者的早期研究發現，對改善食物、細菌與發炎之間的關係有幫助的飲食——例如傳統地中海飲食——與較低的移植器官衰竭與移植失敗率有關。[12]

控制隱性發炎或許能幫助身體接受捐贈器官，以腎臟移植患者來說，血液的發炎指標濃度偏高，與較差的移植結果之間有關聯。預防慢性發炎疾病也對器官移植患者有益，因為他們比健康的人更容易罹患慢性發炎疾病，而慢性發炎疾病，例如肥胖症，可能會增加器官排斥的風險，形成一個危險的循環。脂肪組織分泌的細胞激素或許會使T細胞對移植器官產生更強烈的反應，或甚至破壞調節T細胞，肥胖者體內的腸道菌群失衡會改變先天與後天免疫細胞，並製造持續的隱性發炎，這或許會導致免疫系統排斥移植器官。器官移植患者的腸道微生物多樣性降低，與較差的移植結果之間有關，包括GvHD、排斥與存活率下降等等。[13]

潔米撐過手術與艱辛的康復過程。她拿到心理學的學士學位，以榮譽成績畢業之後進入醫學院，實現了成為醫生的畢生心願。她最後選了小兒肝臟移植專科，幫助罹患肝病的孩子。

潔米接受的獨特創新療法潛力無窮，不僅止於拯救一條人命。挑戰未知的疆界，這樣的療法或許能重新定義其所在的領域，甚至重新定義整個醫學界，發揮跨領域的影響。這又一次反映出現代生活環境的動態特性，我們不得不重新思考身為人類的意義。

免疫風暴

醫學進步到能夠改變生命，為我們帶來希望、提升健康，儘管如此，我們持續在現有的環境面臨各種有害因素的集體威脅。氣候變遷若未受到控制，將以我們無法完全預料的方式徹底改變人類命運，傳染病的大流行可能也具有同樣的毀滅威力。這兩種威脅的出現，都與飲食習慣脫不了關係，尤其是使用既不道德又不永續的方式取得動物性食物，只為了滿足自己的口腹之欲。理解食物、細菌與發炎之間的關係，或許能幫助我們接受這些真實的現況。

在人類演化的過程中，大規模流行病出現的時間並不長。大約一萬年前，人類步入農業生活並開始馴養動物，也開始感染動物身上的病原體，例如來自牛的麻疹，來自豬的百日咳，來自雞的傷寒，來自水牛的痲瘋病。到目前為止，病原體殺死的人類已超越天災與戰爭。有了更好的衛生條件、疫苗與抗生素之後，傳染病的死亡率到了二十世紀中葉已顯著下滑。一九六二年，麥克法蘭·伯內特醫生指出：「傳染病的事寫起來，幾乎都是過往雲煙。」[14]時間來到二十世紀末，趨勢開始逆轉。新的病原體以驚人的速度湧現，傳染病的死亡率再次攀升，科學家提出警告，傳染病的大流行造成的威脅或許不在氣候變遷之下。如同慢性病，感染已成為現代問題，會削弱免疫力的隱性發炎使這個問題雪上加霜。隱性發炎增加感染風險，降低疫苗的反應，破壞發炎的原始功能。隱性發炎還會刺激免疫系統對感染產生過度反應，造成不良結果。

二〇一九年，新冠肺炎成為一九一八年西班牙流感以來最具破壞力的全球傳染病，於是一個迫切的問題迅速浮出水面：為什麼有些人感染後的結果比較差？有些模式可用直覺判斷，例如老年人的病情通常比較嚴重，肥胖症、心臟病、高血壓、糖尿病、肺病或腎臟病的患者也一樣。在某些情況下，男性的確診率與死亡率高於同齡女性。女性的身體早已適應對抗威脅腹中胎兒的病原體，能對病原體產生更強烈而快速的初始免疫反應（也因此產生自體免疫的風險較高）。接觸病原體的頻率似乎也有影響，照顧病患的醫護人員接觸大量病原體，他們比一般人更容易受到感染，[15]在免疫系統發揮抑制作用之前，病原體已在他們體內複製與流竄的可能性比較高。

不過，重症並非老人、病人、醫護人員與第一線工作者的專利，非常態的例外愈來愈多，例如二十幾歲、沒有病史的女性住進加護病房，必須仰賴機器支援心肺功能；四十幾歲的馬拉松跑者確診後病逝。死於重症的人形形色色，有老有少，有病人也有健康的人，科學家忙著進一步釐清原因，如同當年魯道夫·菲爾紹努力了解一八四八年普魯士為什麼爆發斑疹傷寒，並隨後針對發炎進行縝密的研究；以及梅契尼可夫興奮地在美西納發現了巨噬細胞之後，於一八九〇年霍亂大流行期間認真思考巨噬細胞與微生物之間的關聯——發炎和免疫系統似乎發揮關鍵作用。

病原體初次進入人類的身體時，先天免疫系統會在幾分鐘之內做出反應。這種原始反應是由許多病原體共有的蛋白質結構引發的，範圍廣、速度快，無差別攻擊任何看似危險的東西，用速度彌補精準度的不足。先天免疫系統的目標是抑制感染，在後天免疫系統加入戰場之前平息紛爭。

大多數病原體會為了自身的存活試圖破壞免疫系統。[16] 病毒會抑制干擾素，這是一種干擾病毒複製的早期細胞激素，病毒抑制干擾素可爭取更多在體內悄悄擴散的時間，病毒可能會侵入細胞與器官，造成傷害。除非感染立即造成重要器官或血管衰竭——例如伊波拉病毒❶——否則死亡的風險通常取決於免疫系統如何回應病毒。比起新的病原體，看似熟悉卻難以掌握的身體才是我們必須擔心的事。

❶ 即使是伊波拉病毒，免疫系統對病毒產生的反應（包括製造過度發炎的能力），仍會影響感染結果（以上資訊來自史提芬·摩斯〔Stephen Morse〕二〇二一年五月寫給筆者的電子郵件）。

一開始的大部分症狀來自病原體本身，或是它所引發的適度免疫反應，例如發燒，這是身體遭受攻擊的警示；或是藉由咳嗽與腹瀉，把有傳染性的微小顆粒排出體外。但是，如果有節制的反擊仍無法控制病原體，免疫系統可能會祭出不受限制的任意發炎攻勢，[17]也就是免疫細胞分泌大量細胞激素，瘋狂嘗試攻擊病原體，並且在交戰過程中誤傷太多健康組織。如果免疫系統的基礎狀態就是如此激動焦躁，就算碰到可以輕鬆解決的病原體也會過度反應。這種過度活躍的、病理性的免疫反應之所以會出現，巨噬細胞也是禍首之一。[18]這種反應始於先天免疫系統，最後則是連後天免疫系統也參與其中，這類情況被稱為「細胞激素風暴」（cytokine storm，又稱免疫風暴）或「巨噬細胞活化症候群」（macrophage activation syndrome），[19]明確定義目前尚無共識。它擁有多種樣貌，甚至包括非傳染病（例如某些自體免疫疾病）的併發症。

有不少加護病房裡的患者死於這種**失控的發炎**，而不是死於病原體的攻擊。肺部與呼吸道發炎時，放射成影檢查會出現灰色模糊的「毛玻璃結節」（ground-glass opacities），很像浴室門上的透光玻璃。肺部積滿液體，無法供氧，必須使用呼吸器。血栓更容易形成，導致重要器官缺氧。[20]即使動脈裡沒有嚴重的斑塊堆積，也有可能因為發炎而導致心臟病發作。發炎的心臟肌肉要把血液送至全身會很吃力，容易演變成心律不整。腸道變得容易滲透，方便細菌進入血液，使腦部面對致命發炎的風險。幾乎所有的器官都可能因為細胞激素風暴而喪失功能，病情漸漸惡化，血壓降低，呼吸與心跳加快。病人會發燒，或是矛盾地發冷，思考變得遲鈍，無法正常發揮功能，身體容易血栓與嚴重大出血，多重器官衰竭，然後迎來最終的死亡。**病原體會致人於殘，但免疫系統儘管出於善意，卻會致人於死**。

以病毒性的傳染病來說，發炎的利與弊有時難以界定，畢竟適度發炎是對抗病原體的必要手段。細胞激素（數以百計，而且促炎與抗炎的都有）是相互依存的，在複雜的回饋迴路中互相推動、互相抑制。雖然這種災難等級的發炎沒有全球一致的診斷標準，但界定有用的、病理性的發炎門檻是很有意義的，醫生可藉此在風暴失控之前提早介入，及時揪出發炎、對症下藥。

過度激烈的免疫反應或許能解釋，為什麼看似健康的年輕人會在傳染病大流行的時候罹患重症和死亡，例如二〇一九年的新冠肺炎，本質上是呼吸系統疾病，破壞範圍卻不僅只肺部；SARS、MERS與H1N1新型流感；一九一八年野鳥的流感病毒傳到人類身上，❷爆發西班牙流感疫情，全球估計死亡人數達五千萬。此外，許多曾經罹患嚴重傳染病的人都表示痊癒後仍有感染的後遺症。住加護病房超過一週，相當於承受一次重大的頭部損傷，而且受損的器官可能無法恢復完整的功能。即使已經康復很久，不斷發炎仍會造成長期症狀，例如疲勞、頭痛、失眠、嗅覺或味覺喪失、腦霧、身體疼痛、心臟或肺部問題等等，對某些人來說，這些損傷不可逆轉。

發炎風暴可能是因為免疫系統太過激動，即使感染已減輕，發燒攻勢卻沒有消退；或是病原體複製的速度太快，導致免疫防禦失控；也許是一開始的感染很嚴重或患者的免疫力比較弱，使得病原體輕鬆擴散。每個人對相同的病原體產生的反應都不一樣，基因也是可能的原因之一。❸[21]

❷ 一九一八年的流感病毒被認為源自禽類，但是否有中間傳播者（例如豬隻）尚不清楚，而且至今仍未找到禽類病毒的源頭。現在有許多科學家認為是禽類直接傳播給人類，這個觀點已受到廣泛接受，但不是全體共識（以上資訊來自史提芬・摩斯二〇二一年五月寫給筆者的電子郵件）。同樣地，SARS-CoV-2和其他冠狀病毒是如何傳給人類的，這個問題仍未找到答案。

儘管免疫反應的性質互異，但可能都有隱性發炎的重要作用。免疫功能不佳與免疫系統活躍是隱性發炎的人身上很常見的情況，受到感染時，他們更有可能產生過度發炎反應。許多感染後不良結果風險較高的人都有隱性發炎[22]與慢性發炎疾病，❹例如肥胖症就是傳染病結果惡化的一個主要風險因子，[23]不過這也與物理因素有關，比如大量脂肪壓迫肺部，增加呼吸道的阻力並妨礙氣體交換。但肥胖者本就處於顯著的發炎狀態，不僅是肺部，而是全身，他們的脂肪是一種免疫器官，不斷分泌促炎的細胞激素與荷爾蒙，他們的免疫系統會對病原體反應過度，[24]限制或消退發炎的信號都受到阻撓。

老年人也屬於脆弱群體，肺部與其他部位的老化細胞，以及全身性的發炎老化，都增加了發炎風暴出現的機率。所有的免疫細胞都會受到年齡影響，巨噬細胞和它們的製造者一樣，也會留下歲月的痕跡。老人體內的巨噬細胞已用一輩子的時間對抗威脅、清除垃圾，它們吞噬和抵禦病原體、廢物和其他物質的能力不如以往，使得這些東西能夠持續刺激免疫系統、引起發炎，巨噬細胞修復組織和消炎的能力也衰退了，向B細胞介紹外來物質的時候會表現得亂七八糟，溝通混亂。在老年人體內，追捕新病原體的T細胞和製造特定抗體的B細胞都會漸漸變少，因此，老化的免疫系統或許還記得怎麼對抗以前遇過的病原體，但碰到新的病原體則比較難以招架，這是醞釀慢性感染和隱性發炎的沃土。

免疫的防禦力會隨著年齡自然下降，但隱性發炎會使這種情況加劇，無論是年輕人還是老人，隱性發炎都會阻礙免疫力，先天與後天免疫對感染產生的反應，都會被隱性發炎削弱。在病原體進入體內時，狂刷存在感的隱性發炎會干擾防禦，導致免疫細胞更難針對入侵者發動及時有效的攻擊，影響疾病結果的關鍵期遭到延遲，這將使病原體在戰役中取得優勢，在引來過多關注之前瘋狂複製、破壞組織，加劇發炎程度。[25] 為了彌補時間上的損失，免疫系統火力全開，在全身上下引發一陣陣失控的發炎。免疫力受損時，感染和免疫系統都有可能陷入瘋狂，造成大量的附帶損害。

此外，隱性發炎的人如肥胖者或老年人，通常比較不會對疫苗產生強烈的反應。疫苗模擬自然感染，製造記憶T細胞和B細胞，若病原體膽敢再次入侵，它們會記住並摧毀這種病原體。免疫學家漸漸發現有些疫苗不但可以訓練後天免疫，也可以訓練先天免疫。慢性低度發炎可能會損害免疫系統記住病原體的記憶能力，進而削弱疫苗的效果。

隱性發炎或許與身體對感染的反應不佳有關，但是，能幫助調節隱性發炎的飲食選擇，不僅會影響我們對抗大規模傳染病病原體的能力，也會影響我們的體質是否從一開始就適合這些病原體繁殖。演化生物學家認為，由特別凶猛的病原體造成的新型致命感染之所以愈來愈多，罪魁禍首是密集畜牧（因為動物性食物的全球需求激增），為了供應足夠的肉品來滿足大眾，必然會使用導致動物發炎、生病的生產方式。自然界的動物彼此殺戮、弱肉強食，但牠們遵循永恆的秩序：獵物的數量幾乎總是遠遠超過掠食者，舉例來說，老虎就是獨行俠。

---

❸ 例如以某些病毒性疾病的重症患者來說，有幾種基因變異與感染期間的先天免疫力低下或過度活躍的發炎反應有關。IFITM3是一種被干擾素激發的基因，它編碼的蛋白質會干擾流感病毒進入細胞，大約每四百個歐洲人就有一人帶有IFITM3基因的非功能性變異，在日本人和中國人身上則是特別常見，這些人流感重症的機率可能會比較高。此外，因流感住院的人帶有非功能性的IFITM3基因的可能性比較高（Davis, *The Beautiful Cure.*）。不過，大多數帶有異常IFITM3基因的人仍可以正常對抗流感沒有問題。

❹ 即使是與發炎無關的慢性疾病，也可能降低器官功能障礙的門檻、削弱免疫力。

長久以來，醫生與科學家一直在譴責動物性食物對人類健康有害，但全球的動物性食物消耗量與日俱增，也改變了人類與微生物之間的自然秩序，使無害的病原體變成有害。[26] 以禽流感病毒為例，它原本住在天鵝之類的水禽腸道裡，並未造成任何危害，它與宿主一起繁殖共存，排入水裡又被另一隻天鵝攝取，如此循環幾百萬年、相安無事。直到天鵝被人從湖面上拖進陰暗、潮濕的禽舍裡，與數十萬隻禽鳥擠在一起，在汙穢的環境裡，天鵝渾身是傷、動彈不得，皮膚被自己的分泌物灼傷，牠處於慢性發炎和生病狀態，免疫力微弱低下。天鵝的糞便裡充滿病毒，假設落在雞的臉上，病毒進入雞的腸道之後，必須透過突變來適應新宿主陸禽的體內環境。它掌握了新的傳播方式，進入各種器官，例如進入肺部之後可經由空氣傳播，在宿主的體外另求生路。於是過去對鳥類和人類大致無害的禽流感病毒，變異成雞隻感染後死亡率過半的病毒，並且耐心等待造成人類禽流感大流行的機會。

免疫細胞與病原體之間的互動，大多不是以引發戰爭為目的，感染狀態不是非黑即白，而是一個有程度之分的範圍。但是工廠化的養殖場、活體動物市場與其他條件類似的環境，扭曲了這種以合作為導向的演化傾向。這些地方繁殖出容易獵殺的獵物：動物擁擠、生病、活動力低下，缺乏空氣與日照。受到鼓勵的病原體，可能會慢慢變成有能力施展非自然暴行的生物，它們的受害者彼此之間如此靠近，數量如此眾多，因此宿主死亡不再像過去一樣能夠遏止病原體擴散。美國的畜牧動物是市售抗生素最大宗的使用者，[27] 目的通常僅是為了增肥，卻因此繁殖出威力強大、具有多重抗藥性的病原體。

美國人吃的大部分肉類都來自工廠化養殖場，這些地方不但滋生疾病，更會傳播疾病。養殖場將汙染物與廢棄物散播到當地社區，汙染空氣、土壤和水源，直接影響動植物。在受苦的動物體內掙脫禁錮的病原體闖入世界，形成痛苦的循環。

人類與病原體的關係經常被描繪成無情的衝突，不同物種為了戰勝對方鬥智鬥勇。演化生物學家范華倫（Leigh Van Valen）的紅皇后假說（Red Queen hypothesis）精準描述了共同演化的物種之間的「軍備競賽」概念，他引用路易斯・卡羅（Lewis Caroll）的著作《愛麗絲鏡中奇遇》（*Through the Looking-Glass*）裡的劇情，紅皇后告訴愛麗絲她必須不停奔跑才能留在原地，因為世界正在快速變化。但我們必須做的不只是跑得比病原體更快，我們還必須學會和病原體一起生活，與體內、身上和環境裡的微生物發展出耐受、甚至共生的關係，培養有利於人類與微生物之間自然停戰的生活習慣，而不是破壞自然停戰。在時間的長河中，演化力量把免疫反應塑造成對抗病原體的戰士，免疫反應不僅在食物裡發現新敵人，也在病原體裡找到新朋友。病原體幫助我們打造對抗病原體的防禦力，而病原體的行為——包括體內與體外——也會被我們的行為影響。

人類與地球的健康

人類與地球的健康，也和食物與發炎密切相關。一九六〇年代，科學家華特・威列特還是個大學生（他後來的營養學研究支持安塞爾・凱斯在地中海地區的觀察結果），他修習喬治・波格斯楚（Georg Borgstrom）教授的一門課，驚為天人。波格斯楚是《飢餓的星球》（*The Hungry Planet*）的作者，這本書暗示了當時仍只是初步概念的氣候變遷正在發生。五十多年之後，威列特成為了

EAT-Lancet 委員會的共同主席，這是一個以食物、健康與環境為主旨的委員會，匯集來自十六個國家的三十七位頂尖科學家，他們的專業領域涵蓋人類健康、農業、政治學、環境永續等等。氣候變遷已是最急迫的世紀困境。

隨著地球氣溫持續攀升至難耐的高溫，森林大火與城市洪水、熱浪與乾旱等情況會愈來愈常見，許多植物與動物將逐漸消失，進一步降低生態系統的多樣性——以及生態系統的健康。氣候變遷將導致我們無法為二〇五〇年將近百億的地球人口生產足夠的糧食，同時也正以無法逆轉的方式改變食物本身。「由於二氧化碳的濃度不斷上升，地球上的每一片葉子和每一枝草生產的糖都愈來愈多，」數學家伊瑞克萊・羅拉茲（Irakli Loladze）寫道，「這稀釋了食物裡的其他營養素。」[28]

二〇一九年的 EAT-Lancet 報告指出，人類與地球健康之間有密不可分的羈絆，若要對抗世上大部分的死亡與殘疾，食物是最好的武器。地球正在遭受的持續破壞，也可用食物來解決，例如牲畜排放的溫室氣體，是全球暖化最主要的原因之一；農牧業也是導致森林砍伐的重要原因，失去棲地的動物被迫遷徙，這或許會使牠們接觸到可以互傳病原體的其他人類與動物。除了化石燃料的耗盡，食物的生產和消費方式快速變化也是防止地球未來幾十年內陷入混亂的關鍵因素，因為有許多可預防的疾病和營養不良正在折磨地球居民。

大致而言，這份報告呼籲世人大幅減少攝取動物性食物，多吃植物性食物。「促進地球健康的餐盤」裡應有一半是蔬菜水果，另一半是全穀物、豆類、堅果與其他植物脂肪。是否納入動物性食物取決於地球的承受能力，而且只吃特定的份量。選擇這種飲食方式的人會吃天然的植物性食物，有時候早餐會吃一小杯原味優格，在每週一次的早午餐裡加入一兩顆雞蛋，每個星期吃一次或兩次魚肉或禽肉。

促進地球健康的飲食習慣與有助於控制發炎的飲食習慣之間，驚人地存在著許多共同點。威列特發現，肉類的容許攝取量只比凱斯在地中海地區最早的觀察紀錄高出一些些。[29] 威列特以共同作者的身分發表了一份白皮書，❺這是一份以實證為基礎的回應，糾正了凱斯的研究與後續營養學研究的修正主義文獻，[30] 爬梳檔案紀錄與第一手資料——這是一項複雜任務。如果歷史如同朱利安・拔恩斯（Julian Barnes）筆下的描述，是「不完整的記憶與不完整的紀錄碰撞時產生的確定性」，[31] 那麼這份確定性或許掌握著人類未來的關鍵。

透過飲食與生活習慣，可幫助我們恢復體內與周遭環境的生態平衡，預防慢性發炎疾病（這是多數現代疾病與死亡的主因），以及威脅人類生存的災難事件。好習慣能平衡免疫反應，一面加強免疫力，一面防止病原體和其他刺激物引發扭曲反應，使發炎獲得適當使用，完成任務後迅速功成身退。有了好習慣，我們才能享受現代社會增進健康、延年益壽的空前潛力。

在適當的照顧下，許多二十一世紀出生的孩子都能活到一百歲。隨著醫學不斷進步，曾經的不治之症現在已可治癒。多重器官移植說不定會變成家常便飯，人體器官可能終將會被人造器官取代，如同人工瓣膜與人工膝蓋。抑制免疫系統的傳統藥物，強度與精準度各不相同，正在讓位給用

❺ 這份白皮書發表於二〇一七年，由大衛・卡茲醫生（David Katz, MD, MPH）創立的非營利組織 True Health Initiative 委託進行。True Health Initiative 由全球專家共同組成，提倡以實證為基礎的飲食與生活建議。白皮書的主要作者是凱薩琳・佩特（Katherine Pett, MS, Med, RDN），共同作者包括喬爾・康恩醫生（Joel Kahn）、華特・威列特醫生與卡茲醫生。

其他方式控制免疫反應的藥物：例如促進消炎途徑的藥物幾乎沒有免疫抑制的副作用風險，還有刺激免疫細胞以惡性腫瘤為標靶的藥物。

如果人類的目標是在這個新環境裡生存，而且還要好好生活，適應它的優缺點、享受它的好處、承受它的負擔，我們的飲食與生活習慣就必須尊重免疫系統的語言，除了靠豐富的歷史與文化指引方向，也要對令人景仰的未來懷抱著希望。

恢復生態平衡

我人生中第一個疫情大流行的那年夏天，嚴酷天氣席捲全球，那是美國史上最炎熱、最乾燥的夏天，搭配炙烤全國的一波波熱浪。颶風在南方登陸之後急速往東，造成大規模的破壞與停電，夾帶強風的大雷雨橫掃中西部，從愛荷華州到俄亥俄州，農作物與基礎設施遭到嚴重毀損。野火不計其數，狂暴的強風、乾燥的土地、風暴帶來的閃電，不但助長火勢也讓野火向外擴散，包括加州、奧勒岡州、華盛頓州與美國西部的其他地區，燃燒的面積高達幾百萬畝，打破歷史紀錄，也將微小的懸浮顆粒送進我們的肺臟深處。

但是那年夏天，我漫步在曼哈頓街頭時，我在一座飽受創傷的城市裡看見了新希望。苦苦掙扎經營的餐廳開始轉型，提供外賣、冷凍食品與即可煮食的餐點，甚至在公園裡提供維持社交距離的野餐食物。大家在自己的廚房裡探索，把幾顆種子扔進玻璃罐種青花菜（一天僅需幾美分），還有人一次烘焙一週分量的麵包。這座城市裡的家家戶戶都開始吃增強免疫力的食物，例如莓果、綠色蔬菜、豆類、蕈菇、番茄、洋蔥、紅蘿蔔、十字花科蔬菜、大蒜、堅果與種子，努力幫助身體抵禦新病毒的傷害。

市民湧入公園與花園，許多人在熟悉的綠色空間裡找到全新的祕密基地，跑步、騎車、健行、散步，用前所未有的方式徜徉戶外。在一個各行各業可以集思廣益、人與人之間可以盡情當面交流的地方，這些實體互動——無論是偶遇或刻意，膚淺或深切——都突顯出實體互動對人類健康和心理滿足有多重要，科技永遠難以完全取而代之。城市的喧囂裡，微妙的改變悄然而至，除了病痛與渴望、不幸與單調，還能聽見別的聲音。一支快閃爵士樂團來到中央公園演奏輕快悠揚的樂曲，站在濕草地上的團員彼此之間保持六英尺（約一八二公分）的距離。醫院裡原本用來演講和開會的場地辦起即興音樂會，醫護人員用歌聲與樂器向生病和逝去的同事致敬。住在我公寓對面的女士經常演奏小提琴，許許多多個夜晚，弓毛與琴弦藉由松香摩擦出柔和的旋律，傳進我的耳裡。還有傑伊在工作之餘寫了藍調樂曲，他低著頭彈奏從小用到大的心愛吉他，這是他喘息一下的方式。音樂猶如城市與市民發出的懇求，是痛苦的轉化，是更多更深刻的涵義。音樂滲入我們的內心深處，刺激疲憊的神經製造消退素和其他微小分子。雖然我們看不見也聽不到這些分子，但它們在我們的身體和心裡流淌，努力平息內在與外在的火焰。

致謝

寫這本書花了好幾年，我的伴侶 Vikram 給予我堅定的支持，他幫我審稿並提供犀利的、有意義的批評。我在寫初稿時，我們的女兒 Fiona 出生了，照顧她使我可以偶爾暫忘寫作的壓力。我的編輯和經紀團隊非常出色，勤勉的 Jessica Yao，她與 Will Hammond 的意見都為這本書的成形厥功甚偉。Alison Lewis 和 Zoë Pagnamenta 在我寫書的過程中一路指引我，此外亦要感謝 Sally Holloway。

這本書受到許多醫界與科學界先進的啟發，我有幸當面採訪了其中幾位，包括柯林・坎貝爾、班諾瓦・沙桑、哈洛德・狄沃札克、考德威爾・艾索斯汀、路易吉・費魯奇、格克翰・荷塔米斯里吉、加藤友朗、彼得・利比、保羅・里德克、察爾斯・瑟翰、賈斯汀・索能伯格和華特・威列特。

感謝 Ethan Schmidt、Lauren Sandler 和 Timothy Williams 早期給予我的鼓勵，以及其他親友

與同事對部分內容提供的意見，包括 Shalini Ravella、Krishna Ravella、Shoma Brahmanandam、Stephen Morse、Ruslan Medzhitov、Katherine Pett 與亨利．布萊克波恩——即將成為百歲人瑞的亨利為我提供非常豐富的說明。

如果沒有我的父母 Raja 和 Vijaya，本書不可能誕生，我對他們永遠充滿感激。感謝 Maddikunta 和已故的 Geeta Brahmanandam 多年前張開雙臂接納我進入他們的生活。感謝親如家人的眾多好友給予的支持：Paula Acosta、Christin Hsu、Yvonne Parris、Mana Raval、Ricardo Rubi、Avni Shah、Alice Wang、Neha Wattas。

參考文獻

一般資料

這裡列出的並非我看過的每一筆參考資料，而是想為讀者提供大致的方向，方便探索我在書中討論過的某些主題。我開始深入探索魯道夫・菲爾紹精彩的人生與研究之後，也對免疫學發展史產生了興趣。Erwin H. Ackerknecht 的著作 *Rudolf Virchow: Doctor, Statesman, Anthropologist*（Madison: University of Wisconsin Press, 1952）是英語世界中重要而詳盡的菲爾紹傳記。我從 Byron A. Boyd 的 *Rudolf Virchow: The Scientist as Citizen*（New York: Garland Publishing, 1991）得到不少資訊，Brian L. D. Coghlan 和 Leon P. Bignold 合著的 *Virchow's Eulogies: Rudolf Virchow in Tribute to His Fellow Scientists*（Basel: Birkhäuser, 2008）也是不錯的參考資料，這本書還收錄了菲爾紹為幾位著名的老師、同事與學生寫的悼詞譯文。菲爾紹的醫學文章和演講內容是這本書的重要參考內容，包括由 L. J. Rather 翻譯和編輯的幾份文獻：*Disease, Life and Man: Selected Essays by Rudolf Virchow*（Stanford, CA: Stanford University Press, 1958），以及 *A Commentary on the Medical Writings of Rudolf Virchow*（San Francisco: Norman Publishing, 1990）。菲爾紹在著作 *Virchow's Thrombosis and Emboli* 中（Canton, MA: Science History Publications, 1998。譯者是 Axel C. Matzdorff 和 William R. Bell）準確描述了血栓與栓塞如何

形成，可了解菲爾紹的系統性研究方法。菲爾紹一八五八年在柏林病理研究所講了二十堂課，意義重大，由 Frank Chance 翻譯後收錄於 *Cellular Pathology as Based upon Physiological and Pathological Histology*（Whitefish, MO: Kessinger Publishing, 2008）。*Letters to His Parents, 1839 to 1864*（Canton, MA: Science History Publications, 1990）將菲爾紹的個人信件集結成冊，由 L. J. Rather 翻譯，Marie Rabl 編輯，披露了許多他年輕時的理想和個人特質。*Virchow on Virchow*（Rockvill, MD: Kabel Publishers, 2000）收錄了一篇他高中時寫的論文，譯者是 Karel B. Absolon。

Luba Vikhanski 的著作 *Immunity: How Elie Metchnikoff Changed the Course of Modern Medicine*（Chicago: Chicago Review Press, 2016）是一本出色的現代傳記，介紹了梅契尼可夫的個人生活與科學工作。梅契尼可夫是一個複雜的人物，有時甚至略帶爭議，因此最好從多位作者的觀點來認識他。例如 Alfred I. Tauber 與 Leon Chernyak 的 *Metchnikoff and the Origins of Immunology: From Metaphor to Theory*（Oxford: Oxford University Press, 1991），以及他的妻子奧佳的著作 *Life of Elie Metchnikoff, 1845–1916*（London: Constable, 1921）。我也參考了以下幾本書籍：Alexandre Besredka 的 *The Story of an Idea: E. Metchnikoff's Work, Embryogenesis, Inflammation, Immunity, Aging, Pathology, Philosophy*（Bend, OR: Maverick Publications, 1979），譯者是 Abraham Rivenson 與 Rolf Oestreicher；Elaine Mardus 的 *Man with a Microscope: Elie Metchnikoff*（New York: J. Messner, 1968）；Charles Dawbarn 的 *Makers of a New France*（London: Mills and Boon, 1915）；以及 Herman Bernstein 的 *The Celebrities of Our Time*（London: Hutchinson, 1924）。梅契尼可夫的回憶錄 *Souvenirs*（Moscow: En Langues Étrangères, 1959）裡有一篇文章叫做〈美西納的歲月（過往記

憶，一九〇八）〉（My Stay in Messina (Memories of the Past, 1908)），譯者是 Claudine Neyen，內容描述了他如何發現吞噬作用。透過梅契尼可夫的其他著作，也能了解他對發炎和疾病的積極探索，例如 *Immunity in Infective Diseases*（Cambridge: Cambridge University Press, 1905），譯者是 F. G. Binnie；*The New Hygiene: Three Lectures on the Prevention of Infectious Diseases*（Chicago: W. T. Keener, 1910）；*The Prolongation of Life: Optimistic Studies*（New York: The Knickerbocker Press, 1908），譯者是 P. C. Mitchell；*Founders of Modern Medicine: Pasteur, Lister, Koch*（New York: Walden Publications, 1939），譯者是 David Berger；以及 *The Nature of Man: Studies in Optimistic Philosophy*（London: G. P. Putnam's Sons, 1903），譯者是 P. Chalmers Mitchell；一八九一年他在巴斯德研究所的講座集結成 *Lectures on the Comparative Pathology of Inflammation*（New York: Dover Publications, 1968），譯者是 F. A. Starling 與 E. H. Starling，梅契尼可夫帶著他對這個主題一貫的熱情探討各階層動物的發炎機制。

有幾本關於保羅．埃爾利希的作品推薦如下，包括 Martha Marquardt 的 *Paul Ehrlich*（New York: Henry Schuman, 1951）、Ernst Baumler 的 *Paul Ehrlich: Scientist for Life*（New York: Holmes & Meier, 1984）、Arthur M. Silverstein 的 *Paul Ehrlich's Receptor Immunology: The Magnificent Obsession*（San Diego: Academic Press, 2002）、Herman Goodman 的 *Paul Ehrlich: A Man of Genius, and an Inspiration to Humanitarians*（New York: reprint from *The Medical Times,* 1924），以及 Luba Vikhanski 的 *Immunity*。介紹免疫學總史的書籍，我推薦 Silverstein 的 *A History of Immunology*（San Diego: Academic Press, 1989），這應該是我看過最詳盡的資料之一。涵蓋範圍較小但仍值得一讀的包括 Pauline M. H. Mazumdar 的 *Immunology 1930–1980: Essays on the History of Immunology*

(Toronto: Wall and Thompson, 1989)、Edward J. Moticka 的 *A Historical Perspective on Evidence-Based Immunology*(Amsterdam: Elsevier, 2016)、Domenico Ribatti 的 *Milestones in Immunology: Based on Collective Papers*(London: Academic Press, 2017),以及 Wolfgang Schirmacher 的 *German Essays on Science in the 19th Century: Paul Ehrlich, Alexander von Humboldt, Werner von Sieme*(New York: Bloomsbury Academic, 1996)。我也很喜歡 William Addison 的〈Gulstonian Lectures on Fever and Inflammation〉,刊登於《英國醫學期刊》(*British Medical Journal,* nos. 121-128, April 23-June 1, 1859),以及 J. Burdon Sanderson 的〈Lumleian Lectures on Inflammation〉,刊登於《刺胳針》(*Lancet,* nos. 3057-3061, April 1-29, 1882)。

以下幾本著作對安塞爾・凱斯的研究提供了可靠的見解:Todd Tucker 的 *The Great Starvation Experiment: Ancel Keys and the Men Who Starved for Science*(Minneapolis: University of Minnesota Press, 2007);Joseph L. Dixon 的 *Genius and Partnership: Ancel and Margaret Keys and the Discovery of the Mediterranean Diet*(New Brunswick, NJ: Joseph L. Dixon Publishing, 2015);Ancel Keys、Josef Brozek、Austin Henschel 合著的 *The Biology of Human Starvation*(Minneapolis: University of Minnesota Press, 1950);Ancel Keys 與 Margaret Keys 合著的 *Eat Well and Stay Well*(Garden City, NY: Doubleday, 1963);Katherine Pett、Joel Kahn、Walter Willett、David Katz 合著的 *Ancel Keys And The Seven Countries Study: An Evidence-Based Response to Revisionist Histories*(Tulsa, OK: True Health Initiative, 2017)。亨利・布萊克波恩曾是凱斯的研究夥伴,在他的幫助下,我對凱斯的研究有更深入的認識。另外推薦兩本以實證為基礎、有深度的好書:柯林・坎貝爾的 *The China Study*

（Dallas, TX: BenBella Books, 2016，繁體中文版《救命飲食》由柿子文化出版），以及麥克·葛雷格（Michael Greger）與金·史東（Gene Stone）的 *How Not to Die: Discover the Foods Scientifically Proven to Prevent and Reverse Disease*（New York: Flatiron Books, 2015，繁體中文版《食療聖經》由漫遊者文化出版）。葛雷格的線上營養學研究資料庫內容豐富，容易查詢，也是非常珍貴的資源。

幾乎每一本醫學教科書都會提到發炎，不過是不同科別零碎地各自表述。Charles N. Serhan、Peter A. Ward、Derek W. Gilroy 共同編輯的 *Fundamentals of Inflammation*（Cambridge: Cambridge University Press, 2010）是重要的發炎綜合參考書，介紹發炎的細胞與分子機制。資訊類型的發炎與疾病參考書還包括 *Inflammation, Lifestyle and Chronic Disease: The Silent Link*（Boca Raton, FL: CRC Press, 2012），由 Bharat B. Aggarwal、Sunil Krishnan 和 Sushovan Guha 編著；Inflammation and Atherosclerosis（Berlin: Springer-Verlag Wein, 2012），由 George Wick 與 Cecilia Grundtman 編著；以及 *The Biology of Human Longevity: Inflammation, Nutrition and Aging in the Evolution of Lifespans*（Burlington, MA: Academic Press, 2007），由 Caleb E. Finch 編著。

前言

1 Jeff Aronson, "When I Use a Word…Is It Inflammation? It Is!," *OJM: An International Journal of Medicine 102* (2009).

Chapter 1 變形記

1 Byron A. Boyd, *Rudolf Virchow: Scientist as Citizen* (New York: Garland, 1991), 9.

2 Erwin H. Ackerknecht, *Rudolf Virchow: Doctor, Statesman, Anthropologist* (Madison: University of Wisconsin Press, 1953), 10.

3 John Simmons, *Doctors and Discoveries: Lives That Created Today's Medicine* (New York: Houghton Mifflin Harcourt, 2002).

4 John F. Nunn, *Ancient Egyptian Medicine* (Norman: University of Oklahoma Press, 2002).

5 A. Cornelius Celsus, *On Medicine,* vol. 3, trans. W. G. Spencer (Cambridge, MA: Harvard University Press, 1938); Russell P. Tracy, "The Five

Cardinal Signs of Inflammation: Calor, Dolor, Rubor, Tumor . . . and Penuria (Apologies to Aulus Cornelius Celsus, De Medicina, C. A.D. 25," *Journals of Gerontology: Series A* 61, no. 10 (Oct. 2006).

6 John Redman Coxe, *The Writings of Hippocrates and Galen. Epitomised from the Original Latin Translations* (Philadelphia: Lindsay and Blakiston, 1846); Vivian Nutton, "The Chronology of Galen's Early Career," *The Classical Quarterly* 23, no. 1 (1973).

7 Laura J. Snyder, *Eye of the Beholder: Johannes Vermeer, Antoni Van Leeuwenhoek, and the Reinvention of Seeing* (New York: W. W. Norton, 2015), 6–7, 103.

8 August Heidland et al., "The Contribution of Rudolf Virchow to the Concept of Inflammation: What Is Still of Importance?," *Journal of Nephrology* 19 Suppl 10 (May–June 2006).

9 Ackerknecht, *Doctor, Statesman, Anthropologist.* 本段中所有引述均取自這裡。

10 Guido Manjo, *The Healing Hand: Man and Wound in the Ancient World* (Cambridge, MA: Harvard University Press, 1975).

11 Rudolf Virchow, *Cellular Pathology as Based upon Physiological and Pathological Histology* (Whitefish, MO: Kessinger Publishing, 2008). 本段中所有引述均取自裡。

12 Ackerknecht, *Doctor,Statesman, Anthropologist.*

13 Carl Vernon Weller, "Rudolf Virchow—Pathologist," *The Scientific Monthly* 13, no. 1 (1921).

14 Ackerknecht, *Doctor, Statesman, Anthropologist;* Boyd, Scientist as Citizen.

15 Stefan H. E. Kaufman and Florian Winau, "From Bacteriology to Immunology: The Dualism of Specificity," *Nature Immunology* 6 (2005).

16 Patrice Debre, *Louis Pasteur,* trans. Elborg Forster (Baltimore: Johns Hopkins University Press, 1998).

17 Eula Biss, *On Immunity: An Inoculation* (Minneapolis: Graywolf Press, 2004).

18 這段文字引用自伊里亞・梅契尼可夫在美西納的寫作內容，也就是他在回憶錄 *Souvenirs* 中關於發現吞噬作用的描述。妻子奧佳的傳記也有一章描述了吞噬作用的發現，同樣參考了這本回憶錄。梅契尼可夫在發現吞噬作用的三十幾年後寫下這段描述，時間是一九〇八年十二月，幾週前他才剛獲得諾貝爾獎。或許，這段記述如實反映出他對這段回憶的真切情感。不過，梅契尼可夫在美西納感悟出這個道理之前，這些想法的種子說不定在他早期研究無脊椎動物時就已種下，然後經過多年醞釀，這是露巴・維克漢斯基（Luba Vikhanski）和阿弗雷德・陶博等人的觀點。此外，梅契尼可夫也謙虛地承認，關於吞噬作用的描述在他之前就已存在。他與前人的差別在於，他詳細研究了吞噬作用。他在初步觀察之後進行了許多實驗，並在一本名為 *Lectures on the Comparative Pathology of Inflammation* 的專著中詳細介紹了他的經典研究，這本書至今仍是重要參考書籍。請見 Charles T. Ambrose，"The Osler Slide, a Demonstration of Phagocytosis from 1876 Reports of Phagocytosis before Metchnikoff's 1880 Paper," *Cellular Immunology,* 240, no. 1 (2006); Siamon Gordon，"Elie Metchnikoff, the Man and the Myth," *Journal of Innate Immunity* 8 (2016)

19 Luba Vikhanski, *Immunity: How Elie Metchnikoff Changed the Course of Modern Medicine* (Chicago: Chicago Review Press, 2016).

20 英國外科醫生 John Hunter 也是早期主張發炎是自然的、（有時）有益的人物之一。一九七三年，他指出發炎可能對宿主的防禦有幫助，而不是對疾病的過程有幫助。請見 Helene F. Rosenberg and John I. Gallin, "Inflammation," in *Fundamental Immunology,* ed. William E. Paul (Philadelphia: Wolters Kluwer, 2008).

21 Vikhanski, *Immunity.*

22 Vikhanski, *Immunity.* 本段中所有引述均取自這裡。

23 Olga Metchnikoff, *Life of Elie Metchnikoff,* 1845–1916 (London: Constable, 1921).

24 Elie Metchnikoff, *Founders of Modern Medicine: Pasteur, Lister, Koch* (New York: Walden Publications, 1939).

25 Vikhanski, *Immunity.*

26 Metchnikoff, *Life of Elie Metchnikoff,* 1845–1916.

27 Vikhanski, *Immunity.*

28 Vikhanski, *Immunity.*
29 Daniel P. Todes, *Darwin without Malthus: The Struggle for Existence in Russian Evolutionary Thought* (New York: Oxford University Press, 1989).
30 Arthur M. Silverstein, *A History of Immunology,* 2nd ed. (Cambridge, MA: Academic Press, 2009).
31 Paul de Kruif, *Microbe Hunters* (San Diego: Harcourt, 2002).
32 Vikhanski, *Immunity.*
33 少數持相反論調的人並未受到重視。詩人兼科學家 Erasmus Darwin 在一八〇一年的著作《動物病學》（*Zoonomia*）中多次提到「好膿」（laudable pus）一詞。
34 Vikhanski, *Immunity.*
35 Ernst Bäumler, *Paul Ehrlich: Scientist for Life, trans. Grant Edwards* (New York: Holmes and Meier, 1984).
36 Paul Ehrlich, "Croonian Lecture–On Immunity with Special Reference to Cell Life," *Proceedings of the Royal Society of London 66* (Dec. 31, 1900).
37 Ehrlich, "Croonian Lecture."
38 Vikhanski, *Immunity.*
39 Vikhanski, *Immunity.*

Chapter 2 天厭自毒

1 Silverstein, *History of Immunology.*
2 Manon Mathias, "Autointoxication and Historical Precursors of the Microbiome–Gut–Brain Axis," *Microbial Ecology in Health and Disease* 29, no. 2 (2018).
3 Silverstein, *History of Immunology.*
4 Silverstein, *History of Immunology.*
5 Murray Dworetzky, Sheldon Cohen, and Myrna Zelaya–Quesada, "Portier, Richet, and the Discovery of Anaphylaxis: A Centennial," *Journal of Allergy and Clinical Immunology* 110, no. 2 (2002).
6 Rober A. Bridges, Heinz Berendes, and Robert A. Good, "A Fatal Granulomatous Disease of Childhood; The Clinical, Pathological, and Laboratory Features of a New Syndrome," *American Journal of Diseases of Children* 97, no. 4 (1959).
7 Tracy Assari, "Chronic Granulomatous Disease; Fundamental Stages in Our Understanding of CGD," *Medical Immunology* 5 (Sept. 21, 2006).
8 Vikhanski, *Immunity.*
9 朱爾斯・霍夫曼二〇二一年五月寫給筆者的電子郵件。
10 Elaine Mardus, *Man with a Microscope: Elie Metchnikoff* (New York: Messner, 1968).
11 Jean Michel Dubernard et al., "Functional Results of the First Human Double–Hand Transplantation," *Annals of Surgery* 238, n o. 1 (2003).
12 Guillame Hoeffel and Florent Ginhoux, "Fetal Monocytes and the Origins of Tissue- Resident Macrophages," *Cellular Immunology* 330 (August 2018): 5–15.

Chapter 3 窒息感

1 James E. Dalen et al., "The Epidemic of the 20th Century: Coronary Heart Disease," *American Journal of Medicine* 127, no. 9 (2014).

2 Thomas H. Lee, *Eugene Braunwald and the Rise of Modern Medicine* (Cambridge, MA: Harvard University Press, 2013).

3 彼得・利比二〇一九年二月與筆者的訪談。

4 Michael E. Silverman, "William Heberden and Some Account of a Disorder of the Breast," *Cllinical Cardiology* 10 (1987); Joshua O. Leibowitz, *The History of Coronary Heart Disease* (Berkeley: University of Califormia Press, 1970).

5 O. F. Hedley, "Contributions of Edward Jenner to Modern Concepts of Heart Disease," *American Journal of Public Health* 28 (1938); Silverman, "William Heberden."

6 John Baron, "Review of the Life of Edward Jenner, M.D., LL.D., F.R.S.," *The Medico- Chirurgical Review and Journal of Medical Science* 33 (Oct. 1, 1838): 497.

7 Georg Wick and Cecilia Grundtman, eds., *Inflammation and Atherosclerosis* (New York: Springer, 2012).

8 William Osler, *The Principles and Practice of Medicine,* 6th ed. (New York: Appleton, 1906).

9 Gilbert Thompson, ed., *Pioneers of Medicine without a Nobel Prize* (London: Imperial College Press, 2014).

10 Thompson, *Pioneers of Medicine.*

11 Alexander Ignatowski, "Changes in Parenchymatous Organs and in the Aorta of Rabbits under the Influence of Animal Protein [in Russian]," *Izvestia Imperatorskoi Voenno–Medicinskoi Akademii* 18 (1908).

12 A. Windaus, "Ueber Der Gehalt Normaler Und Atheromatoser Aorten an Cholesterol Und Cholesterinester," *Zeitschrift für Physiologische Chemie* 67 (1910).

13 Nikolai N. Anitschkow and S. Chalatov, "Ueber Experimentelle Cholesterinsteatose Und Ihre Bedeutung Fur Die Entstehung Einiger Pathologischer Prozesse," *Zentralblatt für allgemeine Pathologie und pathologische Anatomie* 24 (1913); Nikolai N. Anitschkow and S. Chalatov, "Classics in Arteriosclerosis Research: On Experimental Cholesterin Steatosis and Its Significance in the Origin of Some Pathological Processes," *Arteriosclerosis* 3 (1983).

14 Daniel Steinberg, "In Celebration of the 100th Anniversary of the Lipid Hypothesis of Atherosclerosis," *Journal of Lipid Research* 54 (2013).

15 *Framingham Heart Study: Laying the Foundation for Preventive Health Care,* National Institutes of Health, https://framinghamheartstudy.org/fhs-about/ .

16 "The Lipid Research Clinics Coronary Primary Prevention Trial Results. I. Reduction in Incidence of Coronary Heart Disease," *Journal of the American Medical Association* 251, no. 3 (Jan. 20 1984).

17 Daniel Steinberg, *The Cholesterol Wars: The Skeptics vs. the Preponderance of Evidence* (San Diego: Academic Press, 2007).

18 Russell Ross and John A Glomset, "The Pathogenesis of Atherosclerosis: (First of Two Parts)," *New England Journal of Medicine* 295, no. 7 (1976); Russell Ross and John A Glomset, "The Pathogenesis of Atherosclerosis: (Second of Two Parts)," *New England Journal of Medicine* 295, no. 8 (1976).

19 Peter Libby, "Johann Sebastian Bach: A Healer in His Time," *Circulation Research* 124, no. 9 (2019).

20 Virchow, *Cellular Pathology.*

21 Joseph Hodgson, *A Treatise on the Diseases of Arteries and Veins, Containing the Pathology and Treatment of Aneurisms and Wounded Arteries* (London: Underwood, 1815).

22 Wick and Grundtman, *Inflammation and Atherosclerosis.*

23 Russell Ross, "Atherosclerosis— An Inflammatory Disease," *New England Journal of Medicine* 340, no. 2 (Jan. 14, 1999): 115–26.

24 Peter Libby, "Role of Inflammation in Atherosclerosis Associated with Rheumatoid Arthritis," *American Journal of Medicine* 121, no. 10, Suppl 1 (Oct. 2008).

25 Paul M. Ridker et al., "Inflammation, Aspirin, and the Risk of Cardiovascular Disease in Apparently Healthy Men," *New England Journal of Medicine* 336, no. 14 (April 3, 1997).

26 Paul M. Ridker et al., "Rosuvastatin to Prevent Vascular Events in Men and Women with Elevated C- Reactive Protein," *New England Journal of Medicine* 359, no. 21 (Nov. 20, 2008).

27 Paul M. Ridker, "From C- Reactive Protein to Interleukin- 6 to Interleukin- 1: Moving Upstream to Identify Novel Targets for Atheroprotection," *Circulation Research* 118, no. 1 (Jan. 8, 2016).

28 保羅・里德克二〇一九年二月與筆者的訪談。也可參閱以下資料：Paul M. Ridker, "Closing the Loop on Inflammation and Atherothrombosis: Why Perform the Cirt and Cantos Trials?," *Transactions of the American Clinical and Climatological Association* 124 (2013).

29 Paul M. Ridker et al., "Antiinflammatory Therapy with Canakinumab for Atherosclerotic Disease," *New England Journal of Medicine* 377, no. 12 (2017).

30 Jean- Claude Tardif et al., "Efficacy and Safety of Low–Dose Colchicine after Myocardial Infarction," *New England Journal of Medicine* 381, no. 26 (2019); Stefan M. Nidorf et al., "Colchicine in Patients with Chronic Coronary Disease," *New England Journal of Medicine* 383, no. 19 (2020).

Chapter 4 未癒合的傷口

1 Rudolf Virchow, "Professor Virchow's Report on the Portion of Growth Removed from the Larynx of H.I.H. The Crown Prince of Germany by Dr. M. Mackenzie on June 28th," *British Medical Journal* 2, no. 1386 (1887).

2 Jeremiah Reedy, "Galen on Cancer and Related Diseases," in *Clio Medica. Acta Academiae Internationalis Historiae Medicinae,* ed. Lester S. King (Leiden, The Netherlands: Brill | Rodopi, 1975).

3 Bäumler, *Paul Ehrlich: Scientist for Life.*

4 Robert J. Moore et al., "Mice Deficient in Tumor Necrosis Factor- Alpha Are Resistant to Skin Carcinogenesis," *Nature Medicine* 5, no. 7 (July 1999).

5 Harold F. Dvorak, "Tumors: Wounds That Do Not Heal," *New England Journal of Medicine* 315, no. 26 (Dec. 25, 1986).

6 Harold F. Dvorak, "Tumors: Wounds That Do Not Heal – Redux," *Cancer Immunology Research* 3, no.1 (2015).

7 Dvorak, "Tumors: Wounds That Do Not Heal – Redux".

8 David S. Dolberg et al., "Wounding and Its Role in RSV–Mediated Tumor Formation," *Science* 230, no. 4726 (Nov. 8, 1985).

9 哈洛德・狄沃札克二〇一九年二月寫給筆者的電子郵件。

10 Ben-Neriah Yinon and Michael Karin, "Inflammation Meets Cancer, with Nf- κb as the Matchmaker," *Nature Immunology* 12 (2011).

11 See, for example, Maria Rosaria Galdiero, Gianni Marone, and Alberto Mantovani, "Cancer Inflammation and Cytokines," *Cold Spring Harbor Perspectives in Biology* (2017); Mingen Liu, Anusha Kalbasi, and Gregory L. Beatty, "Functio Laesa: Cancer Inflammation and Therapeutic Resistance," *Journal of Oncology Practice* 13, no. 3 (2017); Shanthini M. Crusz and Frances R. Balkwill, "Inflammation and Cancer: Advances and New Agents," *Nature Reviews Clinical Oncology* 12 (Oct. 2015).

12 Elaine Y. Lin et al., "Colony- Stimulating Factor 1 Promotes Progression of Mammary Tumors to Malignancy," *Journal of Experimental Medicine* 193, no. 6 (March 19 2001).

13 「促癌特徵」(enabling hallmarks)是允許癌細胞獲得關鍵特徵的機制，包括發炎與可突變的基因組(其突變性加快癌症形成的速度)。免疫逃避(immune evasion)是許多癌症的特性，也被升級為關鍵特徵。請見 Douglas Hanahan and Robert A. Weinberg, "Hallmarks of Cancer: The Next Generation," *Cell* 144, no. 5 (2011).

14 See, for example, Bharat B. Aggarwal, Bokyung Sung, and Subash Chandra Gupta, eds., *Inflammation and Cancer* (Basel: Springer, 2014); Crusz and

Balkwill, "Inflammation and Cancer: Advances and New Agents"; Shabnam Shalapour and Michael Karin, "Immunity, Inflammation, and Cancer: An Eternal Fight between Good and Evil," *Journal of Clinical Investigation* 125, no. 9 (2015).

15 Dawit Kidane et al., "Interplay between DNA Repair and Inflammation, and the Link to Cancer," *Critical Reviews in Biochemistry and Molecular Biology* 4, no. 9 (2014).

16 Sergei I. Grivennikov, Florian R. Greten, and Michael Karin, "Immunity, Inflammation, and Cancer," *Cell* 140 (March 19, 2010); Hugo Gonzalez, Catharina Hagerling, and Zena Werb, "Roles of the Immune System in Cancer: From Tumor Initiation to Metastatic Progression," *Genes & Development* 32 (2018).

17 Eran Elinav et al., "Inflammation- Induced Cancer: Crosstalk between Tumours, Immune Cells and Microorganisms," *Nature Reviews Cancer* 13, no. 11 (Nov. 2013).

18 魯斯蘭・麥哲托夫二〇二二年六月寫給筆者的電子郵件。

19 Hoeffel and Ginhoux, "Fetal Monocytes and the Origins of Tissue-Resident Macrophages."

20 Ruslan Medzhitov, "Origin and Physiological Roles of Inflammation," *Nature* 454, no. 7203 (2008).

21 Bharat B. Aggarwal et al., "Inflammation and Cancer: How Hot Is the Link?. " *Biochemical Pharmacology* 72, no. 11 (Nov. 30, 2006); Joydeb Kumar Kundu and Young-Joon Surh, "Inflammation: Gearing the Journey to Cancer," *Mutation Research/Reviews in Mutation Research* 659, no. 1 (July 2008).

22 Audrey Lasry et al., "Cancer Cell- Autonomous Parainflammation Mimics Immune Cell Infiltration," *Cancer Research* 77, no. 14 (2017).

Chapter 5 生理結構的緊密關係

1 Garabed Eknoyan, "A History of Obesity, or How What Was Good Became Ugly and Then Bad," *Advances in Chronic Kidney Disease* 13, no. 4 (Oct. 2006).

2 Eknoyan, "A History of Obesity."

3 Eknoyan, "A History of Obesity."

4 Robert W. O'Rourke, "Inflammation, Obesity, and the Promise of Immunotherapy for Metabolic Disease," *Surgery for Obesity and Related Diseases* 9, no. 5 (Sept.–Oct. 2013).

5 Gökhan S. Hotamisligil, Narinder S. Shargill, and Bruce M. Spiegelman, "Adipose Expression of Tumor Necrosis Factor-Alpha: Direct Role in Obesity-Linked Insulin Resistance," *Science* 259, no. 5091 (Jan. 1, 1993).

6 Gökhan S. Hotamisligil et al., "Increased Adipose Tissue Expression of Tumor Necrosis Factor- Alpha in Human Obesity and Insulin Resistance," *Journal of Clinical Investigation* 95, no. 5 (May 1995).

7 S. K. Garg et al., "Diabetes and Cancer: Two Diseases with Obesity as a Common Risk Factor," *Diabetes, Obesity, and Metabolism: A Journal of Pharmacology and Therapeutics* 16, no. 2 (Feb. 2014); Maximilian Zeyda and Thomas M. Stulnig, "Obesity, Inflammation, and Insulin Resistance — a Mini-Review," *Gerontology* 55, no. 4 (2009).

8 Stuart P. Weisberg et al., "Obesity Is Associated with Macrophage Accumulation in Adipose Tissue," *Journal of Clinical Investigation* 112, no. 12 (Dec. 2003); Haiyan Xu et al., "Chronic Inflammation in Fat Plays a Crucial Role in the Development of Obesity- Related Insulin Resistance," *Journal of Clinical Investigation* 112, no. 12 (Dec. 2003).

9 Marc Y. Donath et al., "Inflammation in Obesity and Diabetes: Islet Dysfunction and Therapeutic Opportunity," *Cell Metabolism* 17, no. 6 (June 4, 2013).

10 安東尼・菲朗特二〇二二年五月寫給筆者的電子郵件。

11 A. W. Ferrante, Jr., "The Immune Cells in Adipose Tissue," *Diabetes, Obesity, and Metabolism: A Journal of Pharmacology and Therapeutics* 15, Suppl. 3 (Sept. 2013).

12 Diane Mathis and Steven E. Shoelson, "Immunometabolism: An Emerging Frontier," *Nature Reviews Immunology* 11, no. 2 (Feb. 2011).

13 Justin I. Odegaard and Ajay Chawla, "Pleiotropic Actions of Insulin Resistance and Inflammation in Metabolic Homeostasis," *Science* 339, no. 6116 (Jan. 11, 2013); Gökhan S. Hotamisligil, "Inflammation and Metabolic Disorders," *Nature* 444, no. 7121 (Dec. 14, 2006).

14 O'Rourke, "Inflammation, Obesity, and the Promise."

15 O'Rourke, "Inflammation, Obesity, and the Promise."

16 See, for example, Carey N. Lumeng and Alan R. Saltiel, "Inflammatory Links between Obesity and Metabolic Disease," *Journal of Clinical Investigation* 121, no. 6 (June 2011); Margaret F. Gregor and Gökhan S. Hotamisligil, "Inflammatory Mechanisms in Obesity," *Annual Review of Immunology* 29 (2011); F. Tona et al., "Systemic Inflammation Is Related to Coronary Microvascular Dysfunction in Obese Patients without Obstructive Coronary Disease," *Nutrition, Metabolism, and Cardiovascular Diseases* 24, no. 4 (April 2014); Fátima Pérez de Heredia, Sonia Gómez-Martinez, and Ascensión Marcos, "Obesity, Inflammation and the Immune System," *Proceedings of the Nutrition Society* 71, no. 2 (May 2012).

17 P. Mathieu, I. Lemieux, and J. P. Després, "Obesity, Inflammation, and Cardiovascular Risk," *Clinical Pharmacology & Therapeutics* 87, no. 4 (April 1, 2010).

18 Ahmad Jayedi et al., "Central Fatness and Risk of All Cause Mortality: Systematic Review and Dose-Response Meta-Analysis of 72 Prospective Cohort Studies," *British Medical Journal* 370 (Sept. 23, 2020).

19 Zdenek Matloch et al., "The Role of Inflammation in Epicardial Adipose Tissue in Heart Diseases," *Current Pharmaceutical Design* 24, no. 3 (2018); M. Iantorno et al., "Obesity, Inflammation and Endothelial Dysfunction," *Journal of Biological Regulators and Homeostatic Agents* 28, no. 2 (April–June 2014).

20 See, for example, Steven E. Shoelson, Laura Herrero, and Afia Naaz, "Obesity, Inflammation, and Insulin Resistance," *Gastroenterology* 132, no. 6 (May 2007); Jongsoon Lee, "Adipose Tissue Macrophages in the Development of Obesity- Induced Inflammation, Insulin Resistance and Type 2 Diabetes," *Archives of Pharmacal Research* 36, no. 2 (Feb. 2013); Joanne C. McNelis and Jerrold M. Olefsky, "Macrophages, Immunity, and Metabolic Disease," *Immunity* 41, no. 1 (July 17, 2014); Marc Y. Donath, "Targeting Inflammation in the Treatment of Type 2 Diabetes: Time to Start," *Nature Reviews Drug Discovery* 13, no. 6 (June 2014).

21 Odegaard and Chawla, "Pleiotropic Actions of Insulin Resistance."

22 Steven Shoelson, "JMM—Past and Present," *Journal of Molecular Medicine* 80 (2002).

23 Steven E. Shoelson, Jongsoon Lee, and Allison B. Goldfine, "Inflammation and Insulin Resistance," *Journal of Clinical Investigation* 116, no. 7 (July 2006).

24 Gökhan S. Hotamisligil et al., "IRS-1-Mediated Inhibition of Insulin Receptor Tyrosine Kinase Activity in TNF-α lpha-and Obesity-Induced Insulin Resistance," *Science* 271, no. 5249 (Feb. 2, 1996).

25 Michael L. McDaniel et al., "Cytokines and Nitric Oxide in Islet Inflammation and Diabetes," *Proceedings of the Society for Experimental Biology and Medicine* 211, no. 1 (Jan. 1996).

26 K. Eguchi and I. Manabe, "Macrophages and Islet Inflammation in Type 2 Diabetes," *Diabetes, Obesity, and Metabolism: A Journal of Pharmacology and Therapeutics* 15, Suppl. 3 (Sept. 2013).

27 Shannon M. Reilly and Alan R. Saltiel, "Adapting to Obesity with Adipose Tissue Inflammation," *Nature Reviews Endocrinology* 13, no. 11 (Nov. 2017).

28 格克翰・荷塔米斯里吉二〇一九年二月與筆者的訪談。

29 Giovanni Tarantino, "Gut Microbiome, Obesity- Related Comorbidities, and Low- Grade Chronic Inflammation," *Journal of Clinical Endocrinology and Metabolism* 99, no. 7 (July 2014); Anne M. Minihane et al., "Low-Grade Inflammation, Diet Composition and Health: Current Research Evidence and Its Translation," *British Journal of Nutrition* 114, no. 7 (Oct. 14, 2015).

30 See, for example, Andrew J. Dannenberg and Nathan A. Berger, *Obesity, Inflammation and Cancer,* 7 (New York: Springer, 2013); Ryan Kolb, Fayyaz S. Sutterwala, and Weizhou Zhang, "Obesity and Cancer: Inflammation Bridges the Two," *Current Opinion in Pharmacology* 29 (Aug. 2016); Marek Wagner, Eli Sihn Samdal Steinskog, and Helge Wiig, "Adipose Tissue Macrophages: The Inflammatory Link between Obesity and Cancer?," *Expert Opinion on Therapeutic Targets* 19, no. 4 (April 2015); Tuo Deng et al., "Obesity, Inflammation, and Cancer," *Annual Review of Pathology: Mechanisms of Disease* 11 (May 23, 2016).

Chapter 6 大腦灰質

1 Vikhanski, *Immunity.*

2 Luigi Ferrucci et al., "Serum Il-6 Level and the Development of Disability in Older Persons," *Journal of the American Geriatrics Society* 47, no. 6 (1999); Tamara B. Harris et al., "Associations of Elevated Interleukin-6 and C-Reactive Protein Levels with Mortality in the Elderly," *American Journal of Medicine* 106, no. 5 (May 1999).

3 See, for example, Claudio Franceschi and Judith Campisi, "Chronic Inflammation (Inflammaging) and Its Potential Contribution to Age- Associated Diseases," *Journals of Gerontology: Series A* 69, Suppl. 1 (2014); Claudio Franceschi et al., "Inflammaging," in *Handbook of Immunosenescence: Basic Understanding and Clinical Implications,* ed. Tamas Fulop et al. (Cham: Springer International Publishing, 2019); Luigi Ferrucci and Elisa Fabbri, "Inflammageing: Chronic Inflammation in Ageing, Cardiovascular Disease, and Frailty," *Nature Reviews Cardiology* 15, no. 9 (Sept. 2018); Yumiko Oishi and Ichiro Manabe, "Macrophages in Age- Related Chronic Inflammatory Diseases," *NPJ Aging and Mechanisms of Disease* 2, no. 1 (2016).

4 生物學老化的基本特徵最初發表於2013年。2014年，發炎老化被視為老化過程的特徵之一。請見Carlos López-Otín et al., "The Hallmarks of Aging," *Cell* 153, no. 6 (June 6, 2013); Brian K. Kennedy et al., "Geroscience: Link- ing Aging to Chronic Disease," *Cell* 159, no. 4 (Nov. 6, 2014).

5 Claudio Franceschi et al., "Inflammaging and 'Garb-Aging'," *Trends in Endocrinology & Metabolism* 28, no. 3 (2017).

6 Arsun Bektas et al., "Aging, Inflammation and the Environment," *Experimental Gerontology* 105 (May 1, 2018).

7 Darren J. Baker et al., "Naturally Occurring P16ink4a- Positive Cells Shorten Healthy Lifespan," *Nature* 530, no. 7589 (Feb. 1, 2016); Francesco Prattichizzo et al., "Senescence Associated Macrophages and "Macroph- Aging": Are They Pieces of the Same Puzzle?," *Aging* (Albany NY) 8, no. 12 (Dec. 7, 2016).

8 Melissa L. Harris et al., "A Direct Link between Mitf, Innate Immunity, and Hair Graying," *PLOS Biology* 16, no. 5 (2018).

9 Richard L. Amdur et al., "Inflammation and Progression of Ckd: The Cric Study," *Clinical Journal of the American Society of Nephrology* 11, no. 9 (Sept. 7, 2016).

10 Oleh M. Akchurin and Frederick Kaskel, "Update on Inflammation in Chronic Kidney Disease," *Blood Purification* 39, nos. 1–3 (2015); Dominic S. Raj, Roberto Pecoits- Filho, and Paul L. Kimmel, "Chapter 17: Inflammation in *Chronic Kidney Disease,*" in *Chronic Renal Disease,* ed. Paul L. Kimmel and Mark E. Rosenberg (San Diego: Academic Press, 2015); Simona Mihai et al., "Inflammation-Related Mechanisms in Chronic Kidney Disease Prediction, Progression, and Outcome," *Journal of Immunology Research* 2018 (Sept. 6, 2018); Gabriela Cobo, Bengt Lindholm, and Peter Stenvinkel, "Chronic Inflammation in End-Stage Renal Disease and Dialysis," *Nephrology Dialysis Transplantation* 33, Suppl. 3 (Oct. 1, 2018).

11 F. Berenbaum, "Osteoarthritis as an Inflammatory Disease (Osteoarthritis Is Not Osteoarthrosis!)," *Osteoarthritis Cartilage* 21, no. 1 (Jan. 2013).

12 Sebastiaan Dalle, Lenka Rossmeislova, and Katrien Koppo, "The Role of Inflammation in Age-Related Sarcopenia," Review, *Frontiers in Physiology* 8, no. 1045 (Dec. 12, 2017); Giulia Bano et al., "Inflammation and Sarcopenia: A Systematic Review and Meta-Analysis," *Maturitas* 96 (Feb. 1, 2017).

13 Chang- Yi Cui and Luigi Ferrucci, "Macrophages in Skeletal Muscle Aging," *Aging* 12, no. 1 (2020).

14 Alison Abbott, "Is 'Friendly Fire' in the Brain Provoking Alzheimer's Disease?," *Nature* 556 (April 26, 2018); Edward Bullmore, *The Inflamed Mind: A Radical New Approach to Depression* (New York: Picador, 2018).

15 Gill Livingston et al., "Dementia Prevention, Intervention, and Care," *Lancet* 390, no. 10113 (Dec .16, 2017).

16 Helmut Kettenmann and Alexei Verkhratsky, "Neuroglia: The 150 Years After," *Trends in Neurosciences* 31, no. 12 (2008).

17 Abbott, "Is 'Friendly Fire' in the Brain"; Michael T. Heneka et al., "Nlrp3 Is Activated in Alzheimer's Disease and Contributes to Pathology in App/Ps1 Mice," *Nature* 493, no. 7434 (Jan. 1, 2013).

18 Brian W. Kunkle et al., "Genetic Meta-Analysis of Diagnosed Alzheimer's Disease Identifies New Risk Loci and Implicates Aβ, Tau, Immunity and Lipid Processing," *Nature Genetics* 51, no. 3 (March 1, 2019); Rita Guerreiro et al., "Trem2 Variants in Alzheimer's Disease," *New England Journal of Medicine* 368, no. 2 (2012); Thorlakur Jonsson et al., "Variant of Trem2 Associated with the Risk of Alzheimer's Disease," *New England Journal of Medicine* 368, no. 2 (2012).

19 Julia Marschallinger, Kira Irving Mosher, and Tony Wyss-Coray, "Microglial Dysfunction in Brain Aging and Neurodegeneration," in *Handbook of Immunosenescence: Basic Understanding and Clinical Implications,* ed. Tamas Fulop et al. (London: Springer Nature, 2018).

20 Ji-Yeun Hur et al., "The Innate Immunity Protein Ifitm3 Modulates Γ- Secretase in Alzheimer's Disease," *Nature* 586, no. 7831 (Oct. 1, 2020); Christina Ising et al., "Nlrp3 Inflammasome Activation Drives Tau Pathology," *Nature* 575, no. 7784 (Nov. 2019).

21 Beatriz G. Perez-Nievas et al., "Dissecting Phenotypic Traits Linked to Human Resilience to Alzheimer's Pathology," *Brain* 136, Pt. 8 (Aug. 2013).

22 See, for example, Robert Moir and Rudolph E. Tanzi, "The Innate Immune Protection Hypothesis of Alzheimer's Disease," *Advances in Motion* (Feb. 4, 2020); Hur et al., "Innate Immunity Protein"; Michael T Heneka et al., "Neuroinflammation in Alzheimer's Disease," *The Lancet Neurology* 14, no. 4 (2015).

23 Keenan A. Walker et al., "Systemic Inflammation During Midlife and Cognitive Change over 20 Years," *Neurology* 92, no. 11 (2019).

24 Keenan A. Walker et al., "Midlife Systemic Inflammatory Markers Are Associated with Late-Life Brain Volume," *Neurology* 89, no. 22 (2017).

25 Angela R. Kamer et al., "Inflammation and Alzheimer's Disease: Possible Role of Periodontal Diseases," *Alzheimer's & Dementia* 4, no. 4 (July 1, 2008).

26 Robert A. Stern et al., "Tau Positron-Emission Tomography in Former National Football League Players," *New England Journal of Medicine* 380, no. 18 (May 2, 2019); Thor D. Stein et al., "Beta-Amyloid Deposition in Chronic Traumatic Encephalopathy," *Acta Neuropathologica* 130, no. 1 (July 1, 2015).

27 Megan E. Renna et al., "The Association between Anxiety, Traumatic Stress, and Obsessive-Compulsive Disorders and Chronic Inflammation: A Systematic Review and Meta-Analysis," *Depression & Anxiety* 35, no. 11 (2018); Heeok Hong, Byung Sun Kim, and Heh-In Im, "Pathophysiological Role of Neuroinflammation in Neurodegenerative Diseases and Psychiatric Disorders," *International Neurourology Journal* 20, Suppl. 1 (2016).

28 R. S. Smith, "The Macrophage Theory of Depression," *Medical Hypotheses* 35, no. 4 (Aug. 1991).

29 Bullmore, *The Inflamed Mind;* Beurel, Toups, and Nemeroff, "Bidirectional Relationship of Depression and Inflammation"; Chieh-Hsin Lee and Fabrizio Giuliani, "The Role of Inflammation in Depression and Fatigue," Review, *Frontiers in Immunology* 10, no. 1696 (July 19, 2019).

30 Marie Kim Wium-Andersen et al., "Elevated C-Reactive Protein Levels, Psychological Distress, and Depression in 73,131 Individuals," *JAMA Psychiatry* 70, no. 2 (2013).

31 Neil A. Harrison et al., "Inflammation Causes Mood Changes through Alterations in Subgenual Cingulate Activity and Mesolimbic Connectivity," *Biological Psychiatry* 66, no. 5 (Sept. 1, 2009); Thomas E. Kraynak et al., "Functional Neuroanatomy of Peripheral Inflammatory Physiology: A Meta-Aalysis of Human Neuroimaging Studies," *Neuroscience and Biobehavioral Reviews* 94 (Nov. 2018).

32 Harrison et al., "Inflammation Causes Mood Changes."

33 David S . Jones, Scott H. Podolsky, and Jeremy A. Greene, "The Burden of Disease and the Changing Task of Medicine," *New England Journal of Medicine* 366, no. 25 (June 21, 2012).

34 Rehan P. Visser, "Fernando Pessoa's Art of Living: Ironic Multiples, Multiple Ironies," *The Philosophical Forum* 50, no. 4 (Dec. 1, 2019).

35 Carmela Ciuraru, *Nom De Plume: A (Secret) History of Pseudonyms* (New York: HarperCollins, 2011).

Chapter 7 消炎解方

1 Nicolâas G. Bazâan, Jack H. Botting, and John R. Vane, *New Targets in Inflammation: Inhibitors of Cox-2 or Adhesion Molecules* (Dordrecht: Springer Netherlands, 1996); J. R. Vane and R. M. Botting, "The History of Anti- Inflammatory Drugs and Their Mechanism of Action," in *New Targets in Inflammation: Inhibitors of Cox-2 or Adhesion Molecules Proceedings of a Conference Held on April 15–16, 1996, in New Orleans, USA, Supported by an Educational Grant from Boehringer Ingelheim,* ed. Nicolas Bazan, Jack Botting, and John Vane (Dordrecht: Springer Netherlands, 1996).

2 Vane and Botting, "History of Anti-Inflammatory Drugs."

3 Alan Jones, "Terminology and Processes Used in Drug Manufacture," in *Chemistry: An Introduction for Medical and Health Sciences* (Chichester, UK: John Wiley & Sons, 2005).

4 Michael Fine, "Quantifying the Impact of Nsaid-Associated Adverse Events," *American Journal of Managed Care* 19, no. 14, Suppl. (Nov. 2013).

5 Kay Brune and Burkhard Hinz, "The Discovery and Development of Antiinflammatory Drugs," *Arthritis & Rheumatism* 50, no. 8 (2004).

6 Frank Heynick, "The Original 'Magic Bullet' Is 100 Years Old," *British Journal of Psychiatry* 195, no. 5 (2009).

7 See, for example, James N. Fullerton and Derek W. Gilroy, "Resolution of Inflammation: A New Therapeutic Frontier," *Nature Reviews Drug Discovery* 15, no. 8 (Aug. 1, 2016); I. Tabas and C. K. Glass, "Anti- Inflammatory Therapy in Chronic Disease: Challenges and Opportunities," *Science* 339, no. 6116 (Jan. 11, 2013).

8 Caroline Williams, "How to Extinguish the Inflammation Epidemic," *The New Scientist* (June 14, 2017).

9 Minihane et al., "Low-Grade Inflammation."

10 Stephen M. Rappaport, "Genetic Factors Are Not the Major Causes of Chronic Diseases," *PLOS ONE* 11, no. 4 (2016).

11 Grivennikov, Greten, and Karin, "Immunity, Inflammation, and Cancer"; Haijiang Dai et al., "Global, Regional, and National Burden of Ischaemic Heart Disease and Its Attributable Risk Factors, 1990–2017: Results from the Global Burden of Disease Study 2017," *European Heart Journal—Quality of Care and Clinical Outcomes* (2020).

12 Carine Lenders e t a l., "A Novel Nutrition Medicine Education Model: The Boston University Experience," *Advances in Nutrition* 4, no. 1 (Jan. 1, 2013); GBD 2017 Diet Collaborators, "Health Effects of Dietary Risks in 195 Countries, 1990– 2017: A Systematic Analysis for the Global Burden of Disease Study 2017," Lancet 393, no. 10184 (May 11, 2019); U.S. Burden of Disease Collaborators, "The State of US Health, 1990– 2016: Burden of Diseases, Injuries, and Risk Factors among US States," *Journal of the American Medical Association* 319, no. 14 (2018).

Chapter 8 無聲的對話

1 See, for example, Marc Veldhoen and Verena Brucklacher-Waldert, "Dietary Influences on Intestinal Immunity," *Nature Reviews Immunology* 12, no. 10 (Oct. 2012); Ling Zhao, Joo Y. Lee, and Daniel H. Hwang, "Inhibition of Pattern Recognition Receptor-Mediated Inflammation by Bioactive Phytochemicals," *Nutrition Reviews* 69, no. 6 (June 2011); Lili Yu et al., "Pattern Recognition Receptor-Mediated Chronic Inflammation in the Development and Progression of Obesity-Related Metabolic Diseases," *Mediators of Inflammation* 2019 (2019).

2 Vikhanski, *Immunity.*

3 Vikhanski, *Immunity.*

4 Metchnikoff, *Life of Elie Metchnikoff,* 1845–1916.

5 Lesley E. Smythies, Larry M. Wahl, and Phillip D. Smith, "Isolation and Purification of Human Intestinal Macrophages," *Current Protocols in Immunology* 70 (Jan. 2006).

6 Lesley E . S mythies e t a l., "Human Intestinal Macrophages Display Profound Inflammatory Anergy Despite Avid Phagocytic and Bacteriocidal Activity," *Journal of Clinical Investigation* 115, no. 1 (Jan. 3, 2005).

7 S. K. Mazmanian et al., "An Immunomodulatory Molecule of Symbiotic Bacteria Directs Maturation of the Host Immune System," *Cell* 122, no. 1 (July 15, 2005).

8 Ivaylo I. Ivanov et al., "Induction of Intestinal Th17 Cells by Segmented Filamentous Bacteria," *Cell* 139, no. 3 (Oct. 30, 2009).

9 Jonas Schluter et al., "The Gut Microbiota Is Associated with Immune Cell Dynamics in Humans," *Nature* 588, no. 7837 (Dec. 1, 2020).

10 Jun Sun and Ikuko Kato, "Gut Microbiota, Inflammation and Colorectal Cancer," *Genes & Diseases* 3, no. 2 (June 1, 2016).

11 B. Eiseman et al., "Fecal Enema as an Adjunct in the Treatment of Pseudomembranous Enterocolitis," *Surgery* 44, no. 5 (Nov. 1958).

12 Fredrik Bäckhed et al., "The Gut Microbiota as an Environmental Factor That Regulates Fat Storage," *Proceedings of the National Academy of Sciences of the USA* 101, no. 44 (2004).

13 K. Ridaura Vanessa et al., "Gut Microbiota from Twins Discordant for Obesity Modulate Metabolism in Mice," *Science* 341, no. 6150 (Sept. 6, 2013).

14 H. Renz et al., "An Exposome Perspective: Early-Life Events and Immune Development in a Changing World," *Journal of Allergy and Clinical Immunology* 140, no. 1 (July 2017).

15 H. K. Somineni and S. Kugathasan, "The Microbiome in Patients with Inflammatory Diseases," *Clinical Gastroenterology and Hepatology* 17, no. 2 (Jan. 2019).

16 See, for example, Benoit Chassaing and Andrew T. Gewirtz, "Gut Microbiota, Low- Grade Inflammation, and Metabolic Syndrome," *Toxicologic Pathology* 42, no. 1 (Jan. 2014).

17 Martin J. Blaser, *Missing Microbes: How the Overuse of Antibiotics Is Fueling Our Modern Plagues* (New York: Holt, 2014).

18 Fergus Shanahan, Tarini S. Ghosh, and Paul W. O'Toole, "The Healthy Microbiome— What Is the Definition of a Healthy Gut Microbiome?" *Gastroenterology* 160, no. 2 (Jan. 2021).

19 Stephan J. Ott et al., "Efficacy of Sterile Fecal Filtrate Transfer for Treating Patients with *Clostridium difficile* Infection," *Gastroenterology* 152, no. 4 (March 1, 2017); D. H. Kao et al., "A51 Effect of Lyophilized Sterile Fecal Filtrate Vs Lyophilized Donor Stool on Recurrent *Clostridium difficile* Infection (Rcdi): Preliminary Results from a Randomized, Double- Blind Pilot Study," Journal of the Canadian Association of Gastroenterology 2, Suppl. 2 (2019).

20 Patrice D. Cani et al., "Metabolic Endotoxemia Initiates Obesity and Insulin Resistance," *Diabetes* 56, no. 7 (2007).

21 Yi Wan et al., "Effects of Dietary Fat on Gut Microbiota and Faecal Metabolites, and Their Relationship with Cardiometabolic Risk Factors: A 6-Month Randomised Controlled- Feeding Trial," *Gut* 68, no. 8 (2019).

Chapter 9 脂肪大戰

1 亨利・布萊克波恩二〇二一年五月寫給筆者的電子郵件。

2 Ancel Keys et al., "Coronary Heart Disease among Minnesota Business and Professional Men Followed Fifteen Years," *Circulation* 28 (1963). 明尼蘇達男性商人與專業人士研究（Minnesota Business and Professional Men's Study）始於一九四七年，是率先研究冠狀動脈心臟病的前瞻性研究之一，每

年追蹤五百名男性，時間長達十五年。這項研究的追蹤研究發表了數篇論文，這是第一篇。

3 David S. Jones and Jeremy A. Greene, "The Decline and Rise of Coronary Heart Disease: Understanding Public Health Catastrophism," *American Journal of Public Health* 103, no. 7 (July 2013).

4 Ancel Keys and Margaret H. Keys, *Eat Well and Stay Well* (Garden City, NY: Doubleday, 1963).

5 Keys and Keys, *Eat Well and Stay Well.*

6 Katherine D. Pett et al., *Ancel Keys and the Seven Countries Study: An Evidence-Based Response to Revisionist Histories* (Tulsa, OK: The True Health Initiative, 2017).

7 Pett et al., *Ancel Keys and the Seven Countries Study.*

8 Keys and Keys, *Eat Well and Stay Well.*

9 Keys and Keys, *Eat Well and Stay Well.*

10 "Study Findings," accessed November 8, 2021, https://www.sevencountriesstudy.com/study-findings/.

11 Keys and Keys, *Eat Well and Stay Well.*

12 A. Keys, J. T. Anderson, and F. Grande, "Serum Cholesterol Response to Changes in the Diet: II. The Effect of Cholesterol in the Diet," *Metabolism* 14, no. 7 (July 1965).

13 Pett et al., *Ancel Keys and the Seven Countries Study.*

14 See, for example, Jose E. Galgani and Diego García, "Chapter 25: Role of Saturated and Polyunsaturated Fat in Obesity-Related Inflammation," in *Inflammation, Advancing Age and Nutrition,* ed. Irfan Rahman and Debasis Bagchi (San Diego: Academic Press, 2014); Robert Caesar et al., "Crosstalk between Gut Microbiota and Dietary Lipids Aggravates WAT Inflammation through Tlr Signaling," *Cell Metabolism* 22, no. 4 (2015); Yan Y. Lam et al., "Effects of Dietary Fat Profile on Gut Permeability and Microbiota and Their Relationships with Metabolic Changes in Mice," *Obesity* 23, no. 7 (July 1, 2015); Christopher K. Glass and Jerrold M. Olefsky, "Inflammation and Lipid Signaling in the Etiology of Insulin Resistance," *Cell Metabolism* 15 (May 2, 2012).

15 See, for example, C. Lawrence Kien et al., "Lipidomic Evidence That Lowering the Typical Dietary Palmitate to Oleate Ratio in Humans Decreases the Leukocyte Production of Proinflammatory Cytokines and Muscle Expression of Redox-Sensitive Genes," *Journal of Nutritional Biochemistry* 26, no. 12 (Dec. 1, 2015): David L. Katz, Rachel S. C. Friedman, and Sean C. Lucan, *Nutrition in Clinical Practice: A Comprehensive, Evidence-Based Manual for the Practitioner* (Philadelphia: Wolters Kluwer, 2015); Rupali Deopurkar et al., "Differential Effects of Cream, Glucose, and Orange Juice on Inflammation, Endotoxin, and the Expression of Toll-Like Receptor-4 and Suppressor of Cytokine Signalinf-3," *Diabetes Care* 33, no. 5 (2010).

16 Megan M. Robblee et al., "Saturated Fatty Acids Engage an Ire1– Dependent Pathway to Activate the Nlrp3 Inflammasome in Myeloid Cells," *Cell Reports* 14, no. 11 (2016); Suzanne Devkota et al., "Dietary-Fat-Induced Taurocholic Acid Promotes Pathobiont Expansion and Colitis in Il- 10 Mice," *Nature* 487, no. 7405 (July 1, 2012); Haitao Wen et al., "Fatty Acid–Induced Nlrp3-Asc Inflammasome Activation Interferes with Insulin Signaling," *Nature Immunology* 12, no. 5 (May 1, 2011).

17 Stephen J. Nicholls et al., "Consumption of Saturated Fat Impairs the Anti-Inflammatory Properties of High-Density Lipoproteins and Endothelial Function," *Journal of the American College of Cardiology* 48, no. 4 (Aug. 15, 2006).

18 Justin Sonnenburg and Erica Sonnenburg, *The Good Gut: Taking Control of Your Weight, Your Mood, and Your Long-Term Health* (New York: Penguin, 2016); Melisa A. Bailey and Hannah D. Holscher, "Microbiome- Mediated Effects of the Mediterranean Diet on Inflammation," *Advances in Nutrition* 9, no. 3 (2018); Tien S. Dong and Arpana Gupta, "Influence of Early Life, Diet, and the Environment on the Microbiome," *Clinical Gastroenterology and Hepatology* 17, no. 2 (Jan. 2019); Suzanne Devkota and Eugene B. Chang, "Nutrition, Microbiomes, and Intestinal Inflammation," *Current Opinion in Gastroenterology* 29, no. 6 (2013).

19 David L. Katz, Kim Doughty, and Ather Ali, "Cocoa and Chocolate in Human Health and Disease," *Antioxidants & Redox Signaling* 15, no. 10 (Nov. 15, 2011).

20 Frank M. Sacks et al., "Dietary Fats and Cardiovascular Disease: A Presidential Advisory from the American Heart Association," *Circulation* 136, no. 3 (July 18, 2017).

21 華特・威列特二〇二〇年二月與筆者的訪談。

22 "Nurses' Health Study," accessed Nov. 8, 2021, https://nurseshealthstudy.org/.

23 See, for example, Cristina Nocella et al., "Extra Virgin Olive Oil and Cardiovascular Diseases: Benefits for Human Health," *Endocrine, Metabolic & Immune Disorders— Drug Targets* 18, no. 1 (2018); Lukas Schwingshackl, Marina Christoph, and Georg Hoffmann, "Effects of Olive Oil on Markers of Inflammation and Endothelial Function— A Systematic Review and Meta- Analysis," *Nutrients* 7, no. 9 (Sept. 11, 2015).

24 Cheng Luo et al., "Nut Consumption and Risk of Type 2 Diabetes, Cardiovascular Disease, and All-Cause Mortality: A Systematic Review and Meta-Analysis," *American Journal of Clinical Nutrition* 100, no. 1 (2014); Marta Guasch- Ferré et al., "Frequency of Nut Consumption and Mortality Risk in the Predimed Nutrition Intervention Trial," BMC Medicine 11 (July 16, 2013); Cyril W. C. Kendall et al., "Nuts, Metabolic Syndrome and Diabetes," *British Journal of Nutrition* 104, no. 4 (2010).

25 Emilio Ros, "Nuts and Novel Biomarkers of Cardiovascular Disease," *American, Journal of Clinical Nutrition* 89, no. 5 (May 2009); Bamini Gopinath et al., "Consumption of Polyunsaturated Fatty Acids, Fish, and Nuts and Risk of Inflammatory Disease Mortality," *American Journal of Clinical Nutrition* 93, no. 5 (2011): Zhi Yu et al., "Associations between Nut Consumption and Inflammatory Biomarkers," *American Journal of Clinical Nutrition* 104, no. 3 (2016).

26 Yu-Shian Cheng et al., "Supplementation of Omega 3 Fatty Acids May Improve Hyperactivity, Lethargy, and Stereotypy in Children with Autism Spectrum Disorders: A Meta- Analysis of Randomized Controlled Trials," *Neuropsychiatric Disease and Treatment* 13 (2017); Alexandra J. Richardson, "Omega- 3 Fatty Acids in ADHD and Related Neurodevelopmental Disorders," *International Review of Psychiatry* 18, no. 2 (April 2006).

27 Deepak L. Bhatt et al., "Reduce-It USA: Results from the 3146 Patients Randomized in the United States," *Circulation* 141, no. 5 (Feb. 4, 2020).

28 Matthew J. Budoff et al., "Effect of Icosapent Ethyl on Progression of Coronary Atherosclerosis in Patients with Elevated Triglycerides on Statin Therapy: Final Results of the Evaporate Trial," *European Heart Journal* 41, no. 40 (Oct. 21, 2020).

29 See, for example, Janice K. Kiecolt-Glaser et al., "Omega-3 Supplementation Lowers Inflammation and Anxiety in Medical Students: A Randomized Controlled Trial," *Brain, Behavior, and Immunity* 25, no. 8 (Nov. 2011); Artemis P. Simopoulos, "Omega-3 Fatty Acids in Inflammation and Autoimmune Diseases," *Journal of the American College of Nutrition* 21, no. 6 (Dec. 2002); Phillip C. Calder, "Omega-3 Fatty Acids and Inflammatory Processes: From Molecules to Man," *Biochemical Society Transactions* 45, no. 5 (Oct. 15, 2017); Seyedeh Parisa Moosavian et al., "The Effect of Omega-3 and Vitamin E on Oxidative Stress and Inflammation: Systematic Review and Meta-Analysis of Randomized Controlled Trials," *International Journal for Vitamin and Nutrition Research* 90, no. 5–6 (Oct. 2020).

30 Henry Watson et al., "A Randomised Trial of the Effect of Omega- 3 Polyunsaturated Fatty Acid Supplements on the Human Intestinal Microbiota," *Gut* 67, no. 11 (2018); Mingyang Song and Andrew T. Chan, "Environmental Factors, Gut Microbiota, and Colorectal Cancer Prevention," *Clinical Gastroenterology and Hepatology* 17, no. 2 (Jan. 2019).

31 Gary List and Michael Jackson, "Giants of the Past: The Battle over Hydrogenation" *Inform* 18 (2007).

32 Lauren Coodley, *Upton Sinclair: California Socialist, Celebrity Intellectual* (Lincoln: University of Nebraska Press, 2013).

33 Constitutional Rights Foundation, "Upton Sinclair's the Jungle: Muckraking the Meat-Packing Industry," *Bill of Rights in Action* 24, no. 1 (2008).

34 Coodley, *Upton Sinclair.*

35 Upton Sinclair, *The Jungle,* ed. Harold Bloom (New York: Chelsea House, 2002).

36 Sinclair, *The Jungle.*

37 Upton Sinclair, *The Autobiography of Upton Sinclair* (New York: Harcourt Brace and World, 1962).

38 Sinclair, *The Jungle.*

39 Susan Strasser, *Satisfaction Guaranteed: The Making of the American Mass Market* (Washington, DC: Smithsonian Books, 2004).

40 Procter & Gamble Co., *The Story of Crisco* (Cincinnatti, OH: Procter & Gamble, 1913).

41 Dariush Mozaffarian, Irwin Rosenberg, and Ricardo Uauy, "History of Modern Nutrition Science— Implications for Current Research, Dietary Guidelines, and Food Policy," *British Medical Journal* 361 (2018).

42 Fred A. Kummerow, "The Negative Effects of Hydrogenated Trans Fats and What To Do about Them," *Atherosclerosis* 205 (2009).

43 Naomi G. Iwata et al., "Trans Fatty Acids Induce Vascular Inflammation and Reduce Vascular Nitric Oxide Production in Endothelial Cells," *PLOS ONE* 6, no. 12 (2011).

Chapter 10 致命糖與鹽

1 Howard Markel, *The Kelloggs: The Battling Brothers of Battle Creek* (New York: Vintage Books, 2018); Richard W. Schwarz, *John Harvey Kellogg, M.D.: Pioneering Health Reformer* (Hagerstown, MD: Review and Herald Publishing Association, 2006); John Harvey Kellogg, *Shall We Slay to Eat?* (Battle Creek, MI: Good Health Publishing Company, 1906).

2 Abigail Carroll, *Three Squares: The Invention of the American Meal* (New York: Basic Books, 2013).

3 Walt Whitman, "Manly Health and Training," *New York Atlas,* Sept. 26, 1858.

4 Jones, Podolsky, and Greene, "The Burden of Disease."

5 Markel, *The Kelloggs: The Battling Brothers.*

6 Kellogg, *Shall We Slay to Eat?*

7 See, for example, Xin Zhou et al., "Variation in Dietary Salt Intake Induces Coordinated Dynamics of Monocyte Subsets and Monocyte- Platelet Aggregates in Humans: Implications in End Organ Inflammation," *PLOS One* 8, no. 4 (2013); Johanna Sigaux et al., "Salt, Inflammatory Joint Disease, and Autoimmunity," *Joint Bone Spine* 85, no. 4 (July 1, 2018); Markus Kleinewietfeld et al., "Sodium Chloride Drives Autoimmune Disease by the Induction of Pathogenic Th17 Cells," *Nature* 496, no. 7446 (April 25, 2013).

8 Tomokazu Sumida et al., "Activated Β- Catenin in Foxp3 Regulatory T Cells Links Inflammatory Environments to Autoimmunity," *Nature Immunology* 19, no. 12 (Dec. 2018).

9 Jason D. Foss, Annet Kirabo, and David G. Harrison, "Do High- Salt Microenvironments Drive Hypertensive Inflammation?," *American Journal of Physiology— Regulatory, Integrative and Comparative Physiology* 312, no. 1 (Jan. 2 017): R1– R4; Natalia R. Barbaro et al., "Dendritic Cell Amiloride-Sensitive Channels Mediate Sodium-Induced Inflammation and Hypertension," *Cell Reports* 21, no. 4 (Oct. 24, 2017).

10 Panagiota Pietri and Christodoulos Stefanadis, "Cardiovascular Aging and Longevity: *JACC* State-of-the-Art Review," *Journal of the American College of Cardiology* 77, no. 2 (Jan. 19, 2021).

11 Julia Matthias et al., "Sodium Chloride Is an Ionic Checkpoint for Human Th2 Cells and Shapes the Atopic Skin Microenvironment," *Science Translational Medicine* 11, no. 480 (Feb. 20, 2019).

12 William Shurtleff and Akiko Aoyagi, *History of Meat Alternatives (965 CE to 2014): Extensively Annotated Bibliography and Sourcebook* (Lafayette, CA: Soyinfo Center, 2014).

13 John Yudkin, *Pure, White and Deadly: How Sugar Is Killing Us and What We Can Do to Stop It* (New York: Viking, 2012).

14 Harvey Levenstein, *Fear of Food: A History of Why We Worry about What We Eat* (Chicago: University of Chicago Press, 2012).

15 Scott Dickinson et al., “High- Glycemic Index Carbohydrate Increases Nuclear Factor-Kappab Activation in Mononuclear Cells of Young, Lean Healthy Subjects,” *American Journal of Clinical Nutrition* 87, no. 5 (May 2008); Katherine Esposito and Dario Giugliano, “Diet and Inflammation: A Link to Metabolic and Cardiovascular Diseases,” *European Heart Journal* 27, no. 1 (2006).

16 Thomas Jensen et al., “Fructose and Sugar: A Major Mediator of Non-Alcoholic Fatty Liver Disease,” *Journal of Hepatology* 68, no. 5 (May 1, 2018).

17 Quanhe Yang et al., “Added Sugar Intake and Cardiovascular Diseases Mortality among US Adults,” *JAMA Internal Medicine* 174, no. 4 (April 2014).

18 Isabelle Aeberli et al., “Low to Moderate Sugar-Sweetened Beverage Consumption Impairs Glucose and Lipid Metabolism and Promotes Inflammation in Healthy Young Men: A Randomized Controlled Trial,” *American Journal of Clinical Nutrition* 94, no. 2 (Aug. 2011); J. M. Bruun et al., “Consumption of Sucrose-Sweetened Soft Drinks Increases Plasma Levels of Uric Acid in Overweight and Obese Subjects: A 6-Month Randomised Controlled Trial,” *European Journal of Clinical Nutrition* 69, no. 8 (Aug. 2015).

19 Allan S. Christensen et al., “Effect of Fruit Restriction on Glycemic Control in Patients with Type 2 Diabetes— A Randomized Trial,” *Nutrition Journal* 12 (March 5, 2013); B. J. Meyer et al., “Some Biochemical Effects of a Mainly Fruit Diet in Man,” *South African Medical Journal* 45, no. 10 (March 6, 1971); David J. A. Jenkins et al., “Effect of a Very-High-Fiber Vegetable, Fruit, and Nut Diet on Serum Lipids and Colonic Function,” *Metabolism* 50, no. 4 (April 2001).

Chapter 11 細菌吃什麼

1 Yi Rang Na et al., “Macrophages in Intestinal Inflammation and Resolution: A Potential Therapeutic Target in IBD,” *Nature Reviews Gastroenterology & Hepatology* 16, no. 9 (Sept. 1, 2019).

2 Markel, *The Kelloggs.*

3 John Harvey Kellogg, *The New Dietetics: What to Eat and How: A Guide to Scientific Feeding in Health and Disease* (Battle Creek, MI: Modern Medicine Publishing , 1923).

4 Karen Windey, Vicky De Preter, and Kristin Verbeke, “Relevance of Protein Fermentation to Gut Health,” *Molecular Nutrition & Food Research* 56, no. 1 (Jan. 2012); Stephen J. D. O’Keefe et al., “Fat, Fibre and Cancer Risk in Afri-can Americans and Rural Africans,” *Nature Communications* 6 (2015); Devkota and Chang, “Nutrition, Microbiomes, and Intestinal Inflammation.”

5 Patricia Lopez-Legarrea et al., “The Protein Type within a Hypocaloric Diet Affects Obesity- Related Inflammation: The Resmena Project,” *Nutrition* 30, no. 4 (April 2014); Monique van Nielen et al., “Dietary Protein Intake and Incidence of Type 2 Diabetes in Europe: The Epic- Interact Case-Cohort Study,” *Diabetes Care* 37, no. 7 (July 2014); Nathalie Bergeron et al., “Effects of Red Meat, White Meat, and Nonmeat Protein Sources on Atherogenic Lipoprotein Measures in the Context of Low Compared with High Saturated Fat Intake: A Randomized Controlled Trial,” *The American Journal of Clinical Nutrition* 110, no. 1 (2019); Heli E. K. Virtanen et al., “Dietary Proteins and Protein Sources and Risk of Death: The Kuopio Ischaemic Heart Disease Risk Factor Study,” *American Journal of Clinical Nutrition* 109, no. 5 (2019).

6 Jose C. Clemente, Julia Manasson, and Jose U. Scher, “The Role of the Gut Microbiome in Systemic Inflammatory Disease,” *British Medical Journal* 360 (2018); Song and Chan, “Environmental Factors, Gut Microbiota”; E. Magee, “A Nutritional Component to Inflammatory Bowel Disease: The Contribution of Meat to Fecal Sulfide Excretion,” *Nutrition* 1 5, n o. 3 (March 1 999); S. L. Jowett et al., “Influence of Dietary Factors on the Clinical Course of Ulcerative Colitis: A Prospective Cohort Study,” *Gut* 53, no. 10 (Oct. 2004).

7 Dong and Gupta, “Influence of Early Life.”

8 Maria Hedlund et al., “Evidence for a Human-Specific Mechanism for Diet and Antibody- Mediated Inflammation in Carcinoma Progression,” *Proceedings of the National Academy of Sciences of the USA* 105, no. 48 (Dec. 2, 2008).

9 Lu Qi et al., “Heme Iron from Diet as a Risk Factor for Coronary Heart Disease in Women with Type 2 Diabetes,” *Diabetes Care* 30, no. 1 (2007).

10 Clett Erridge, “The Capacity of Foodstuffs to Induce Innate Immune Activation of Human Monocytes in Vitro Is Dependent on Food Content of

Stimulants of Toll-Like Receptors 2 and 4," *British Journal of Nutrition* 105, no. 1 (2011).
11 Robert A. Vogel, Mary C. Corretti, and Gary D. Plotnick, "Effect of a Single High- Fat Meal on Endothelial Function in Healthy Subjects," *American Journal of Cardiology* 79, no. 3 (Feb. 1, 1997).
12 史蒂芬・奧基夫二〇二一年五月寫給筆者的電子郵件。
13 Brian Kellock, *Fiber Man: The Life Story of Dr. Denis Burkit* (Tring: Lion Publishing, 1985).
14 O'Keefe et al., "Fat, Fibre and Cancer Risk."
15 Carlotta De Filippo et al., "Impact of Diet in Shaping Gut Microbiota Revealed by a Comparative Study in Children from Europe and Rural Africa," *Proceedings of the National Academy of Sciences of the USA* 107, no. 33 (2010); H. L. Simpson and B. J. Campbell, "Review Article: Dietary Fibre-Microbiota Interactions," *Alimentary Pharmacology and Therapeutics* 42 (2015).
16 Melanie Schirmer et al., "Linking the Human Gut Microbiome to Inflammatory Cytokine Production Capacity," *Cell* 167, no. 4 (2016); Lisa Rizzetto et al., "Connecting the Immune System, Systemic Chronic Inflammation and the Gut Microbiome: The Role of Sex," *Journal of Autoimmunity* 92 (Aug. 2018).
17 Herbert Tilg and Alexander R. Moschen, "Food, Immunity, and the Microbiome," *Gastroenterology* 148, no. 6 (May 2015); James L. Richards et al., "Dietary Metabolites and the Gut Microbiota: An Alternative Approach to Control Inflammatory and Autoimmune Diseases," *Clinical & Translational Immunology* 5, no. 5 (May 2016).
18 See, for example, Shuai Wang et al., "Functions of Macrophages in the Maintenance of Intestinal Homeostasis," *Journal of Immunology Research* 2019 (March 2019); Na et al., "Macrophages in Intestinal Inflammation and Resolution"; Song and Chan, "Environmental Factors, Gut Microbiota"; Hideo Ohira, Wao Tsutsui, and Yoshio Fujioka, "Are Short Chain Fatty Acids in Gut Microbiota Defensive Players for Inflammation and Atherosclerosis?," *Journal of Atherosclerosis and Thrombosis* 24, no. 7 (2017).
19 Yu Anne Yap and Eliana Mariño, "An Insight into the Intestinal Web of Mucosal Immunity, Microbiota, and Diet in Inflammation," *Frontiers in Immunology* 9 (2018).
20 Huawei Zeng et al., "Secondary Bile Acids and Short Chain Fatty Acids in the Colon: A Focus on Colonic Microbiome, Cell Proliferation, Inflammation, and Cancer," *International Journal of Molecular Sciences* 20, no. 5 (2019).
21 J. E. Park et al., "Differential Effect of Short-Term Popular Diets on TMAO and Other Cardio- Metabolic Risk Markers," *Nutrition, Metabolism and Cardiovascular Diseases* 29, no. 5 (May 1, 2019).
22 Joanna E. Lambert, "Primate Nutritional Ecology: Feeding Biology and Diet at Ecological and Evolutionary Scales," in *Primates in Perspective*, ed. Christina Campbell et al. (Oxford: Oxford University Press, 2010); Joanna E. Lambert, "Primate Digestion: Interactions among Anatomy, Physiology, and Feeding Ecology," *Evolutionary Anthropology: Issues, News, and Reviews* 7, no. 1 (Jan. 1, 1998).
23 Peter S. Ungar, *Evolution of the Human Diet : The Known, the Unknown, and the Unknowable, Human Evolution Series* (Oxford: Oxford University Press, 2007); Lisa Ringhofer, *Fishing, Foraging and Farming in the Bolivian Amazon: On a Local Society in Transition* (Dordrecht: Springer, 2010).
24 Ringhofer, *Fishing, Foraging and Farming;* H. J. Challa, M. Bandlamudi, and K. R. Uppaluri, "Paleolithic Diet," in *Statpearls* (2021).
25 Jessica Hendy et al., "Proteomic Evidence of Dietary Sources in Ancient Dental Calculus," *Proceedings of the Royal Society B: Biological Sciences* 285, no. 1883 (July 25, 2018).
26 Fatemeh Arya et al., "Differences in Postprandial Inflammatory Responses to a 'Modern' V. Traditional Meat Meal: A Preliminary Study," *British Journal of Nutrition* 104, no. 5 (Sept. 2010).
27 Shivam Joshi, Robert J. Ostfeld, and Michelle McMacken, "The Ketogenic Diet for Obesity and Diabetes— Enthusiasm Outpaces Evidence," *JAMA Internal Medicine* 179, no. 9 (2019); Steven R. Smith, "A Look at the Low-Carbohydrate Diet," *New England Journal of Medicine* 361 (Dec. 3, 2009);

Ilana M. Bank et al., "Sudden Cardiac Death in Association with the Ketogenic Diet," *Pediatric Neurology* 39, no. 6 (Dec. 1, 2008); Beth Zupec-Kania and Mary L. Zupanc, "Long- Term Management of the Ketogenic Diet: Seizure Monitoring, Nutrition, and Supplementation," *Epilepsia* 49, Suppl. 8 (Nov. 2008).

28 Jason K. Hou, Bincy Abraham, and Hashem El-Serag, "Dietary Intake and Risk of Developing Inflammatory Bowel Disease: A Systematic Review of the Literature," *American Journal of Gastroenterology* 106, no. 4 (April 2011).

29 Mitsuro Chiba et al., "Lifestyle- Related Disease in Crohn's Disease: Relapse Prevention by a Semi- Vegetarian Diet," *World Journal of Gastroenterology* 16, no. 20 (2010); Ashwin N. Ananthakrishnan et al., "A Prospective Study of Long- Term Intake of Dietary Fiber and Risk of Crohn's Disease and Ulcerative Colitis," *Gastroenterology* 145, no. 5 (Nov. 2013).

30 Carol L. Roberts et al., "Translocation of Crohn's Disease Escherichia Coli across M-Cells: Contrasting Effects of Soluble Plant Fibres and Emulsifiers," Gut 59, no. 10 (Oct. 2010); Isobel Franks, "Crohn's Disease: Soluble Plant Fibers May Protect against E. Coli Translocation," *Nature Reviews Gastroenterology & Hepatology* 7, no. 12 (Dec. 2010).

Chapter 12 農牧大國

1 Marion Nestle, *Food Politics: How the Food Industry Influences Nutrition and Health* (Berkeley: University of California Press, 2007); Robert Sam Anson, *McGovern: A Biography* (New York: Holt, Rinehart and Winston, 1972).

2 William J. Broad, "NIH Deals Gingerly with Diet-Disease Link: Federal Dietary Guidelines for Disease Prevention Have Scant Support from NIH, but Pressure to Take a Stand Is Building," *Science* 204, no. 4398 (1979); William J. Broad, "Jump in Funding Feeds Research on Nutrition: But the Dollars Also Fuel a Departmental Turf War That Threatens to Sap the Field of Its Newfound Nourishment," *Science* 204, no. 4397 (1979); George McGovern, "Statement of Senator George McGovern on the Publication of Dietary Goals for the United States," in *Dietary Goals for the United States* (Washington, DC: US Government Printing Office, 1977).

3 "The McGovern Report," Nutrition Facts, April 12, 2013, https://nutritionfacts.org/video/the-mcgovern-report/. 本段與接下來幾段裡出現的與美國第一版飲食指南有關的引述，均取自這份資料。

4 Michael Pollan, *In Defense of Food: An Eater's Manifesto* (New York: Penguin Press, 2008).

5 Pollan, *In Defense of Food.*

6 Pollan, *In Defense of Food.* 本段中所有引述均取自這裡。

7 柯林・坎貝爾二〇二〇年一月與筆者的訪談。

8 See, for example, Song and Chan, "Environmental Factors, Gut Microbiota"; Mari Anoushka Ricker and William Christian Haas, "Anti-Inflammatory Diet in Clinical Practice: A Review," *Nutrition in Clinical Practice* 32, no. 3 (June 1, 2 017); Franceschi et al., "Inflammaging and 'Garb-Aging' "; Adriaan A. van Beek et al., "Metabolic Alterations in Aging Macrophages: Ingredients for Inflammaging?," *Trends in Immunology* 40, no. 2 (Feb. 1, 2019).

9 Biss, *On Immunity: An Inoculation.*

10 Anaïs Rico- Campà et al., "Association between Consumption of Ultra-Processed Foods and All Cause Mortality: Sun Prospective Cohort Study," *British Medical Journal* 365 (2019); Bernard Srour et al., "Ultraprocessed Food Consumption and Risk of Type 2 Diabetes among Participants of the Nutrinet- Santé Prospective Cohort," *JAMA Internal Medicine* 180, no. 2 (2020); Bernard Srour et al., "Ultra- Processed Food Intake and Risk of Cardiovascular Disease: Prospective Cohort Study (Nutrinet- Santé)," *British Medical Journal* 365 (2019).

11 Jotham Suez et al., "Artificial Sweeteners Induce Glucose Intolerance by Altering the Gut Microbiota," *Nature* 514, no. 7521 (Oct. 1, 2014); Jotham Suez et al., "Non- Caloric Artificial Sweeteners and the Microbiome: Findings and Challenges," *Gut Microbes* 6, no. 2 (March 4, 2015); Iryna Liauchonak et al., "Non- Nutritive Sweeteners and Their Implications on the Development of Metabolic Syndrome," *Nutrients* 11, no. 3 (2019); Stephanie Olivier-Van Stichelen, Kristina I. Rother, and John A. Hanover, "Maternal Exposure to Non-Nutritive Sweeteners Impacts Progeny's

Metabolism and Microbiome," *Frontiers in Microbiology* 10, no. 1360 (June 20, 2019).

12 M. Y. Pepino et al., "Sucralose Affects Glycemic and Hormonal Responses to an Oral Glucose Load," *Diabetes Care* 36, no. 9 (Sept. 2013); Alonso Romo-Romo et al., "Sucralose Decreases Insulin Sensitivity in Healthy Subjects: A Randomized Controlled Trial," *American Journal of Clinical Nutrition* 108, no. 3 (Sept. 1, 2018).

13 Benoit Chassaing et al., "Dietary Emulsifiers Impact the Mouse Gut Microbiota Promoting Colitis and Metabolic Syndrome," *Nature* 519, no. 7541 (March 1, 2015).

14 Roberts et al., "Translocation of Crohn's Disease Escherichia Coli across M-Cells."

15 See, for example, Anette Christ, Mario Lauterbach, and Eicke Latz, "Western Diet and the Immune System: An Inflammatory Connection," *Immunity* 51 (Nov. 19, 2019); Tilg and Moschen, " Food, Immunity, and the Microbiome"; Janett Barbaresko et al., "Dietary Pattern Analysis and Biomarkers of Low-Grade Inflammation: A Systematic Literature Review," *Nutrition Reviews* 71, no. 8 (Aug. 2013); Dario Giugliano, Antonio Ceriello, and Katherine Esposito, "The Effects of Diet on Inflammation: Emphasis on the Metabolic Syndrome," *Journal of the American College of Cardiology* 48, no. 4 (Aug. 15, 2006).

16 Sonia García-Calzón et al., "Dietary Inflammatory Index and Telomere Length in Subjects with a High Cardiovascular Disease Risk from the Predimed-Navarra Study: Cross-Sectional and Longitudinal Analyses over 5 Y," *American Journal of Clinical Nutrition* 102, no. 4 (2015).

17 Marta Crous-Bou et al., "Mediterranean Diet and Telomere Length in Nurses' Health Study: Population Based Cohort Study," *British Medical Journal* 349 (Dec. 2, 2014); Dean Ornish et al., "Effect of Comprehensive Lifestyle Changes on Telomerase Activity and Telomere Length in Men with Biopsy-Proven Low-Risk Prostate Cancer: 5-Year Follow-Up of a Descriptive Pilot Study," *The Lancet Oncology* 14, no. 11 (Oct. 2013).

18 Oliver Soehnlein and Peter Libby, "Targeting Inflammation in Atherosclerosis— From Experimental Insights to the Clinic," *Nature Reviews Drug Discovery* 20 (2021).

19 Christ, Lauterbach, and Latz, "Western Diet and the Immune System."

20 *The Routledge Handbook of Soft Power,* ed. Naren Chitty et al. (New York: Routledge, 2017).

Chapter 13 蔬食飲食

1 Keys and Keys, *Eat Well and Stay Well.* 本段中的引述均取自這裡。

2 Sang Chul Jeong, Sundar Rao Koyyalamudi, and Gerald Pang, "Dietary Intake of Agaricus bisporus White Button Mushroom Accelerates Salivary Immunoglobulin A Secretion in Healthy Volunteers," *Nutrition* 28, no. 5 (May 2012).

3 F. Meng, "Baker's Yeast Beta-Glucan Decreases Episodes of Common Childhood Illness in 1 to 4 Year Old Children during Cold Season in China," *Journal of Nutrition and Food Science* 6, no. 4 (2016).

4 See, for example, Barbara Prietl et al., "Vitamin D and Immune Function," *Nutrients* 5, no. 7 (July 5, 2013); Wei Liu et al., "The Anti-Inflammatory Effects of Vitamin D in Tumorigenesis," *International Journal of Molecular Sciences* 19, no. 9 (Sept. 13, 2018); Neng Chen et al., "Effect of Vitamin D Supplementation on the Level of Circulating High-Sensitivity CReactive Protein: A Meta-Analysis of Randomized Controlled Trials," *Nutrients* 6, no. 6 (June 10, 2014); Wang et al., "Functions of Macrophages in the Maintenance of Intestinal Homeostasis."

5 Ancel Keys, "Mediterranean Diet and Public Health: Personal Reflections," *American Journal of Clinical Nutrition* 61, no. 6 Suppl. (June 1995).

6 Albena T. Dinkova-Kostova and Rumen V. Kostov, "Glucosinolates and Isothiocyanates in Health and Disease," *Trends in Molecular Medicine* 18, no. 6 (June 1, 2012).

7 See, for example, Nagisa Mori et al., "Cruciferous Vegetable Intake and Mortality in Middle-Aged Adults: A Prospective Cohort Study," *Clinical Nutrition* 38, no. 2 (April 1, 2019); Dagfinn Aune, "Plant Foods, Antioxidant Biomarkers, and the Risk of Cardiovascular Disease, Cancer, and Mortality: A Review of the Evidence," *Advances in Nutrition* 10, Suppl. 4 (2019); Patrizia Riso et al., "Effect of 10-Day Broccoli Consumption on Inflammatory Status of Young Healthy Smokers," *International Journal of Food Sciences and Nutrition* 65, no. 1 (Feb. 2014); Yu Jiang et al., "Cruciferous Vegetable Intake Is Inversely Correlated with Circulating Levels of Proinflammatory Markers in Women," *Journal of the Academy of Nutrition and Dietetics* 114, no. 5 (May 2014).

8 Sicong Tian et al., "Microbiota: A Mediator to Transform Glucosinolate Precursors in Cruciferous Vegetables to the Active Isothiocyanates," *Journal of the Science of Food and Agriculture* 98, no. 4 (March 2018).

9 Tilg and Moschen, "Food, Immunity, and the Microbiome"; Veldhoen and Brucklacher-Waldert, "Dietary Influences on Intestinal Immunity."

10 Marialaura Bonaccio et al., "Mediterranean Diet, Dietary Polyphenols and Low Grade Inflammation: Results from the Moli-Sani Study," *British Journal of Clinical Pharmacology* 83, no. 1 (Jan. 2017); Alexa Serino and Gloria Salazar, "Protective Role of Polyphenols against Vascular Inflammation, Aging and Cardiovascular Disease," *Nutrients* 11, no. 1 (2019); Ricker and Haas, "Anti-Inflammatory Diet in Clinical Practice"; Sashwati Roy and Siba P. Raychaudhuri, eds., *Chronic Inflammation: Molecular Pathophysiology, Nutritional and Therapeutic Interventions* (Boca R aton, FL: CRC Press, 2012).

11 Rizzetto et al., "Connecting the Immune System"; Bailey and Holscher, "Microbiome-Mediated Effects of the Mediterranean Diet."

12 Pett et al., *Ancel Keys and the Seven Countries Study.*

13 Todd Tucker, *The Great Starvation Experiment* (Minneapolis: University of Minnesota Press, 2007).

14 Mozaffarian, Rosenberg, and Uauy, "History of Modern Nutrition Science."

15 Vern Farewell and Tony Johnson, "Woods and Russell, Hill, and the Emergence of Medical Statistics," *Statistics in Medicine* 29, no. 14 (June 30, 2010).

16 Centers for Disease Control and Prevention, "Tobacco Use— United States, 1900– 1999," *Morbidity Mortality Weekly Report* 48, no. 43 (Nov. 5, 1999).

17 National Tobacco Reform Leadership Team, "Letter to FDA Commissioner Scott Gottlieb, M.D.— Recent FDA Actions to Reduce Adolescent Tobacco Use," (Dec. 7, 2018), https://www.tobaccoreform.org/letter-to-fda-commissioner-scott-gottlieb-m-d-actions-to-reduce-adolescent-tobacco-use/.

18 Martha N. Gardner and Allan M. Brandt, " 'The Doctors' Choice Is America's Choice': The Physician in US Cigarette Advertisements, 1930–1953," *American Journal of Public Health* 96, no. 2 (2006).

19 Richard Doll, "The First Report on Smoking and Lung Cancer," in *Ashes to Ashes: The History of Smoking and Health,* ed. Stephen Lock, Lois A. Reynolds, and E. M. Tansey (Amsterdam: Editions Rodopi B. V., 1998).

20 Richard Doll and A. Bradford Hill, "Lung Cancer and Other Causes of Death in Relation to Smoking; A Second Report on the Mortality of British Doctors," *British Medical Journal* 2, no. 5001 (Nov. 10, 1956); Richard Doll and A. Bradford Hill, "The Mortality of Doctors in Relation to Their Smoking Habits: A Preliminary Report," *British Medical Journal* 1, no. 4877 (1954).

21 A. Bradford Hill, "The Environment and Disease: Association or Causation?," *Proceedings of the Royal Society of Medicine* 58, no. 5 (1965).

22 Ambika Satija et al., "Understanding Nutritional Epidemiology and Its Role in Policy," *Advances in Nutrition* 6, no. 1 (2015).

23 Mouhssen Lahlou, "The Success of Natural Products in Drug Discovery," *Pharmacology & Pharmacy* 4 (2013).

24 考德威爾・艾索斯汀二〇二〇年二月與筆者的訪談。

25 Veldhoen and Brucklacher-Waldert, "Dietary Influences on Intestinal Immunity."

26 Kerrie L Kaspar et al., "Pigmented Potato Consumption Alters Oxidative Stress and Inflammatory Damage in Men," *Journal of Nutrition* 141, no. 1 (Jan. 2011); Joe A. Vinson et al., "High- Antioxidant Potatoes: Acute in Vivo Antioxidant Source and Hypotensive Agent in Humans after Supplementation to Hypertensive Subjects," *Journal of Agricultural and Food Chemistry* 60, no. 27 (July 11, 2012).

27 Caldwell B. Esselstyn Jr. et al., "A Way to Reverse CAD?," *Journal of Family Practice* 63, no. 7 (July 2014).

28 C. J. Blacklock et al., "Salicylic Acid in the Serum of Subjects Not Taking Aspirin: Comparison of Salicylic Acid Concentrations in the Serum of Vegetarians, Non- Vegetarians, and Patients Taking Low Dose Aspirin," *Journal of Clinical Pathology* 54, no. 7 (July 2001).

29 Pingali Usharani, Nishat Fatima, and Nizampatnam Muralidhar, "Effects of Phyllanthus emblica Extract on Endothelial Dysfunction and Biomarkers of Oxidative Stress in Patients with Type 2 Diabetes Mellitus: A Randomized, Double- Blind, Controlled Study," *Diabetes, Metabolic Syndrome and Obesity: Targets and Therapy* 6 (2013); Pingali Usharani, Padma Latha Merugu, and Chandrasekhar Nutalapati, "Evaluation of the Effects of a Standardized Aqueous Extract of Phyllanthus emblica Fruits on Endothelial Dysfunction, Oxidative Stress, Systemic Inflammation and Lipid Profile in Subjects with Metabolic Syndrome: A Randomised, Double Blind, Placebo Controlled Clinical Study," *BMC Complementary and Alternative Medicine* 19, no. 1 (May 6, 2019).

30 See, for example, Susan S. Percival et al., "Bioavailability of Herbs and Spices in Humans as Determined by Ex Vivo Inflammatory Suppression and DNA Strand Breaks," *Journal of the American College of Nutrition* 31, no. 4 (Aug. 2012); Ricker and Haas, "Anti- Inflammatory Diet in Clinical Practice"; Changyou Zhu et al., "Impact of Cinnamon Supplementation on Cardiometabolic Biomarkers of Inflammation and Oxidative Stress: A Systematic Review and Meta- Analysis of Randomized Controlled Trials," *Complementary Therapies in Medicine* 53 (Sept. 1, 2020); Shiva Kazemi et al., "Cardamom Supplementation Improves Inflammatory and Oxidative Stress Biomarkers in Hyperlipidemic, Overweight, and Obese Pre- Diabetic Women: A Randomized Double- Blind Clinical Trial," *Journal of the Science of Food and Agriculture* 97, no. 15 (Dec. 2017).

31 See, for example, Yasmin Anum Mohd Yusof, "Gingerol and Its Role in Chronic Diseases," in *Drug Discovery from Mother Nature,* ed. Subash Chandra Gupta, Sahdeo Prasad, and Bharat B. Aggarwal (Cham, Switzerland: Springer, 2016); Jing Wang et al., "Beneficial Effects of Ginger Zingiber officinale Roscoe on Obesity and Metabolic Syndrome: A Review," *Annals of the New York Academy of Sciences* 1398, no. 1 (June 1, 2017); Hassan Mozaffari-Khosravi et al., "The Effect of Ginger Powder Supplementation on Insulin Resistance and Glycemic Indices in Patients with Type 2 Diabetes: A Randomized, Double- Blind, Placebo- Controlled Trial," *Complementary Therapies in Medicine* 22, no. 1 (Feb. 2014); Mehran Rahimlou et al., "Ginger Supplementation in Nonalcoholic Fatty Liver Disease: A Randomized, Double-Blind, Placebo- Controlled Pilot Study," *Hepatitis Monthly* 16, no. 1 (Jan. 2016); E. M. Bartels et al., "Efficacy and Safety of Ginger in Osteoarthritis Patients: A Meta-Analysis of Randomized Placebo-Controlled Trials," *Osteoarthritis Cartilage* 23, no. 1 (Jan. 2015).

32 Mehdi Maghbooli et al., "Com-parison between the Efficacy of Ginger and Sumatriptan in the Ablative Treatment of the Common Migraine," *Phytotherapy Research* 28, no. 3 (March 2014); James W. Daily et al., "Efficacy of Ginger for Alleviating the Symptoms of Primary Dysmenorrhea: A Systematic Review and Meta-Analysis of Randomized Clinical Trials," *Pain Medicine* 16, no. 12 (Dec. 2015).

33 See, for example, Subash C. Gupta, Sridevi Patchva, and Bharat B. Aggarwal, "Therapeutic Roles of Curcumin: Lessons Learned from Clinical Trials," *The AAPS Journal* 15, no. 1 (Jan. 2 013); Binu Chandran and Ajay Goel, "A Randomized, Pilot Study to Assess the Efficacy and Safety of Curcumin in Patients with Active Rheumatoid Arthritis," *Phytotherapy Research* 26, no. 11 (Nov. 2012); Vilai Kuptniratsaikul et al., "Efficacy and Safety of Curcuma domestica Extracts in Patients with Knee Osteoarthritis," *Journal of Alternative and Complementary Medicine* 15, no. 8 (Aug. 2009); Krishna Adit Agarwal et al., "Efficacy of Turmeric (Curcumin) in Pain and Postoperative Fatigue after Laparoscopic Cholecystectomy: A Double- Blind, Randomized Placebo-Controlled Study," *Surgical Endoscopy* 25, no. 12 (Dec. 2011).

34 S. Prasad and B. B. Aggarwal, "Turmeric, the Gold Spice: From Traditional to Modern Medicine," in *Herbal Medicine: Biomolecular and Clinical Aspects,* ed. Iris F. F. Benzie and Sissi Wachtel-Galor (Boca Raton, FL: CRC Press, 2011); Roy and Raychaudhuri, *Molecular Pathophysiology, Nutritional and Therapeutic Interventions.*

35 Hiroyuki Hanai et al., "Curcumin Maintenance Therapy for Ulcerative Colitis: Randomized, Multicenter, Double- Blind, Placebo- Controlled Trial," *Clinical Gastroenterology and Hepatology* 4, no. 12 (Dec. 2006); David L. Suskind et al., "Tolerability of Curcumin in Pediatric Inflammatory Bowel Disease: A Forced- Dose Titration Study," *Journal of Pediatric Gastroenterology and Nutrition* 56, no. 3 (March 2013).

36 Caleb E. Finch, *The Biology of Human Longevity: Inflammation, Nutrition, and Aging in the Evolution of Life Spans* (Burlington, MA: Academic Press, 2007).

37 Bharat B Aggarwal et al., “Curcumin- Free Turmeric Exhibits Anti- Inflammatory and Anticancer Activities: Identification of Novel Components of Turmeric,” *Molecular Nutrition & Food Research* 57, no. 9 (Sept. 2013).

38 Guido Shoba et al., “Influence of Piperine on the Pharmacokinetics of Curcumin in Animals and Human Volunteers,” *Planta Medica* 64, no. 4 (May 1 998); Preetha Anand et al., “Bioavailability of Curcumin: Problems and Promises,” *Molecular Pharmaceutics* 4, no. 6 (Nov.–Dec. 2007).

39 Samuel A. Smits et al., “Seasonal Cycling in the Gut Microbiome of the Hadza Hunter- Gatherers of Tanzania,” *Science* 357, no. 6353 (2017).

40 See, for example, Michael Greger and Gene Stone, *How Not to Die: Discover the Foods Scientifically Proven to Prevent and Reverse Disease* (New York: Flatiron Books, 2015); T. Colin Campbell and Thomas M. Campbell II, *The China Study: Revised and Expanded Edition: The Most Comprehensive Study of Nutrition Ever Conducted and the Startling Implications for Diet, Weight Loss, and Long-Term Health* (Dallas, TX: BenBella Books, 2016); David L. Katz, *The Truth about Food: Why Pandas Eat Bamboo and People Get Bamboozled* (independently published, 2018).

41 See, for example, Barbaresko et al., “Dietary Pattern Analysis and Biomarkers of Low- Grade Inflammation”; Wolfgang Marx et al., “The Dietary Inflammatory Index and Human Health: An Umbrella Review of Meta-Analyses of Observational Studies,” *Advances in Nutrition* (2021); Fred K. Tabung et al., “Development and Validation of an Empirical Dietary Inflammatory Index,” *Journal of Nutrition* 146, no. 8 (2016); Nitin Shivappa et al., “Designing and Developing a Literature-Derived, Population-Based Dietary Inflammatory Index,” *Public Health Nutrition* 17, no. 8 (2014).

42 See, for example, Fred K. Tabung et al., “Association of Dietary Inflammatory Potential with Colorectal Cancer Risk in Men and Women,” *JAMA Oncology* 4, no. 3 (2018); Chun- Han Lo et al., “Dietary Inflammatory Potential and Risk of Crohn’s Disease and Ulcerative Colitis,” *Gastroenterology* 159, no. 3 (Sept. 1, 2020); Jun Li et al., “Dietary Inflammatory Potential and Risk of Cardiovascular Disease among Men and Women in the U.S,” *Journal of the American College of Cardiology* 76, no. 19 (Nov. 10, 2020).

43 Richard Rosenfeld and Megan Hall, *Evidence Summary for Plant-Based Diets: Reviews, Trials, Large Cohort, and Landmark Observational Studies,* SUNY Downstate Committee on Plant-Based Health and Nutrition (Aug. 2021), https://www.downstate.edu/about/community-impact/plant-based/evidence.html.

44 Rosenfeld and Hall, *Evidence Summary for Plant-Based Diets.*

Chapter 14 改造糧食

1 Elie Metchnikoff, *The New Hygiene: Three Lectures on the Prevention of Infectious Diseases* (Chicago: W. T. Keener, 1910).

2 Vincent J. van Buul and Fred J. P. H. Brouns, “Health Effects of Wheat Lectins: A Review,” *Journal of Cereal Science* 59, no. 2 (March 1, 2014).

3 A. Pusztai, “Dietary Lectins Are Metabolic Signals for the Gut and Modulate Immune and Hormone Functions,” *European Journal of Clinical Nutrition* 47, no. 10 (Oct. 1993); Ram Sarup Singh, Hemant Preet Kaur, and Jagat Rakesh Kanwar, “Mushroom Lectins as Promising Anticancer Substances,” *Current Protein & Peptide Science* 17, no. 8 (2016); Jasminka Giacometti, “Plant Lectins in Cancer Prevention and Treatment,” *Medicina* 51, no. 2 (2015).

4 See, for example, Parisa Hajihashemi and Fahimeh Haghighatdoost, “Effects of Whole-Grain Consumption on Selected Biomarkers of Systematic Inflammation: A Systematic Review and Meta-Analysis of Randomized Controlled Trials,” *Journal of the American College of Nutrition* 38, no. 3 (April 3, 2019); Yujie Xu et al., “Whole Grain Diet Reduces Systemic Inflammation: A Meta-Analysis of 9 Randomized Trials,” *Medicine* 97, no. 43 (2018); Abdolrasoul Safaeiyan et al., “Randomized Controlled Trial on the Effects of Legumes on Cardiovascular Risk Factors in Women with Abdominal Obesity,” *ARYA Atherosclerosis* 11, no. 2 (2015).

5 Mahsa Ghavipour et al., “Tomato Juice Consumption Reduces Systemic Inflammation in Overweight and Obese Females,” *British Journal of Nutrition* 109, no. 11 (June 2013); Young-il Kim et al., “Tomato Extract Suppresses the Production of Proinflammatory Mediators Induced by Interaction between Adipocytes and Macrophages,” *Bioscience, Biotechnology, and Biochemistry* 79, no. 1 (2015); Helena Hermana M. Hermsdorff et al., “Fruit and Vegetable Consumption and Proinflammatory Gene Expression from Peripheral Blood Mononuclear Cells in Young Adults: A Translational Study,” *Nutrition & Metabolism* 7 (May 13, 2010): 42.

6 Husam Ghanim et al., "Increase in Plasma Endotoxin Concentrations and the Expression of Toll-Like Receptors and Suppressor of Cytokine Signaling-3 in Mononuclear Cells after a High-Fat, High-Carbohydrate Meal," *Diabetes Care* 32, no. 12 (2009).

7 Vogel, Corretti, and Plotnick, "Effect of a Single High-Fat Meal"; Sara K. Rosenkranz et al., "Effects of a High- Fat Meal on Pulmonary Function in Healthy Subjects," *European Journal of Applied Physiology* 109, no. 3 (June 2010); Deopurkar et al., "Differential Effects of Cream, Glucose, and Orange Juice."

8 James H. O'Keefe and David S. H. Bell, "Postprandial Hyperglycemia/Hyperlipidemia (Postprandial Dysmetabolism) Is a Cardiovascular Risk Factor," *American Journal of Cardiology* 100, no. 5 (2007); F. Cavalot et al., "Postprandial Blood Glucose Is a Stronger Predictor of Cardiovascular Events Than Fasting Blood Glucose in Type 2 Diabetes Mellitus, Particularly in Women: Lessons from the San Luigi Gonzaga Diabetes Study," *Journal of Clinical Endocrinology & Metabolism* 91, no. 3 (2006).

9 See, for example, Esposito and Giugliano, "A Link to Metabolic and Cardiovascular Diseases"; Paresh Dandona et al., "Macronutrient Intake Induces Oxidative and Inflammatory Stress: Potential Relevance to Atherosclerosis and Insulin Resistance," *Experimental & Molecular Medicine* 42, no. 4 (April 1, 2010); James H. O'Keefe, Neil M. Gheewala, and Joan O. O'Keefe, "Dietary Strategies for Improving Post- Prandial Glucose, Lipids, Inflammation, and Cardiovascular Health," *Journal of the American College of Cardiology* 51, no. 3 (2008); Janice K. Kiecolt- Glaser, "Stress, Food, and Inflammation: Psychoneuroimmunology and Nutrition at the Cutting Edge," *Psychosomatic Medicine* 72, no. 4 (2010).

10 Katherine Esposito et al., "Effect of Dietary Antioxidants on Postprandial Endothelial Dysfunction Induced by a High-Fat Meal in Healthy Subjects," *American Journal of Clinical Nutrition* 77, no. 1 (2003).

11 Zhaoping Li et al., "Hass Avocado Modulates Postprandial Vascular Reactivity and Postprandial Inflammatory Responses to a Hamburger Meal in Healthy Volunteers," *Food & Function* 4, no. 3 (Feb. 26, 2013).

12 Ester S. Oh et al., "Spices in a High-Saturated-Fat, High-Carbohydrate Meal Reduce Postprandial Proinflammatory Cytokine Secretion in Men with Overweight or Obesity: A 3-Period, Crossover, Randomized Controlled Trial," *Journal of Nutrition* 150, no. 6 (2020).

13 See, for example, Britt Burton- Freeman et al., "Strawberry Modulates LDL Oxidation and Postprandial Lipemia in Response to High-Fat Meal in Overweight Hyperlipidemic Men and Women," *Journal of the American College of Nutrition* 29, no. 1 (2010); Riitta Törrönen et al., "Berries Reduce Postprandial Insulin Responses to Wheat and Rye Breads in Healthy Women," *Journal of Nutrition* 143, no. 4 (2013); Bryan C. Blacker et al., "Consumption of Blueberries with a High- Carbohydrate, Low- Fat Breakfast Decreases Postprandial Serum Markers of Oxidation," *British Journal of Nutrition* 109, no. 9 (2013); David J. A. Jenkins et al., "Almonds Decrease Postprandial Glycemia, Insulinemia, and Oxidative Damage in Healthy Individuals," *Journal of Nutrition* 136, no. 12 (2006).

14 T. M. Wolever et al., "Second-Meal Effect: Low-Glycemic-Index Foods Eaten at Dinner Improve Subsequent Breakfast Glycemic Response," *American Journal of Clinical Nutrition* 48, no. 4 (1988); Rebecca C. Mollard et al., "First and Second Meal Effects of Pulses on Blood Glucose, Appetite, and Food Intake at a Later Meal," *Applied Physiology, Nutrition, and Metabolism* 36, no. 5 (2011).

15 Tilg and Moschen, "Food, Immunity, and the Microbiome."

16 Allison Lassieur, *Louis Pasteur: Revolutionary Scientist* (New York: Franklin Watts, 2005); Luisa Alba-Lois and Claudia Segal-Kischinevsky, "Yeast Fermentation and the Making of Beer and Wine," *Nature Education* 3, no. 9 (2010).

17 發酵不一定總是發生在無氧的環境裡。為了掌握食物與飲料發酵過程中出現的各種反應與途徑，二〇一九年國際益生菌與益菌質科學協會的發酵食物共識宣言將這些食物與飲料定義為「透過有益的微生物生長與酵素轉化製作的食物」。請見 Maria L. Marco et al., "The International Scientific Association for Probiotics and Prebiotics (ISAPP) Consensus Statement on Fermented Foods," *Nature Reviews Gastroenterology & Hepatology* 18, no. 3 (March 1, 2021).

18 Elie Metchnikoff, *The Prolongation of Life: Optimistic Studies* (New York: G. P. Putnam's Sons, 1908).

19 John Harvey Kellogg, *Autointoxication or Intestinal Toxemia* (Whitefish, MT: Kessinger Publishing, 1922; repr., 2010).

20 賈斯汀・索能伯格二〇二〇年五月與筆者的訪談。

21 Hannah C. Wastyk et al., "Gut-Microbiota-Targeted Diets Modulate Human Immune Status," *Cell* 184, no. 16 (2021).

22 Elie Metchnikoff, *The Nature of Man: Studies in Optimistic Philosophy* (London: Heinemann, 1906).

23 Eamonn M. M. Quigley, "Prebiotics and Probiotics in Digestive Health," *Clinical Gastroenterology and Hepatology* 17, no. 2 (2019).

24 Veronica Valli et al., "Health Benefits of Ancient Grains: Comparison among Bread Made with Ancient, Heritage and Modern Grain Flours in Human Cultured Cells," *Food Research International* 107 (May 1, 2018); Monica Dinu et al., "Ancient Wheat Species and Human Health: Biochemical and Clinical Implications," *Journal of Nutritional Biochemistry* 52 (Feb. 1, 2018).

25 Francesco Sofi et al., "Effect of Triticum turgidum Subsp. turanicum Wheat on Irritable Bowel Syndrome: A Double-Blinded Randomised Dietary Intervention Trial," *British Journal of Nutrition* 111, no. 11 (June 14, 2014); Anne Whittaker et al., "A Khorasan Wheat- Based Replacement Diet Improves Risk Profile of Patients with Type 2 Diabetes Mellitus (T2DM): A Randomized Crossover Trial," *European Journal of Nutrition* 56, no. 3 (April 2017); Anne Whittaker et al., "An Organic Khorasan Wheat- Based Replacement Diet Improves Risk Profile of Patients with Acute Coronary Syndrome: A Randomized Crossover Trial," *Nutrients* 7, no. 5 (May 11, 2015); Monica Dinu et al., "A Khorasan Wheat- Based Replacement Diet Improves Risk Profile of Patients with Nonalcoholic Fatty Liver Disease (NAFLD): A Randomized Clinical Trial," *Journal of the American College of Nutrition* 37, no. 6 (Aug. 2018).

26 Patricia A Egner et al., "Rapid and Sustainable Detoxication of Airborne Pollutants by Broccoli Sprout Beverage: Results of a Randomized Clinical Trial in China," *Cancer Prevention Research* 7, no. 8 (2014); Stacey A Ritz, Junxiang Wan, and David Diaz- Sanchez, "Sulforaphane-Stimulated Phase II Enzyme Induction Inhibits Cytokine Production by Airway Epithelial Cells Stimulated with Diesel Extract," *American Journal of Physiology— Lung Cellular and Molecular Physiology* 292, no. 1 (2007); Marc A Riedl, Andrew Saxon, and David Diaz-Sanchez, "Oral Sulforaphane Increases Phase II Antioxidant Enzymes in the Human Upper Airway," *Clinical Immunology* 130, no. 3 (2009); David Heber et al., "Sulforaphane-Rich Broccoli Sprout Extract Attenuates Nasal Allergic Response to Diesel Exhaust Particles," *Food & Function* 5, no. 1 (2014).

27 Terry L Noah et al., "Effect of Broccoli Sprouts on Nasal Response to Live Attenuated Influenza Virus in Smokers: A Randomized, Double- Blind Study," *PLOS ONE* 9, no. 6 (2014).

28 Max Leenders et al., "Fruit and Vegetable Intake and Cause-Specific Mortality in the Epic Study," *European Journal of Epidemiology* 29, no. 9 (Sept. 2014).

29 Osmo Hänninen et al., "Antioxidants in Vegan Diet and Rheumatic Disorders," Toxicology 155, nos. 1–3 (2000); M ikko T. Nenonen et al., "Uncooked, Lactobacilli- Rich, Vegan Food and Rheumatoid Arthritis," *British Journal of Rheumatology* 37, no. 3 (1998); R. Peltonen et al., "Faecal Microbial Flora and Disease Activity in Rheumatoid Arthritis During a Vegan Diet," *British Journal of Rheumatology* 36, no. 1 (1997).

30 Melanie Uhde et al., "Intestinal Cell Damage and Systemic Immune Activation in Individuals Reporting Sensitivity to Wheat in the Absence of Coeliac Disease," *Gut* 65, no. 12 (Dec. 2016).

31 Stuart M. Brierley, "Food for Thought about the Immune Drivers of Gut Pain," *Nature* 590 (Feb. 4, 2021).

32 Jo Robinson, *Eating on the Wild Side: The Missing Link to Optimum Health* (New York: Little, Brown, 2013).

33 A. C. Grayling, *The Reason of Things: Living with Philosophy* (London: Phoenix, 2007).

Chapter 15 髒兮兮療法

1 Mark Twain, F*ollowing the Equator: A Journey around the World* (New York: Dover Publications, 1897; repr., 1989).

2 Richard Garbe, *Akbar, Emperor of India: A Picture of Life and Customs from the Sixteenth Century, trans.* Lydia Gillingham Robinson (Chicago: The Open Court Publishing Company, 1909).

3 Lindsey Fitzharris, *The Butchering Art: Joseph Lister's Quest to Transform the Grisly World of Victorian Medicine* (New York: Farrar, Straus and Giroux, 2017).

4 Nancy Tomes, "The Private Side of Public Health: Sanitary Science, Domestic Hygiene, and the Germ Theory, 1870–1900," *Bulletin of the History of Medicine* 64, no. 4 (1990).

5 Eric Lax, *The Mold in Dr. Florey's Coat: The Story of Penicillin and the Modern Age of Medical Miracles* (New York: Henry Holt, 2004).

6 Andrew J. Macpherson, Mercedes Gomez de Agüero, and Stephanie C. Ganal- Vonarburg, "How Nutrition and the Maternal Microbiota Shape the Neonatal Immune System," *Nature Reviews Immunology* 17, no. 8 (Aug. 1, 2017).

7 David P. Strachan, "Hay Fever, Hygiene, and Household Size," *British Medical Journal* 299, no. 6710 (1989).

8 Dr. Lagerspetz makes this comment in reference to Sigmund Freud's views. Olli Lagerspetz, *A Philosophy of Dirt* (Chicago: University of Chicago Press, 2018).

9 F. Shanahan, T. S. Ghosh, and P. W. O'Toole, "The Healthy Microbiome— What Is the Definition of a Healthy Gut Microbiome?," *Gastroenterology* 160, no. 2 (Jan. 2021); Mirae Lee and Eugene B. Chang, "Inflammatory Bowel Diseases (IBD) and the Microbiome— Searching the Crime Scene for Clues," *Gastroenterology* 160, no. 2 (Jan. 1, 2021).

10 Thomas W. McDade, "Early Environments and the Ecology of Inflammation," *Proceedings of the National Academy of Sciences* 109, Suppl. 2 (2012); Thomas W. McDade et al., "Early Origins of Inflammation: Microbial Exposures in Infancy Predict Lower Levels of C- Reactive Protein in Adulthood," *Proceedings of the Royal Society B: Biological Sciences* 277, no. 1684 (2010).

11 Graham A. W. Rook, "Hygiene Hypothesis and Autoimmune Diseases," *Clinical Reviews in Allergy & Immunology* 42 (2012).

12 Michael Finkel, *The Stranger in the Woods: The Extraordinary Story of the Last True Hermit* (New York: Alfred A. Knopf, 2017).

13 Bill Hesselmar et al., "Pet- Keeping in Early Life Reduces the Risk of Allergy in a Dose- Dependent Fashion," *PLOS ONE* 13, no. 12 (2018); Tove Fall et al., "Early Exposure to Dogs and Farm Animals and the Risk of Childhood Asthma," *JAMA Pediatrics* 169, no. 11 (2015).

14 Michelle M. Stein et al., "Innate Immunity and Asthma Risk in Amish and Hutterite Farm Children," *New England Journal of Medicine* 375, no. 5 (Aug. 4, 2016).

15 Michael Elten et al., "Residential Greenspace in Childhood Reduces Risk of Pediatric Inflammatory Bowel Disease: A Population- Based Cohort Study," *American Journal of Gastroenterology* 116, no. 2 (2021).

16 Eileen Crist and Alfred I. Tauber, "Selfhood, Immunity, and the Biological Imagination: The Thought of Frank Macfarlane Burnet," *Biology and Philosophy* 15 (1999); Alfred I. Tauber, "Moving Beyond the Immune Self?," *Seminars in Immunology* 12 (2000).

17 F. Macfarlane Burnet, *Biological Aspects of Infectious Disease* (Cambridge: Cambridge University Press, 1940); F. Macfarlane Burnet, *The Virus as Organism* (Cambridge: Cambridge University Press, 1946).

18 Tauber, "Moving Beyond the Immune Self?"

Chapter 16 復活節島

1 Michel Poulain et al., "Identification of a Geographic Area Characterized by Extreme Longevity in the Sardinia Island: The AKEA Study," *Experimental Gerontology* 39, no. 9 (Sept. 1, 2004).

2 丹．布特納二〇二一年五月寫給筆者的電子郵件。

3 See, for example, Rafael de Cabo and Mark P. Mattson, "Effects of Intermittent Fasting on Health, Aging, and Disease," *New England Journal of Medicine* 381, no. 26 (Dec. 26, 2019); Elizabeth F. Sutton et al., "Early Time-Restricted Feeding Improves Insulin Sensitivity, Blood Pressure, and Oxidative Stress Even without Weight Loss in Men with Prediabetes," *Cell Metabolism* 27, no. 6 (June 5, 2018); Michael J. Wilkinson et al., "Ten-Hour Time-Restricted Eating Reduces Weight, Blood Pressure, and Atherogenic Lipids in Patients with Metabolic Syndrome," *Cell Metabolism* 31, no. 1 (2020); Adrienne R Barnosky et al., "Intermittent Fasting vs Daily Calorie Restriction for Type 2 Diabetes Prevention: A Review of Human

Findings," *Translational Research: The Journal of Laboratory and Clinical Medicine* 164, no. 4 (Oct. 2014).

4 Chia-Wei Cheng et al., "Prolonged Fasting Reduces IGF-1/PKA to Promote Hematopoietic- Stem- Cell- Based Regeneration and Reverse Immunosuppression," *Cell Stem Cell* 14, no. 6 (June 5, 2014).

5 Stefan Jordan et al., "Dietary Intake Regulates the Circulating Inflammatory Monocyte Pool," *Cell* 178, no. 5 (2019).

6 Jeffrey A. Woods et al., "Exercise, Inflammation and Aging," *Aging and Disease* 3, no. 1 (2012); Kaleen M. Lavin et al., "Effects of Aging and Lifelong Aerobic Exercise on Basal and Exercise- Induced Inflammation," *Journal of Applied Physiology* 128, no. 1 (Jan. 2020).

7 See, for example, Stoyan Dimitrov, Elaine Hulteng, and Suzi Hong, "Inflammation and Exercise: Inhibition of Monocytic Intracellular TNF Production by Acute Exercise Via β2- Adrenergic Activation," *Brain, Behavior, and Immunity* 61 (March 1, 2017); Earl S. Ford, "Does Exercise Reduce Inflammation? Physical Activity and C- Reactive Protein among U.S. Adults," *Epidemiology* 13, no. 5 (Sept. 2002); Peter T. Campbell et al., "A Yearlong Exercise Intervention Decreases CRP among Obese Postmenopausal Women," *Medicine & Science in Sports & Exercise* 41, no. 8 (2009); Laura A Daray et al., "Endurance and Resistance Training Lowers C-Reactive Protein in Young, Healthy Females," *Applied Physiology, Nutrition, and Metabolism* 36, no. 5 (Oct. 2011).

8 Nuria Garatachea et al., "Exercise Attenuates the Major Hallmarks of Aging," *Rejuvenation Research* 18, no. 1 (Feb. 2015).

9 Dannenberg and Berger, *Obesity, Inflammation and Cancer.*

10 Onanong Mee-inta, Zi-Wei Zhao, and Yu-Min Kuo, "Physical Exercise Inhibits Inflammation and Microglial Activation," *Cells* 8, no. 7 (2019).

11 Mee-inta, Zhao, and Kuo, "Physical Exercise Inhibits Inflammation."

12 Lisbeth Berrueta et al., "Stretching Impacts Inflammation Resolution in Connective Tissue," *Journal of Cellular Physiology* 231, no. 7 (July 1, 2016) .

13 See, for example, Kimberley J. Smith et al., "The Association between Loneliness, Social Isolation and Inflammation: A Systematic Review and Meta-Analysis," *Neuroscience & Biobehavioral Reviews* 112 (May 1, 2020); Naomi I. Eisenberger et al., "In Sickness and in Health: The Co- Regulation of Inflammation and Social Behavior," *Neuropsychopharmacology* 42, no. 1 (Jan. 1, 2017); Janice K. Kiecolt- Glaser, Jean- Philippe Gouin, and Liisa Hantsoo, "Close Relationships, Inflammation, and Health," *Neuroscience & Biobehavioral Reviews* 35, no. 1 (Sept. 1, 2010); Paula V. Nersesian et al., "Loneliness in Middle Age and Biomarkers of Systemic Inflammation: Findings from Midlife in the United States," *Social Science & Medicine* 209 (July 1, 2018); Bert N. Uchino et al., "Social Support, Social Integration, and Inflammatory Cytokines: A Meta-Analysis," *Health Psychology* 37, no. 5 (2018).

14 See, for example, Slavich and Irwin, "From Stress to Inflammation and Major Depressive Disorder."

15 Bullmore, *The Inflamed Mind.*

16 Janet M. Mullington et al., "Sleep Loss and Inflammation," *Best Practice & Research. Clinical Endocrinology & Metabolism* 24, no. 5 (2010); Michael R. Irwin et al., "Sleep Loss Activates Cellular Inflammatory Signaling," *Biological Psychiatry* 64, no. 6 (2008); Michael R. Irwin, "Sleep and Inflammation: Partners in Sickness and in Health," *Nature Reviews Immunology* 19, no. 11 (Nov. 1, 2019); Michael R. Irwin, Richard Olmstead, and Judith E. Carroll, "Sleep Disturbance, Sleep Duration, and Inflammation: A Systematic Review and Meta- Analysis of Cohort Studies and Experimental Sleep Deprivation," *Biological Psychiatry* 80, no. 1 (2016).

17 Raphael Vallat et al., "Broken Sleep Predicts Hardened Blood Vessels," PLOS Biology 18, no. 6 (2020); Tabitha R. F. Green et al., "The Bidirectional Relationship between Sleep and Inflammation Links Traumatic Brain Injury and Alzheimer's Disease," *Review, Frontiers in Neuroscience* 14, no. 894 (Aug. 25, 2020).

18 Maria Comas et al., "A Circadian Based Inflammatory Response— Implications for Respiratory Disease and Treatment," *Sleep Science and Practice* 1, no. 1 (Sept. 25, 2017).

19 See, for example, Paula R. Pullen et al., "Effects of Yoga on Inflammation and Exercise Capacity in Patients with Chronic Heart Failure," *Journal* *of Cardiac Failure* 14, no. 5 (June 2008); David S. Black and George M. Slavich, "Mindfulness Meditation and the Immune System: A Systematic Review of Randomized Controlled Trials," *Annals of the New York Academy of Sciences* 1373, no. 1 (June 2016); J. D. Creswell et a l., "Mindfulness-Based Stress Reduction Training Reduces Loneliness and Pro- Inflammatory Gene Expression in Older Adults: A Small Randomized Controlled Trial," *Brain, Behavior, and Immunity* 2 6, no. 7 (Oct. 2012); David S Black et a l., " Yogic Meditation Reverses NF- κ B and IRF-Related Transcriptome Dynamics in Leukocytes of Family Dementia Caregivers in a Randomized Controlled Trial," *Psychoneuroendocrinology* 38, no. 3 (2013).

20 Panagiota Pietri, Theodore Papaioannou, and Christodoulos Stefanadis, "Environment: An Old Clue to the Secret of Longevity," *Nature* 544 (April 27, 2017).

21 See, for example, Dean E. Schraufnagel et al., "Air Pollution and Noncommunicable Diseases: A Review by the Forum of International Respiratory Societies' Environmental Committee, Part 1: The Damaging Effects of Air Pollution," *CHEST* 155, no. 2 (2019); Hector A. Olvera Alvarez et al., "Early Life Stress, Air Pollution, Inflammation, and Disease: An Integrative Review and Immunologic Model of Social-Environmental Adversity and Lifespan Health," *Neuroscience & Biobehavioral Reviews* 92 (Sept. 1, 2018); C. Arden Pope et al., "Exposure to Fine Particulate Air Pollution Is Associated with Endothelial Injury and Systemic Inflammation," *Circulation Research* 119, no. 11 (Nov. 11, 2016); Weidong Wu, Yuefei Jin, and Chris Carlsten, "Inflammatory Health Effects of Indoor and Outdoor Particulate Matter," *Journal of Allergy and Clinical Immunology* 141, no. 3 (2018).

22 Jennifer O'Loughlin et al., "Association between Cigarette Smoking and C-Reactive Protein in a Representative, Population-Based Sample of Adolescents," *Nicotine & Tobacco Research* 10, no. 3 (March 2008); Russell P. Tracy et al., "Lifetime Smoking Exposure Affects the Association of C-Reactive Protein with Cardiovascular Disease Risk Factors and Subclinical Disease in Healthy Elderly Subjects," *Arteriosclerosis, Thrombosis, and Vascular Biology* 17, no. 10 (Oct. 1997); Ritienne Attard et al., "The Impact of Passive and Active Smoking on Inflammation, Lipid Profile and the Risk of Myocardial Infarction," *Open Heart* 4, no. 2 (2017).

23 Jinghua Yuan et al., "Long-Term Persistent Organic Pollutants Exposure Induced Telomere Dysfunction and Senescence-Associated Secretary Phenotype," *Journals of Gerontology: Series A* 73, no. 8 (2018).

24 Jamie Rylance et al., "The Global Burden of Air Pollution on Mortality: The Need to Include Exposure to Household Biomass Fuel–Derived Particulates," *Environmental Health Perspectives* 118, no. 10 (Oct. 1, 2010).

25 Yoav Arnson, Yehuda Shoenfeld, and Howard Amital, "Effects of Tobacco Smoke on Immunity, Inflammation and Autoimmunity," *Journal of Autoimmunity* 34, no. 3 (May 1, 2010).

26 Daniela Monti et al., "Inflammaging and Human Longevity in the Omics Era," *Mechanisms of Ageing and Development* 165 (July 1, 2017).

27 Christopher P. Fagundes and Baldwin Way, "Early- Life Stress and Adult Inflammation," *Current Directions in Psychological Science* 23, no. 4 (Aug. 1, 2014); Olvera Alvarez et al., "Early Life Stress, Air Pollution, Inflammation, and Disease."

28 Renz et al., "An Exposome Perspective"; Kanakadurga Singer and Carey N. Lumeng, "The Initiation of Metabolic Inflammation in Childhood Obesity," *Journal of Clinical Investigation* 127, no. 1 (Jan. 3, 2017).

Chapter 17 人類嵌合體

1 Florian J. Clemente et al., "A Selective Sweep on a Deleterious Mutation in CPT1A in Arctic Populations," *American Journal of Human Genetics* 95, no. 5 (Nov. 6, 2014); Melanie B. Gillingham et al., "Impaired Fasting Tolerance among Alaska Native Children with a Common Carnitine Palmitoyltransferase 1A Sequence Variant," *Molecular Genetics and Metabolism* 104, no. 3 (2011).

2 格克翰・荷塔米斯里吉二〇一九年一月與筆者的訪談。也可參閱以下資料：Daniel Okin and Ruslan Medzhitov, "Evolution of Inflammatory Diseases," *Current Biology* 22, no. 17 (Sept. 11, 2012).

3 Silverstein, *History of Immunology.*

4 Daniel N. Mori et al., "Inflammatory Triggers of Acute Rejection of Organ Allografts," *Immunological Reviews* 258, no. 1 (2014).

5 Faouzi Braza et al., "Role of TLRs and DAMPs in Allograft Inflammation and Transplant Outcomes," *Nature Reviews Nephrology* 12, no. 5 (May 1, 2016); Dag Olav Dahle et al., "Inflammation-Associated Graft Loss in Renal Transplant Recipients," *Nephrology Dialysis Transplantation* 26, no. 11 (2011); Daniel Kreisel and Daniel R. Goldstein, "Innate Immunity and Organ Transplantation: Focus on Lung Transplantation," *Transplant International* 26, no. 1 (Jan. 1, 2013).

6 Karsten Bartels, Almut Grenz, and Holger K. Eltzschig, "Hypoxia and Inflammation Are Two Sides of the Same Coin," *Proceedings of the National Academy of Sciences of the USA* 110, no. 46 (Nov. 12, 2013).

7 Muhammad Atif et al., "Regulatory T Cells in Solid Organ Transplantation," *Clinical & Translational Immunology* 9, no. 2 (2020).

8 Jun-Feng Du et al., "Treg-Based Therapy and Mixed Chimerism in Small Intestinal Transplantation: Does Treg + BMT Equal Intestine Allograft Tolerance?," *Medical Hypotheses* 76, no. 1 (Jan. 2011).

9 J. Zuber et al., "Macrochimerism in Intestinal Transplantation: Association with Lower Rejection Rates and Multivisceral Transplants, without GVHD," *American Journal of Transplantation* 15, no. 10 (Oct. 1, 2015).

10 Joseph Leventhal et al., "Chimerism and Tolerance without GVHD or Engraftment Syndrome in HLA-Mismatched Combined Kidney and Hematopoietic Stem Cell Transplantation," *Science Translational Medicine* 4, no. 124 (March 7, 2012).

11 See, for example, Wooki Kim and Hyungjae Lee, "Advances in Nutritional Research on Regulatory T-Cells," *Nutrients* 5, no. 11 (Oct. 28, 2013); Shohreh Issazadeh-Navikas, Roman Teimer, and Robert Bockermann, "Influence of Dietary Components on Regulatory T Cells," *Molecular Medicine* 18, no. 1 (2012); Rebeca Arroyo Hornero et al., "The Impact of Dietary Components on Regulatory T Cells and Disease," *Frontiers in Immunology* 11 (2020); J. A. Fishman and A. W. Thomson, "Immune Homeostasis and the Microbiome— Dietary and Therapeutic Modulation and Implications for Transplantation," *American Journal of Transplantation* 15, no. 7 (2015).

12 António W. Gomes-Neto et al., "Mediterranean Style Diet and Kidney Function Loss in Kidney Transplant Recipients," *Clinical Journal of the American Society of Nephrology* 15, no. 2 (Feb. 7, 2020).

13 Maral Baghai Arassi et al., "The Gut Microbiome in Solid Organ Transplantation," *Pediatric Transplantation* 24, no. 7 (Nov. 1, 2020).

14 Felissa R. Lashley and Jerry D. Durham, eds., *Emerging Infectious Diseases: Trends and Issues,* 2nd ed. (New York: Springer, 2007).

15 Jesse Fajnzylber et al., "SARS-CoV-2 Viral Load Is Associated with Increased Disease Severity and Mortality," *Nature Communications* 11, no. 1 (Oct. 30, 2020); Elisabet Pujadas et al., "SARS-CoV-2 Viral Load Predicts COVID-19 Mortality," *The Lancet Respiratory Medicine* 8, no. 9 (Sept. 1, 2020).

16 Yoriyuki Konno et al., "SARS-CoV-2 ORF3b Is a Potent Interferon Antagonist Whose Activity Is Further Increased by a Naturally Occurring Elongation Variant," *Cell Reports* 32, no. 12 (Sept. 2020); John M. Lubinski et al., "Herpes Simplex Virus Type 1 Evades the Effects of Antibody and Complement in Vivo," *Journal of Virology* 76, no. 18 (2002).

17 Rose H. Manjili et al., "COVID-19 as an Acute Inflammatory Disease," *Journal of Immunology* 205, no. 1 (2020).

18 David C. Fajgenbaum and Carl H. June, "Cytokine Storm," *New England Journal of Medicine* 383 (2020).

19 Puja Mehta et al., "COVID-19: Consider Cytokine Storm Syndromes and Immunosuppression," *The Lancet* 395, no. 10229 (2020).

20 Ricardo J. Jose and Ari Manuel, "COVID-19 Cytokine Storm: The Interplay between Inflammation and Coagulation," *The Lancet Respiratory Medicine* 8, no. 6 (2020).

21 Erola Pairo-Castineira et al., "Genetic Mechanisms of Critical Illness in COVID-19," *Nature* 591, no. 7848 (March 1, 2021).

22 Alexander Kroemer et al., "Inflammasome Activation and Pyroptosis in Lymphopenic Liver Patients with COVID-19," *Journal of Hepatology* 73, no. 5 (2020); Carolina Lucas et al., "Longitudinal Immunological Analyses Reveal Inflammatory Misfiring in Severe COVID-19 Patients," *medRxiv* (2020); Matthew J. Cummings et al., "Epidemiology, Clinical Course, and Outcomes of Critically Ill Adults with COVID-19 in New York City: A Prospective Cohort Study," *The Lancet* 395, no. 10239 (2020); Alisa A. Mueller et al., "Inflammatory Biomarker Trends Predict Respiratory Decline in COVID-19 Patients," *Cell Reports Medicine* 1, no. 8 (2020).

23 Kaveh Hajifathalian et al., "Obesity Is Associated with Worse Outcomes in COVID-19: Analysis of Early Data from New York City," *Obesity* 28, no. 9 (Sept. 2020).

24 Mireya G. Ramos Muniz et al., "Obesity Exacerbates the Cytokine Storm Elicited by Francisella tularensis Infection of Females and Is Associated with Increased Mortality," *BioMed Research International* 2018 (June 26, 2018); C. Tsatsanis, A. N. Margioris, and D. P. Kontoyiannis, "Association between H1N1 Infection Severity and Obesity— Adiponectin as a Potential Etiologic Factor," *Journal of Infectious Diseases* 2 02, no. 3 (2010); Gabrielle P. Huizinga, Benjamin H. Singer, and Kanakadurga Singer, "The Collision of Meta- Inflammation and SARSCoV-2 Pandemic Infection," *Endocrinology* 161, no. 11 (2020).

25 Annsea Park and Akiko Iwasaki, "Type I and Type III Interferons— Induction, Signaling, Evasion, and Application to Combat COVID-19," *Cell Host & Microbe* 27, no. 6 (June 10, 2020).

26 Michael Greger, *How to Survive a Pandemic* (New York: Flatiron Books, 2020).

27 Michael J. Martin, Sapna E. Thottathil, and Thomas B. Newman, "Antibiotics Overuse in Animal Agriculture: A Call to Action for Health Care Providers," *American Journal of Public Health* 105, no. 12 (2015).

28 David Wallace-Wells, *The Uninhabitable Earth: Life after Warming* (New York: Tim Duggan Books, 2019).

29 華特・威列特二〇二〇年二月與筆者的訪談。

30 Pett et al., *Ancel Keys and the Seven Countries Study.*

31 Julian Barnes, *The Sense of an Ending* (New York: Vintage Books, 2012).

發炎，萬病之源

作者	席爾帕・拉維拉 Shilpa Ravella
譯者	駱香潔
商周集團執行長	郭奕伶
商業周刊出版部	
總監	林雲
責任編輯	黃郡怡
封面設計	萬勝安
內文排版	洪玉玲
出版發行	城邦文化事業股份有限公司 商業周刊
地址	115020 台北市南港區昆陽街 16 號 6 樓 電話：(02)2505-6789　傳真：(02)2503-6399
讀者服務專線	(02)2510-8888
商周集團網站服務信箱	mailbox@bwnet.com.tw
劃撥帳號	50003033
戶名	英屬蓋曼群島商家庭傳媒股份有限公司城邦分公司
網站	www.businessweekly.com.tw
香港發行所	城邦（香港）出版集團有限公司 香港灣仔駱克道 193 號東超商業中心 1 樓 電話：(852) 2508-6231　傳真：(852) 2578-9337 E-mail：hkcite@biznetvigator.com
製版印刷	中原造像股份有限公司
總經銷	聯合發行股份有限公司 電話：(02) 2917-8022
初版 1 刷	2023 年 11 月
初版 2.5 刷	2024 年 8 月
定價	460 元
ISBN	978-626-7366-29-5（平裝）
EISBN	9786267366271（PDF）／ 9786267366288（EPUB）

國家圖書館出版品預行編目 (CIP) 資料

發炎，萬病之源 / 席爾帕．拉維拉 (Shilpa Ravella) 著；駱香潔譯. --
初版. -- 臺北市：城邦文化事業股份有限公司商業周刊，2023.11
336 面；17×22 公分
譯自：A silent fire : the story of inflammation, diet & disease.
ISBN 978-626-7366-29-5(平裝)

1.CST: 免疫力 2.CST: 保健常識 3.CST: 健康法

411.1　　112017503

生命樹

Health is the greatest gift, contentment the greatest wealth.
~Gautama Buddha

健康是最大的利益，知足是最好的財富。 ——佛陀